La qualità nella preparazione dei radiofarmaci

Giovanni Lucignani (a cura di)

La qualità nella preparazione dei radiofarmaci

Indicazioni per la pratica clinica

Con la collaborazione di
Licia Uccelli
e Anna Laura Viglietti

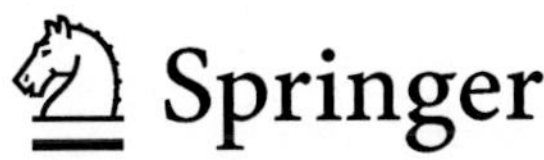

a cura di

Giovanni Lucignani
Dipartimento di Scienze e Tecnologie Biomediche
Università degli Studi di Milano
UO Medicina Nucleare e
Dipartimento dei Servizi Diagnostici
Azienda Ospedaliera San Paolo, Milano

con la collaborazione di

Licia Uccelli
Sezione di Medicina Nucleare
Università di Ferrara, Ferrara

Anna Laura Viglietti
SC Medicina Nucleare
Azienda Ospedaliera Santa Croce e Carle, Cuneo

ISBN 978-88-470-2019-1 e-ISBN 978-88-470-2020-7

DOI 10.1007/978-88-470-2020-7

9 8 7 6 5 4 3 2 1 2011 2012 2013 2014

Layout copertina: Ikona S.r.l., Milano

Realizzazione editoriale: Scienzaperta S.n.c., Novate Milanese (MI)
Stampa: Printer Trento S.r.l., Trento
Stampato in Italia

Springer-Verlag Italia S.r.l., Via Decembrio 28, I-20137 Milano
Springer fa parte di Springer Science+Business Media (www.springer.com)

Presentazione

Questo volume – che presenta lo stato dell'arte delle procedure tecniche a garanzia della qualità nella preparazione dei radiofarmaci in medicina nucleare – testimonia gli sforzi messi in atto negli ultimi anni dagli addetti ai lavori per qualificare l'attività professionale correlata all'allestimento e all'impiego di questi medicinali.

Gli aspetti della qualità sono trattati distintamente in relazione all'uso dei radiofarmaci nella pratica clinica e nelle sperimentazioni, mettendo in evidenza l'evoluzione culturale degli operatori della medicina nucleare, sempre più attenti alla qualità delle prestazioni sanitarie, al consolidamento delle procedure cliniche e allo sviluppo e trasferimento nella pratica assistenziale di nuove metodologie diagnostiche e terapeutiche.

Nato dalla fattiva collaborazione tra professionisti della disciplina e referenti istituzionali – Ministero della Salute, Agenzia Italiana del Farmaco e Istituto Superiore di Sanità – il volume costituisce un modello di integrazione e di sinergia tra competenze tecnico-scientifiche e normative.

Il libro si propone come riferimento per gli operatori in ambito sia clinico sia istituzionale, per rispondere alle esigenze del Servizio Sanitario Nazionale, sempre più impegnato a garantire la qualità delle prestazioni e la sicurezza dei pazienti e degli operatori nel quadro di un'assistenza economicamente sostenibile.

Roma, marzo 2011

Prof. Ferruccio Fazio
Ministro della Salute

Prefazione

Medicina nucleare e radiofarmaci costituiscono un binomio inscindibile. Lo specialista in medicina nucleare è il responsabile ultimo della prescrizione, della preparazione e della somministrazione dei farmaci impiegati a scopo diagnostico o terapeutico in medicina nucleare. Accanto a questo specialista operano diverse figure professionali con specifiche competenze, corresponsabili, ciascuna per il proprio ambito, non solo della qualità della prestazione e della sicurezza del paziente, ma anche della qualità complessiva del servizio, nel quadro di un sistema che deve essere altresì sicuro per gli operatori stessi, efficace ed economicamente sostenibile.

La qualità e la sicurezza delle prestazioni sanitarie sono disciplinate da requisiti normativi sempre più stringenti, mentre i criteri di efficacia e sostenibilità sono oggetto di linee guida cliniche in continuo aggiornamento. Va quindi progressivamente riducendosi la discrezionalità degli operatori, la cui perizia e il cui senso etico e di responsabilità – imprescindibili in ambito sanitario – sono oggi considerati insufficienti per garantire la sicurezza e la qualità del servizio prestato se non associati alla piena aderenza a ben definite procedure dettate da norme specifiche e cogenti.

La finalità delle normative in ambito sanitario è quindi duplice: da un lato prescrivere e far rispettare procedure che garantiscano la sicurezza e la qualità delle prestazioni; dall'altro, costituire la base di partenza per un progressivo miglioramento dei processi di diagnosi e cura. Questo concetto è ben esemplificato dalle normative concernenti la preparazione dei radiofarmaci impiegati in medicina nucleare a scopo diagnostico e terapeutico.

La Direttiva europea 89/343/CEE, che incluse i radiofarmaci tra i medicinali, li assoggettò alla complessa legislazione farmaceutica, determinando profondi cambiamenti in ambiti fondamentali come la produzione, l'immissione in commercio e la sperimentazione clinica. Ne è derivato un impatto culturale e tecnologico non trascurabile – e tuttavia sostanzialmente positivo – sull'industria dei radiofarmaci, sulla struttura organizzativa delle unità operative di medicina nucleare, sulla formazione del personale medico, tecnico e infermieristico, e quindi sulla pratica della medicina nucleare.

Per quanto riguarda la normativa sulla preparazione dei radiofarmaci, l'innovazione principale è intervenuta con l'emanazione del DM del 30 marzo 2005, che ha inserito nella *Farmacopea Ufficiale* le "Norme di Buona Preparazione dei Radiofarmaci per Medicina Nucleare" (NBP-MN). In risposta a tale evoluzione legislativa, l'Associazione Italiana di Medicina Nucleare e Imaging Molecolare (AIMN) ha messo a punto e realizzato un articolato programma di formazione e aggiornamento per i professionisti della disciplina.

Per giungere a un'interpretazione e applicazione delle NBP-MN coerente in tutte le unità di medicina nucleare è stato tuttavia necessario un lungo lavoro, che nel novembre 2010 si è tradotto nella pubblicazione di linee guida e modelli di manuale. Il periodo intercorso tra la pubblicazione delle NBP-MN e la loro entrata in vigore, prevista finalmente per luglio 2011, è stato anche contrassegnato da un intenso impegno per il reperimento di risorse destinate agli adeguamenti strutturali e tecnologici necessari per ottemperare alle prescrizioni normative.

Le NBP-MN identificano nello specialista in medicina nucleare il responsabile generale non solo della prestazione sanitaria ma anche della messa in opera di un complesso sistema che garantisca la qualità e la sicurezza delle preparazioni radiofarmaceutiche. Tale responsabilità comporta il dovere di aggiornarsi e di acquisire le competenze utili per l'implementazione di un sistema di assicurazione della qualità all'interno del proprio servizio.

L'emanazione delle NBP-MN ha dunque rappresentato per l'AIMN l'occasione per sviluppare una strategia formativa che facesse delle NBP-MN la base per l'inizio di un percorso di riforma e innovazione culturale e tecnologica, per la riaffermazione dell'identità professionale dello specialista in medicina nucleare e di tutti coloro che operano in medicina nucleare, parallelamente al recepimento di più elevati standard qualitativi.

Una disciplina come la medicina nucleare – basata su tecnologie avanzate, caratterizzata da una vivace attività di ricerca e in cui convergono e operano figure con professionalità assai diversificate – non può prescindere dal perseguimento e dal mantenimento di un sistema di assicurazione della qualità per corrispondere alle aspettative di appropriatezza, efficacia e sostenibilità, garantendo altresì agli operatori condizioni di sicurezza sotto ogni profilo. Dove esistono procedure e sono rispettati gli standard normativi di riferimento, chi dispone dei requisiti tecnologici è infatti in grado di operare in sicurezza, sia per gli utenti sia per sé, con un abbattimento del rischio clinico e, conseguentemente, anche del contenzioso.

L'AIMN guarda con costante attenzione all'evoluzione della sperimentazione, della produzione e dell'uso di nuovi radiofarmaci, ben consapevole che la gestione della qualità della preparazione dei radiofarmaci è indispensabile per la crescita della disciplina.

Nell'attività quotidiana di una struttura di medicina nucleare un notevole dispendio di energie è associato ad aspetti organizzativi connessi all'applicazione di norme, procedure e protocolli e agli obblighi di certificazione della qualità e di accreditamento.

Questo volume, che rappresenta uno strumento nell'ambito di un programma di formazione e sostegno disciplinare, si inserisce proprio in tale percorso. Compendia gli aspetti relativi alla normativa sulla produzione dei radiofarmaci, alla gestione delle tecnologie e al controllo dei processi ai fini del mantenimento di elevati standard di qualità e sicurezza, requisiti indispensabili sia per la sperimentazione sia per la pratica clinica. Costituisce dunque un indispensabile e aggiornato supporto non solo per coloro che già operano nella medicina nucleare, ma anche per il personale in formazione che vi opererà domani.

Si ringraziano Marco Martorelli di Scienzaperta, che con puntigliosa precisione ha rivisto le numerose versioni dei capitoli nel corso della preparazione del volume, e Maria Nicotra, che ha riletto la versione finale, contribuendo a migliorarne i contenuti con i suoi preziosi suggerimenti.

Milano, marzo 2011

Giovanni Lucignani
Presidente AIMN

Indice

Elenco degli Autori

Anna Bogni
SC Medicina Nucleare
Fondazione IRCCS Istituto Nazionale
dei Tumori, Milano

Emilio Bombardieri
SC Medicina Nucleare
Fondazione IRCCS Istituto Nazionale
dei Tumori, Milano

Alessandra Boschi
Sezione di Medicina Nucleare
Università di Ferrara, Ferrara

Stefano Boschi
UO Medicina Nucleare
AOU S. Orsola-Malpighi, Bologna

Marco Brambilla
SC Fisica Sanitaria
AOU Maggiore della Carità, Novara

Anna Brusa
SS Radioprotezione
Fondazione IRCCS Istituto Nazionale
dei Tumori, Milano

Anna Bugatti
Covidien Italia S.p.A., Segrate (MI)

Danilo Calì
Comecer S.p.A., Castel Bolognese (RA)

Giovanni Canali
Area Produzione e Controllo
Ufficio Autorizzazioni Officine
Agenzia Italiana del Farmaco, Roma

Monica Capasso
Direzione generale per i rapporti con l'Unione
Europea e i rapporti internazionali
Ministero della Salute, Roma

Marilena Carazzone
Euconsult S.r.l., Torino

Fabio R. Colombo
Fondazione IRCCS Ca' Granda - Ospedale
Maggiore Policlinico, Milano

Paolo Colombo
IBA Molecular Italy S.r.l., Pieve di Cento (BO)

Giorgio Del Nobolo
Astrim Solution S.r.l., Milano

Angelo Del Sole
UO Medicina Nucleare, AO S. Paolo
Università degli Studi di Milano, Milano

Diego De Palma
UO Medicina Nucleare
Ospedale di Circolo e Fondazione Macchi
Varese

Roberta Di Turi
UOC Farmacoeconomia, Farmacoepidemiologia
e Farmacovigilanza
ASL Roma A, Roma

Maria Cristina Galli
Dipartimento di Biologia Cellulare
e Neuroscienze
Istituto Superiore di Sanità, Roma

Luigi Gianolli
Servizio di Medicina Nucleare e Centro PET
Istituto Scientifico San Raffaele, Milano

Elena Lazzeri
Centro Regionale Medicina Nucleare
AOU Pisana, Pisa

Patrizia Legnazzi
SC Medicina Nucleare
Fondazione IRCCS Policlinico S. Matteo, Pavia

Fabio Lunghi
Laboratorio di Tecnologie Oncologiche
Istituto S. Raffaele - G. Giglio, Cefalù (PA)

Claudio Maioli
UO Medicina Nucleare, AO S. Paolo
Università degli Studi di Milano, Milano

Giovanni Mannino
UO Fisica Sanitaria
AOU Policlinico Vittorio Emanuele, Catania

Marco Oradei
Unità di Valutazione delle Tecnologie
Policlinico Universitario A. Gemelli, Roma

Sandro Orlandini
CTP Tecnologie di Processo S.p.A.
Poggibonsi (SI)

Barbara Paiola
CTP Tecnologie di Processo S.p.A.
Poggibonsi (SI)

Roberto Pasqualini
Groupe IBA, Gif-sur-Yvette (Francia)

Andrea Pecorale
GE Healthcare S.r.l., Milano

Guido Pedroli
Unità di Fisica Sanitaria
Istituto Europeo di Oncologia, Milano

Etel Raspanti
GE Healthcare S.r.l., Milano

Giuseppe Ruocco
Direzione generale per i rapporti con l'Unione
Europea e i rapporti internazionali
Ministero della Salute, Roma

Nicola Rutigliani
Itelpharma, Divisione Radiofarmaceutica di
Itel Telecomunicazioni S.r.l., Ruvo di Puglia (BA)

Massimo Salvatori
UOC Medicina Nucleare
Policlinico Universitario A. Gemelli, Roma

Diana Salvo
SC Medicina Nucleare, AO di Reggio Emilia,
Arcispedale S. Maria Nuova, Reggio Emilia

Monica Santimaria
Medipass S.p.A. - Unità Radiofarmacia PET
Policlinico Universitario A. Gemelli, Roma

Annarita Savi
Servizio di Medicina Nucleare e Centro PET
Istituto Scientifico San Raffaele, Milano

Silvio Temperini
CTP Tecnologie di Processo S.p.A.
Poggibonsi (SI)

Giovanni Tesoriere
Avdanced Accelerator Applications Italy S.r.l.
Colleretto Giacoso (TO)

Sergio Todde
Centro di Bioimmagini Molecolari
Università di Milano-Bicocca, Milano

Alessandro Trerè
Tema Sinergie S.r.l., Faenza (RA)

Licia Uccelli
Sezione di Medicina Nucleare
Università di Ferrara, Ferrara

Anna Laura Viglietti
SC Medicina Nucleare
AO Santa Croce e Carle, Cuneo

1 Un decennio di svolta per la medicina nucleare italiana

E. Bombardieri, D. Salvo

Indice dei contenuti

Le Norme di Buona Preparazione dei Radiofarmaci per Medicina Nucleare (NBP-MN) [1] rappresentano una svolta importante nella cultura e nella gestione delle attività in medicina nucleare. Fino all'inizio degli anni Duemila, infatti, nell'ambito della nostra disciplina si era prestata moltissima attenzione alla radioprotezione e considerazione certamente minore al fatto di lavorare con prodotti destinati a essere impiegati nella diagnosi o nella terapia, che sono dunque da considerare a tutti gli effetti dei medicinali.

Le NBP-MN e il successivo percorso della stesura di linee guida e manuali – attraverso diversi passaggi presso organismi istituzionali e regolatori nazionali e regionali – sono stati oggetto di riflessioni e discussioni che hanno determinato un'attenzione senza precedenti sugli aspetti normativi e organizzativi da parte degli specialisti in medicina nucleare, dei radiochimici, dei farmacisti e degli altri operatori del settore negli ospedali, nelle università e nell'industria.

Sia la comunità dei medici nucleari sia le direzioni degli enti sanitari erano inizialmente del tutto impreparati a questa "novità", che tra l'altro comporta un profondo cambiamento nelle procedure, cospicui investimenti in strumentazioni e strutture adeguate, nonché una diversa organizzazione e formazione del personale. Molti medici nucleari si sono chiesti se le NBP-MN fossero realmente necessarie, altri le hanno avvertite addirittura come una coercizione indebita.

Quasi tutti coloro che sono stati, a vario titolo, coinvolti nel processo di recepimento e di attuazione delle NBP-MN si sono scontrati con le difficoltà legate alla loro applicazione, soprattutto in relazione agli inevitabili investimenti economici che comportano, nel contesto delle difficoltà economiche delle quali soffrono il nostro Paese e, in modo particolare, la Sanità. L'insieme delle difficoltà e delle reticenze al recepimento delle NBP-MN rende

La qualità nella preparazione dei radiofarmaci. Giovanni Lucignani (a cura di)

ragione del fatto che dal momento in cui le NBP-MN sono state promulgate nel 2005, la loro completa attuazione è stata realizzata molto lentamente, tanto è vero che i termini della loro entrata in vigore sono stati più volte prorogati, fino al luglio 2011.

Questo capitolo non intende soffermarsi sulle varie problematiche dibattute nel corso degli ultimi 5 anni e trattate nel dettaglio in altre parti di questo volume, ma piuttosto richiamare alcune tappe dello sviluppo, non sempre lineare, delle NBP-MN.

1.1 Origine ed evoluzione delle Norme di Buona Preparazione dei Radiofarmaci per Medicina Nucleare

L'evento determinante che diede inizio al lungo ciclo di iniziative e di sforzi dell'AIMN risale al 2003. In un inatteso passaggio della XI Edizione della Farmacopea (allora in fase di avanzata preparazione), si affermava che i radiofarmaci dovevano essere prodotti nelle farmacie ospedaliere. Per evitare che alla medicina nucleare venisse sottratta la competenza sui radiofarmaci, la Presidenza dell'AIMN dell'epoca non potè non precipitarsi a Roma alla Segreteria Tecnica della Farmacopea Ufficiale della Repubblica Italiana, un organismo alle dirette dipendenze del direttore dell'Istituto Superiore di Sanità. Si constatò allora, con qualche sconcerto, che i redattori del testo erano completamente all'oscuro del fatto che i radiofarmaci venivano da sempre prodotti in medicina nucleare (e non nelle farmacie ospedaliere), e non certo clandestinamente, bensì secondo precise disposizioni di legge e sotto la responsabilità dello specialista in medicina nucleare. L'AIMN si adoperò immediatamente presso le Autorità competenti per impedire che una nuova normativa potesse contraddire sia la leggi vigenti in materia di radiofarmaci sia lo stato di fatto reale della loro produzione.

Tralasciamo qui i passaggi e le consultazioni di allora nelle varie sedi: alla fine fu mantenuto il principio normativo che la responsabilità di detenere e preparare i radiofarmaci appartiene allo specialista in medicina nucleare. Contestualmente fu ribadito il concetto che i radiofarmaci sono a tutti gli effetti dei medicinali (né vi era alcuna possibilità di classificarli diversamente), per cui devono essere soggetti alle regole che riguardano i farmaci in generale, tematica che nel suo complesso poteva anche essere di pertinenza del farmacista ospedaliero e nell'area radiofarmaceutica generale. Inoltre fu sottolineata la inderogabile necessità di garantire la qualità delle preparazioni radiofarmaceutiche, e in particolare la sterilità dei preparati, esigenza che, a onor del vero, era stata in medicina nucleare una preoccupazione subordinata alla radioprotezione. In effetti l'armamentario della medicina nucleare risultava sostanzialmente costruito nell'ottica della radioprotezione, mentre la componente relativa al rispetto della tecnica farmaceutica aveva un peso indubbiamente minore. Occorre dunque riconoscere e ribadire che le NBP-MN non potevano non essere scritte.

È pur vero che nei decenni durante i quali le NBP-MN non esistevano non si sono mai verificati incidenti gravi e nemmeno tossicità o danni alle persone trattate, ma è anche vero che la cultura della qualità – che comporta la necessità di lavorare secondo procedure codificate a protezione dei pazienti, nonché l'assunzione di responsabilità da parte degli operatori – è divenuta sempre più forte e stringente in tutti gli ambiti della sanità. Le NBP-MN dunque sono nate come un processo di assicurazione di qualità, ispirandosi naturalmente al rispetto delle situazioni esistenti: pertanto, al Medico Nucleare è stata riconosciuta la responsabilità generale, mentre le altre funzioni che intervengono nella produzione – ovvero l'Assicuratore di Qualità, il Responsabile di Produzione e il Controllore di Qualità – possono essere identificate in figure professionali con competenze e formazione adeguata, a seconda delle situazioni e delle scelte locali [2, 3]. Tutto ciò vale per i contesti ospedalieri e universitari; fermo restando che, quando si parla di produzione di radiofarmaci in termini industriali, le figure professionali e le competenze in gioco, con relative responsabilità, sono di altro tipo e diversamente definite. Allorché le Norme sono state redatte, al tavolo dell'Istituto Superiore di Sanità erano presenti le competenze necessarie e tutte le figure professionali che di fatto intervengono nel processo, per cui vi hanno lavorato in buona armonia i rappresentanti della Farmacopea e del Ministero, e i rappresentanti dell'AIMN e dei farmacisti ospedalieri. La medicina nucleare ha fornito un suo contributo, curando ovviamente che fossero rispettate la storia, la realtà, le competenze e le funzioni. Ci sembra che il risultato sia stato accettabile, e che le attuali NBP-MN consentano alla medicina nucleare di conservare le sue prerogative disciplinari e professionali, mantenendo la gestione del radiofarmaco, che costituisce l'essenza stessa dell'imaging e della terapia nucleari.

1.2 Il ruolo dell'AIMN

La coscienza delle numerose problematiche che sarebbero emerse dall'attuazione delle Norme ha indotto a richiedere alle Autorità centrali di consentire che la loro entrata in vigore venisse differita. Ciò è stato concesso, a condizione che l'AIMN desse garanzie di svolgere una profonda azione di informazione, sensibilizzazione e formazione culturale presso tutta la comunità dei medici nucleari. In questa direzione si sono mossi con energia, e anche in modo capillare, i Direttivi dell'AIMN che hanno avuto sul tavolo il problema, a partire dal primo Corso nazionale di Bologna, per passare ai numerosissimi eventi regionali e locali, compresi quelli organizzati a Roma presso l'Istituto Superiore di Sanità. Questa formazione culturale è stata particolarmente intensificata nell'ultimo periodo e l'AIMN è tuttora impegnata nell'attività di informazione e formazione, promuovendo corsi teorico-pratici in varie parti d'Italia e anche stimolando le autorità sanitarie delle varie Regioni e gli enti preposti alla formazione a organizzare iniziative regionali autonome per gli addetti ai lavori. È sufficiente scorrere l'elenco delle iniziative messe in atto dalle diverse Presidenze per rendersi conto che il lavoro nel settore è stato ed è veramente consistente in termini di qualità e di quantità.

L'AIMN si è prodigata anche nella redazione delle linee guida per la preparazione delle diverse tipologie di radiofarmaci, come strumenti interpretativi scritti delle Norme. Si è compiuto uno sforzo notevole affinché tali linee guida fossero condivise dagli esperti del Ministero, dei medici nucleari e dei farmacisti nei tavoli tecnici organizzati a Roma dal Ministero della Salute. Le linee guida sono state messe a punto, discusse e condivise da tutte le componenti del settore e il risultato è stato encomiabile: questi documenti rappresentano infatti uno strumento adottabile nella pratica da qualunque unità di Medicina Nucleare che decida di dotarsi di un sistema di assicurazione di qualità per i radiofarmaci. Sarà rimasto deluso da questi testi chi forse si aspettava che le linee guida potessero essere rese "meno stringenti", risultando alla fine delle NBP-MN "un poco più mitigate". Ciò sarebbe stato impossibile e illogico: una linea guida o un manuale non possono certo contraddire o disattendere ciò che è imposto da una legge. Il lavoro svolto va invece considerato un prezioso servizio per i medici nucleari che, all'occorrenza, possono disporre di questi testi e adottarli in ogni momento per la pratica quotidiana, senza dover "riscrivere" procedure di qualità e regolamenti, in un'ottica di applicazione omogenea delle NBP-MN su tutto il territorio nazionale.

Grazie a tutte queste iniziative, il processo di sensibilizzazione e di formazione dei medici nucleari e degli operatori ha oggi raggiunto un livello decisamente buono interessando ormai un'elevata percentuale di addetti ai lavori. Il conseguimento di questo obiettivo ha comunque richiesto un tempo decisamente lungo, poiché l'assimilazione di una cultura nuova non può avvenire all'improvviso e l'adesione a metodologie di lavoro più complesse e articolate necessita di un adeguata fase di convincimento e di maturazione.

Va detto che la disponibilità di adeguamento alle NBP-MN da parte delle direzioni generali degli enti è risultata in qualche caso ancora più lenta, poiché a fronte delle richieste di investimenti da parte delle unità di Medicina Nucleare, le risposte non sempre sono state puntuali e favorevoli. Gli elevati costi per i necessari lavori strutturali e la strumentazione, nonché il non sempre attento riconoscimento della priorità e della urgenza delle richieste, hanno fatto capire che non tutte le amministrazioni erano ancora sufficientemente preparate ad affrontare l'argomento, e questo è stato uno dei motivi della ultima richiesta di proroga dell'applicazione delle NBP-MN.

Nonostante tutto, il processo è in atto e ineluttabile, e dovrà giungere a completo compimento. Vale la pena di sottolineare che questo processo ha, in un certo senso, costretto i medici nucleari a tornare alle proprie origini, ovvero alla riscoperta del radiofarmaco, come vettore di radioattività e sorgente di imaging e come veicolo di irradiazione terapeutica mirata su un target. Il radiofarmaco ha riconquistato così, anche ufficialmente, il suo ruolo centrale per l'attività del Medico Nucleare e giustamente lo impegna a rispettarne esigenze sostanziali e formali di qualità, sicurezza e gestione secondo regole codificate, che qualificano ancor più la disciplina e la differenziano nettamente da quelle di puro imaging diagnostico. Questo percorso di riscoperta, di rivalorizzazione e di ammodernamento andava necessariamente intrapreso ed è destinato ad arricchire ulteriormente il già vasto patrimonio culturale della medicina nucleare, rafforzandone il ruolo peculiare nell'ambito delle discipline di area radiologica.

Bibliografia

1. Farmacopea Ufficiale della Repubblica Italiana, XII ed. Norme di Buona Preparazione dei Radiofarmaci per Medicina Nucleare
2. Bombardieri E., Rossetti C. (2005) Responsabilità generale e specifica nella preparazione dei radiofarmaci. In: Le NBP dei radiofarmaci in Medicina Nucleare. Atti del Corso nazionale AIMN, pp 35-39
3. Galli G, Rossetti C (2006) I radiofarmaci e le norme di buona preparazione. In: Maffioli L, Mazzuca N, Bombardieri E (a cura di) Il Libro Bianco della Medicina Nucleare in Italia. AIMN, Milano, pp 73-78

Impatto della qualità dei radiofarmaci sulle prestazioni diagnostiche e terapeutiche

2

L. Gianolli, M. Salvatori

Indice dei contenuti

2.1 Introduzione

Secondo la definizione dell'art. 1 del Decreto Legislativo 24 aprile 2006 n. 219 ("Attuazione della direttiva 2001/83/CE – e successive direttive di modifica – relativa a un codice comunitario concernente i medicinali per uso umano, nonché della direttiva 2003/94/CE"), con il termine radiofarmaco è indicato "qualsiasi medicinale che, quando è pronto per l'uso, include uno o più radionuclidi (isotopi radioattivi) incorporati a scopo sanitario".

Dal punto di vista regolatorio un radiofarmaco deve essere *sterile*, *apirogeno*, *sicuro* ed *efficace* e, poiché il principio attivo somministrato è in quantità ponderali generalmente inferiori al nanogrammo, di regola esso non induce nel paziente alcuna evidente risposta fisiologica o effetto farmacologico. È questo il motivo per il quale le reazioni avverse ai radiofarmaci sono rarissime se non del tutto assenti [1].

La corretta preparazione di un radiofarmaco rappresenta uno dei requisiti indispensabili affinché venga rispettata l'attesa biodistribuzione e non siano introdotte alterazioni tali da comportare errori nell'interpretazione del dato scintigrafico o riduzione dell'efficacia del trattamento.

La incorretta preparazione non è, tuttavia, l'unica causa di alterata biodistribuzione di un radiofarmaco. Tale evento può dipendere infatti da una serie di fattori classificabili nelle seguenti cinque principali categorie [2].

La qualità nella preparazione dei radiofarmaci. Giovanni Lucignani (a cura di)

1. Fattori associati alla preparazione e alla formulazione.
2. Fattori dovuti a cause tecniche e procedure di somministrazione.
3. Fattori causati da alterazioni fisiopatologiche e biochimiche.
4. Fattori conseguenti a procedure mediche.
5. Interferenze da trattamenti farmacologici in atto.

Tuttavia, prima di esaminare le cause di alterata biodistribuzione dovute a incorretta preparazione dei radiofarmaci, è necessario conoscerne i meccanismi di trasporto e di localizzazione nei sistemi biologici. In generale, oltre alla modalità di somministrazione e allo stato di salute del paziente, sono da ricordare le dimensioni e le proprietà fisico-chimiche, il flusso ematico, la permeabilità capillare, le interazioni cellulari e il grado di legame a componenti figurate del sangue.

2.2 Meccanismi di trasporto e di localizzazione dei radiofarmaci

Di seguito viene proposta una breve descrizione dei principali meccanismi di trasporto e di regolazione della concentrazione dei radiofarmaci a livello tessutale, cellulare e subcellulare (Box 2.1).

Per sistemi di *trasporto di tipo passivo* si intendono quei sistemi di trasporto che funzionano senza consumo energetico e che permettono il trasferimento di sostanze da regioni a più elevata concentrazione verso regioni a più bassa concentrazione. Esistono due tipi di trasporto passivo, la diffusione semplice e la filtrazione. Nella *diffusione semplice* piccole molecole di tipo idrofilo (come $^{99m}TcO_4^-$) utilizzano per il passaggio canali acquosi o pori di membrana, mentre le molecole lipofiliche (tipico esempio ^{99m}Tc-d,l-HMPAO) attraversano direttamente il doppio strato lipidico della membrana. In quest'ultimo caso, il tasso di trasferimento attraverso la membrana cellulare dipende dal grado di solubilità lipidica del radiofarmaco, misurato in termini di coefficiente di ripartizione lipidi/acqua. In caso di *filtrazione*, radiofarmaci costituiti da molecole di peso intorno a 100-200 dalton attraversano i pori della membrana cellulare che hanno generalmente un diametro di 4 nm. Importante eccezione è quella dei glomeruli renali che presentano pori di maggiori dimensioni (70 nm). che permettono il passaggio di radiofarmaci, come ^{99m}Tc-DTPA, idrofilici e di peso molecolare inferiore a quello dell'albumina (69000 dalton) [3].

Alternativi a quelli di tipo passivo sono i sistemi di *trasporto specializzato*, che comprendono il trasporto attivo, il trasporto facilitato e la fagocitosi. Il sistema di *trasporto*

Box 2.1 Meccanismi di trasporto e di localizzazione dei radiofarmaci

1. Trasporto passivo
   - Diffusione semplice
   - Filtrazione
2. Trasporto specializzato
   - Trasporto attivo
   - Trasporto facilitato
   - Fagocitosi
3. Intrappolamento
4. Adsorbimento chimico-fisico
5. Meccanismi di tipo immunitario
6. Legame recettoriale
7. Compartimentalizzazione

attivo è caratterizzato dal movimento di sostanze attraverso gradienti elettrochimici a elevata concentrazione di substrato, richiedendo pertanto un elevato consumo energetico. Tale meccanismo è altamente specifico, saturabile, in grado di determinare un elevato gradiente di concentrazione e selettivo, suscettibile quindi di inibizione per competizione. Un trasporto di questo tipo avviene a livello della porzione basale della cellula tiroidea a opera del cotrasportatore sodio-iodio (NIS), che consente l'accumulo intracellulare di radioiodio e ioni $^{99m}TcO_4^-$. Un altro esempio è rappresentato dalla pompa sodio-potassio (Na/K)ATPasi, che permette un elevato accumulo cellulare di ^{201}Tl cloruro, analogo del K, all'interno delle cellule miocardiche e tumorali. Il *trasporto facilitato* è un sistema di trasporto carrier-mediato, con caratteristiche di trasporto attivo (cinetica di saturazione e selettività chimica) nel quale la sostanza non viene spostata attraverso un gradiente di concentrazione né viene spesa energia. Tipici esempi di questo tipo di trasporto sono quelli del 2-[^{18}F]fluoro-2-desossi-D-glucosio, del [^{18}F]fluoroDOPA e del ^{99m}Tc-bicisato (ECD). La *fagocitosi* è un sistema di trasporto nel quale la membrana cellulare ingloba una particella presente nel torrente ematico (cellule del sistema reticolo-endoteliale di fegato, milza e midollo osseo) o negli alveoli (fagociti alveolari). È soprattutto la dimensione fisica della particella a determinare il tipo di cellula in grado di fagocitarla e la relativa localizzazione finale del radiofarmaco [3].

L'*intrappolamento* in arteriole o capillari implica una microembolizzazione volontaria e aspecifica del letto vascolare, ottenuta mediante somministrazione endovenosa di un determinato numero di particelle di dimensioni di poco superiori a quelle dei capillari o delle arteriole. Tipico esempio è quello dei macroaggregati di albumina utilizzati per la scintigrafia polmonare perfusionale, che hanno un diametro compreso tra 30 e 50 µm rispetto al diametro capillare medio di 7 µm. Il numero dei capillari embolizzati è pari all'1% circa e l'entità dell'embolizzazione dipende dall'anatomia vascolare polmonare, dalle dimensioni e dal numero delle particelle. Il destino finale di queste ultime è la loro eliminazione per fagocitosi e degradazione metabolica.

Un sistema di trasporto che opera attraverso meccanismo di *adsorbimento chimico-fisico* è quello che regola l'accumulo e la concentrazione dei polifosfati e dei difosfonati nel tessuto osseo. Somministrati per via endovenosa, questi si legano debolmente alle proteine sieriche, per poi essere rimossi dal circolo ematico e accumulati in modo irreversibile a livello dei cristalli di idrossiapatite in maniera fortemente correlata al flusso ematico e all'attività osteoblastica [3].

La *reazione antigene-anticorpo* determina la localizzazione intratumorale di selezionati anticorpi monoclonali (MAb) – interi o come frammenti, Fab e F(ab')2, Fv e scFv – grazie al loro legame con antigeni tumorali o differenti epitopi dello stesso antigene. Tale reazione rappresenta la base delle tecniche diagnostiche di radioimmunoscintigrafia (RIS) e di radioimmunoterapia (RIT), differenziate in base alle diverse caratteristiche dei radionuclidi con i quali i MAb vengono marcati. Varie tecniche di pretargeting (come quelle che fanno uso di avidina e/o streptavidina e biotina) permettono di migliorare l'entità di accumulo dei MAb nelle cellule bersaglio [3].

Un *legame di tipo recettoriale* permette ad alcuni radiofarmaci di unirsi in maniera selettiva a recettori presenti sulla membrana cellulare di determinate popolazioni cellulari, anche con possibile successiva internalizzazione del composto recettore-ligando. Questa tecnica viene impiegata nello studio del sistema nervoso centrale (per esempio per lo studio dei recettori D2 e dei trasportatori di dopamina) e nella caratterizzazione e terapia di tumori che esprimono recettori per la somatostatina [3].

In alcuni casi il radiofarmaco viene relegato e distribuito soltanto o prevalentemente nello spazio di deposizione iniziale come funzione delle sue proprietà fisico-chimiche. In questo caso si parla di accumulo per *compartimentalizzazione*. Esempi di questo tipo di localizzazione sono le indagini eseguite con eritrociti marcati, distribuiti nello spazio vascolare, e la mielocisternoscintigrafia, per la quale un radiofarmaco idrosolubile come il ^{111}In-DTPA viene introdotto nelle cavità occupate dal liquido cefalorachidiano.

2.3 Alterata biodistribuzione dei radiofarmaci per incorretta preparazione

Nelle pagine che seguono verranno affrontati gli aspetti di alterata biodistribuzione dei radiofarmaci dovuti a una loro incorretta preparazione, rimandando per le altre cause a esaustive trattazioni dell'argomento [1-4].

2.3.1 Radiofarmaci marcati con tecnezio-99m

L'alterata biodistribuzione di radiofarmaci marcati con ^{99m}Tc è generalmente dovuta a tre cause principali [4]:
1. presenza in circolo di un'eccessiva quantità di pertecnetato in forma libera (TcO_4^-);
2. formazione di colloidi marcati con ^{99m}Tc;
3. presenza di impurezze di natura particolata marcate con ^{99m}Tc.

Il pertecnetato in forma libera si distribuisce nelle strutture vascolari e nei fluidi interstiziali concentrandosi prevalentemente nello stomaco, nel tratto intestinale, nella tiroide e nelle ghiandole salivari (Tabella 2.1). L'accumulo parenchimale avviene per trasporto attivo attraverso la mediazione del NIS fisiologicamente espresso nella maggior parte di questi organi [4].

Le particelle di natura colloidale marcate con ^{99m}Tc vengono invece fagocitate dalle cellule del sistema reticoloendoteliale di fegato e milza, mentre le impurezze di natura particolata marcate con ^{99m}Tc e di dimensioni superiori a 10 μm vengono intrappolate nel letto arteriolare polmonare (Tabella 2.1).

Durante il processo di marcatura o successivamente per decomposizione, possono formarsi anche altre impurezze che risultano marcate con ^{99m}Tc e il cui metabolismo dipende dalla loro natura chimica e dal loro peso molecolare. Impurezze idrofile, ionizzate, non legate a proteine e con peso molecolare inferiore a 5000 dalton, sono in genere eliminate per via urinaria attraverso semplice filtrazione glomerulare. Quando le impurezze sono invece di natura lipofilica, possiedono gruppi sia polari sia non-polari e hanno peso molecolare tra 300 e 1000 dalton, vengono quasi sempre escrete attraverso il sistema epatobiliare [5]. La presenza di un'eccessiva quantità di TcO_4^- o di colloidi e impurezze di natura particolata marcate con ^{99m}Tc può essere dovuta a tre tipi di cause:
1. fattori associati al radionuclide;
2. fattori associati ai componenti del processo di marcatura;
3. problematiche legate alla procedura di preparazione del radiofarmaco.

I fattori relativi al radionuclide possono riguardare un eccesso di ^{99m}Tc carrier presente nell'eluato del generatore e una riduzione dell'attività specifica di TcO_4^-. Entrambi i

Tabella 2.1 Alterata biodistribuzione dei radiofarmaci per impurezze radiochimiche

Radiofarmaci	Impurezze	Biodistribuzione
Marcati con ^{99m}Tc	$^{99m}TcO_4^-$ libero	Accumulo nello stomaco, nel tratto intestinale, nella tiroide e nelle ghiandole salivari
	^{99m}Tc specie idrolizzate ridotte $^{99m}Tc\text{-}Sn(OH)_n$ colloidi	Accumulo in cellule RES di fegato, milza e midollo osseo
	^{99m}Tc particelle (>10 μ)	Fisiologico intrappolamento nei capillari polmonari
	Impurezze idrofiliche	Accumulo nei reni e nella vescica
	Impurezze lipofiliche	Accumulo nel fegato e nel tratto gastroenterico
	^{99m}Tc colloidi e particelle	Accumulo nei polmoni e nelle cellule del RES
Marcati con ^{111}In	^{111}In libero ([^{111}In]DTPA)	Escrezione urinaria e attività in vescica
	^{111}In (^{111}In-transferrina) ^{111}In (^{111}In-globuli rossi),	Incremento dell'attività del pool ematico e del background
Radio iodati	Ioduro libero (I^-)	Accumulo nello stomaco, nel tratto intestinale, nella tiroide e nelle ghiandole salivari

problemi, in genere presenti in eluati derivati da colonne non costantemente utilizzate, possono portare a un'alterata efficacia di marcatura con eccesso di impurezze nella dose finale iniettata. Anche la quantità totale di ^{99m}Tc utilizzata per la preparazione e la concentrazione del radiofarmaco possono influire sulla qualità del prodotto finale. È da ricordare che sia un eccesso sia un difetto di ^{99m}Tc possono avere conseguenze in termini di efficacia di marcatura e di stabilità del prodotto [2-4].

I fattori relativi ai vari componenti del processo di marcatura sono numerosi. Tra i principali, ricordiamo l'importanza di un quantità ottimale di ione stagno (Sn^{2+}) come agente riducente, una giusta concentrazione dei reagenti, il numero e le dimensioni delle particelle (in caso di radiofarmaci di natura particolata) e le differenze legate alla provenienza commerciale dei prodotti utilizzati [6].

Numerose sono anche le problematiche connesse alla procedura di preparazione del radiofarmaco. Tra queste, in primo luogo, il rispetto dell'ordine e delle modalità di mescolamento dei componenti del processo di marcatura, inclusi agenti riducenti, chelanti e soluzioni fisiologiche. La preparazione di radiofarmaci che richiedono riscaldamento può essere influenzata da fattori come la temperatura utilizzata, la durata del riscaldamento e i volumi sottoposti a riscaldamento. La resa di marcatura può essere influenzata anche dal rispetto dei tempi di incubazione, da eventuali reazioni di ossido-riduzione o fenomeni di radiolisi, dal pH dei componenti e soprattutto da ioni alluminio (Al^{3+}) che possono essere presenti nell'eluato o introdotti dagli aghi di reazione [4-6].

2.3.2 Radiofarmaci basati su metalli del III gruppo

I tre principali metalli del gruppo III che costituiscono la base di radiofarmaci di comune impiego in diagnostica medico-nucleare sono il gallio, l'indio e il tallio. I radiometalli prodotti da ciclotrone (^{67}Ga, ^{111}In e ^{201}Tl) vengono forniti a elevata attività specifica e generalmente carrier-free, cioè privi dell'isotopo stabile carrier-specifico dello stesso elemento. Gli effetti sulla biodistribuzione dovuti a riduzione dell'attività specifica risultano più evidenti nel caso in cui il meccanismo di localizzazione dell'agente segua una farmacocinetica di saturazione. Se il target di localizzazione è rappresentato da un limitato numero di siti recettoriali o antigenici, il carrier (molecola non marcata) agirà in competizione con il radiofarmaco specifico per il limitato numero di siti disponibile, con effetto di riduzione del rapporto target-fondo. In caso di ^{67}Ga-citrato, la presenza di un eccesso di carrier comporta alterata biodistribuzione con visualizzazione del sistema scheletrico, in maniera simile a quanto si ottiene dopo somministrazione di radiofosfato [3-6].

Nella preparazione di peptidi radioattivi e di MAb marcati con ^{111}In e ^{90}Y (pentetreotide e ibritumomab tiuxetan) è fondamentale rispettare sia l'ordine di mescolamento dei prodotti sia l'uso di un preciso volume di tampone, al fine di evitare inadeguate rese di marcatura e impurezze radiochimiche sotto forma di colloidi (Tabella 2.1). Una decomposizione da radiolisi dei ponti disolfuro nella molecola peptidica di ^{111}In- pentetreotide può ridurre la stabilità e la purezza del radiofarmaco, mentre la precipitazione di particelle proteiche denaturate comporterà la localizzazione polmonare, epatica o splenica di MAb [7].

2.3.3 Radioiodio e radiofarmaci radioiodati

Tra i radioisotopi dello iodio, ^{123}I, ^{124}I e ^{131}I possiedono caratteristiche fisiche favorevoli allo sviluppo di radiofarmaci radioiodati. Per studi di imaging viene utilizzato ^{123}I sotto forma di ioduro di sodio e come componente di diversi radiofarmaci con esso marcati. In terapia medico-nucleare, oltre a ^{131}I come ioduro di sodio, vengono impiegati ^{131}I-MIBG, nel trattamento del neuroblastoma e dei tumori neuroendocrini e ^{131}I-Bexxar, approvato dalla FDA per la radioimmunoterapia dei linfomi non-Hodgkin di basso grado recidivi o refrattari ai trattamenti convenzionali.

Tra i fattori principali che possono determinare un'alterata biodistribuzione di radioiodio e di radiofarmaci radioiodati vanno ricordati l'effetto carrier, la presenza di impurezze radionuclidiche, le variabilità legate al tipo di fornitura commerciale, e tutti i fenomeni connessi con la radiolisi, la stabilità e la volatilità del prodotto [3].

Lo iodio stabile (^{127}I, carrier), assunto con la dieta o proveniente da farmaci iodati, altera la normale biodistribuzione di radioiodio deviandone l'accumulo dalla tiroide verso stomaco, tratto intestinale e ghiandole salivari (Tabella 2.1). Basta 1 mg di iodio stabile per ridurre l'accumulo tiroideo, mentre quantità oltre i 10 mg provocano un blocco completo.

La contaminazione di capsule o di formulazioni liquide di ^{123}I con altri radioisotopi dello iodio dipende dal tipo di reazione nucleare utilizzata per la sua produzione con ciclotrone. Le più frequenti impurezze radionuclidiche sono quelle dovute alla presenza di ^{125}I e ^{124}I; in particolare quest'ultimo può essere responsabile di degrado dell'immagine per scatter Compton e penetrazione settale da parte di fotoni a elevata energia [1]. In letteratura sono inoltre riportate differenze in termini di assorbimento e biodisponibilità di capsule di ^{131}I sodio ioduro rispetto a preparazioni di ^{131}I in forma liquida e tra capsule di diversa provenienza commerciale.

In formulazioni radiofarmaceutiche come ^{131}I-MIBG, la radiolisi genera impurezze radiochimiche come ^{131}I in forma libera, mentre nel caso del ^{131}I-Bexxar essa può ridurre l'immunoreattività degli anticorpi monoclonali marcati [1]. La produzione di iodio volatile avviene come risultato dell'ossidazione dello iodio da parte dell'ossigeno disciolto in soluzione lievemente acida e la sua inalazione è fonte di potenziale contaminazione per la tiroide del personale professionalmente esposto. Il grado di volatilità può essere ridotto in maniera significativa utilizzando tamponi in grado di aumentare il pH a livelli alcalini o aggiungendo agenti riducenti come il bisolfito di sodio o il tiosolfato [7].

2.4 Conclusioni

Il medico che opera nel campo della diagnostica per immagini ha oggi l'obbligo di conoscere non solo le molte variabili esistenti rispetto a uno studio "normale", ma anche tutti i fattori tecnici che possono concorrere ad alterare l'interpretazione del quadro in esame. Questo è molto più importante in medicina nucleare rispetto alle altre aree della diagnostica per immagini in quanto anche lievi deviazioni rispetto alla norma possono determinare un'alterata biodistribuzione dei radiofarmaci. Diversi fattori associati con la loro preparazione e somministrazione oppure interferenze legate a trattamenti farmacologici in atto possono condurre a situazioni inaspettate o non facilmente spiegabili.

È importante che questi problemi vengano esaminati e discussi a vari livelli (produttori, autorità regolatorie, riviste e convegni di settore) e che l'allestimento dei radiofarmaci segua regole ben definite, tali da ridurre o annullare l'insorgenza dei fenomeni descritti in questo capitolo. In tale ambito, la precisa e puntuale applicazione delle Norme di Buona Preparazione dei Radiofarmaci in Medicina Nucleare (NBP-MN) [8] rappresenta un decisivo passo avanti verso un standard di qualità sempre più elevato, non solo per quanto riguarda l'allestimento dei radiofarmaci, ma in generale per tutta la medicina nucleare.

Bibliografia

1. Vallabhajosula S, Killeen RP, Osborne JR (2010) Altered biodistribution of radiopharmaceuticals: role of radiochemical/pharmaceutical purity, physiological, and pharmacologic factors. Semin Nucl Med 40:220-241
2. Hladik III WB, Norenberg JP (1996) Problems associated with the clinical use of radiopharmaceuticals: a proposed classification system and troubleshooting guide. Eur J Nucl Med 23:997- 1002
3. Owunwanne A, Patel M, Sadek S, Halkar RK (1994) The biologic disposition of administered radiopharmaceuticals. In: Freeman LM (ed) Nuclear Medicine Annual, Raven Press, New York, pp 251-284
4. Hung JC, Ponto JA, Hammes RJ (1996) Radiopharmaceutical-related pitfalls and artifacts. Semin Nucl Med 26:208-255
5. Javaid Khurshid S, Zubair Sadiq M (1996) Quality assurance in Nuclear Medicine – Biological quality control of radiopharmaceuticals. Pak J Pharm Sci 9:43-54
6. Frier M (2000) Quality testing of Radiopharmaceuticals. Hospital Pharmacist 7:89-93
7. Callahan R J, Chilton HM, Ponto JA, Swanson DP, Royal HD, Bruce AD (2007) Procedure Guideline for the Use of Radiopharmaceuticals 4.0. J Nucl Med Technol 35:272-275
8. Farmacopea Ufficiale della Repubblica Italiana, XII ed. Norme di Buona Preparazione dei Radio farmaci per Medicina Nucleare

Health technology assessment e farmacoeconomia: strumenti per la qualità dei radiofarmaci

3

M. Oradei, R. Di Turi

Indice dei contenuti

3.1 Il concetto di qualità in sanità

Il concetto di qualità, e specificamente di qualità in sanità, è molto ampio e spesso assume connotati diversi in funzione dell'ottica con cui si osserva il fenomeno.

Tra le tante possibili definizioni ricordiamo qui quella di Donabedian, secondo cui la qualità in sanità è "*il rapporto tra i miglioramenti di salute ottenuti e i miglioramenti massimi raggiungibili sulla base delle conoscenze scientifiche, delle risorse disponibili e delle caratteristiche del paziente*" [1].

Partendo da questa definizione, appare evidente come le dimensioni della qualità siano molteplici e come la sua valutazione richieda quindi il contributo di ricercatori provenienti da diverse discipline. Solo per elencare le dimensioni più rilevanti e di immediata comprensione si possono citare: i miglioramenti di salute (rispetto ai quali la clinica sarà la scienza di riferimento e, in un mondo sempre più *evidence-based*, l'epidemiologo e lo statistico dovranno necessariamente fornire il loro contributo), il livello di conoscenze scientifiche (di per sé l'innovazione coinvolge specialisti di diverse discipline: per esempio, oltre al ricercatore medico o farmacologo, anche l'ingegnere che sviluppa una nuova tecnologia), le risorse disponibili (un campo in cui la valutazione è tipicamente affidata all'economista) e infine le caratteristiche dei pazienti (che dovranno essere valutate direttamente dal medico responsabile dell'assistenza).

3.2 L'Health Technology Assessment

Negli ultimi anni si è assistito in sanità all'introduzione di nuovi strumenti manageriali e gestionali che hanno portato allo sviluppo di approcci integrati tra discipline diverse. Tra questi, l'Health Technology Assessment (HTA), o Valutazione delle Tecnologie Sanitarie, è diretto a fornire un contributo alla valutazione delle tecnologie sanitarie in un'ottica multidimensionale, raccogliendo su di esse informazioni appropriate da mettere a disposizione del *decision maker* per la decisione finale sull'opportunità di introdurre una particolare innovazione.

Occorre tenere presente che per l'HTA il termine tecnologia va inteso in senso ampio: dunque riferito non solo ai grandi strumenti biomedicali (la PET o la gammacamera per il Medico Nucleare), ma anche ai dispositivi (la sorgente radioattiva per la brachiterapia), ai farmaci (per esempio i radiofarmaci per la PET) e persino alle tecnologie organizzative (è meglio organizzare un servizio fisso nel centro di riferimento regionale o un apparecchio mobile itinerante nel territorio?)

Raccogliendo per ogni tecnologia esaminata le idonee informazioni basate sulle migliori evidenze scientifiche disponibili, l'HTA valuta tipicamente le seguenti dimensioni [2].

- Caratteristiche tecniche e tecnologiche: questa dimensione approfondisce le caratteristiche peculiari della tecnologia in esame, con particolare attenzione a quali altre risorse (risorse umane, spazi fisici, materiali a supporto ecc.) occorrono per poterla utilizzare.
- Uso corrente: è la dimensione che descrive il problema clinico a cui la tecnologia fornisce risposta diagnostica o terapeutica, specificando anche quale sia il gold standard di riferimento per i processi assistenziali relativamente alla patologia in oggetto e quali siano i possibili esiti.
- Sicurezza: questa parte dell'HTA esamina i rischi, gli effetti collaterali, i possibili eventi avversi della tecnologia, in relazione sia al paziente sia agli utilizzatori.
- Efficacia clinica: valuta sia l'*efficacy*, cioè i risultati clinici possibili in un contesto ottimale e controllato (come nel corso di un trial clinico randomizzato), sia l'*effectiveness*, cioè i risultati attesi nella pratica clinica quotidiana.
- Costi e valutazione economica: in questa dimensione sono identificati, misurati, valutati e confrontati i costi e gli outcome delle varie alternative tecnologiche considerate, in modo da fornire le informazioni per prendere una decisione che consideri anche il valore economico delle risorse impiegate in relazione a un determinato intervento [3].
- Aspetti etici: dimensione che considera i valori e le regole sociali e morali rilevanti per la tecnologia oggetto di studio, anche in relazione alle conseguenze della sua implementazione o non implementazione. Inoltre, identifica e valuta le questioni etiche e morali che pervadono l'intero processo valutativo.
- Aspetti organizzativi: qui il focus è posto sui modi di erogazione delle tecnologie. Questa dimensione considera le risorse (materiali, competenze e conoscenze umane, risorse finanziarie, attitudini, cultura lavorativa ecc.) che devono essere mobilitate e organizzate quando si introduce una nuova tecnologia, e quale tipo di cambiamenti ed effetti l'uso della tecnologia può ulteriormente produrre nell'organizzazione. La dimensione organizzativa comprende questioni relative a: processi di lavoro (per esempio flusso del lavoro e percorso del paziente), personale (esigenze formative), cooperazione e comunicazione (strutture informative), (de)centralizzazione (livello di

accesso al trattamento), aspetti finanziari (condizioni di pagamento), gestione (strutture di gestione) e cultura organizzativa (disponibilità ad accettare i cambiamenti imposti dalla nuova tecnologia).

- Aspetti sociali: qui l'attenzione è rivolta ai pazienti e ai loro familiari, alla loro esperienza e ai disagi causati o risolti dalla tecnologia in esame. In particolare questa dimensione descrive i suoi effetti sulla vita dei pazienti, nei diversi contesti sociali (ospedale, casa, scuola, luogo di lavoro) e il valore specifico che la gente gli attribuisce.
- Aspetti legali: questa dimensione analizza la legislazione nazionale e internazionale che possa influenzare la disponibilità in commercio o l'utilizzo della tecnologia. Quindi vengono verificate le convenzioni internazionali, i contratti tra i produttori e gli acquirenti della tecnologia, le eventuali questioni inerenti la certificazione di qualità della tecnologia, l'autorizzazione al commercio, le garanzie, la regolamentazione del mercato, la normativa sulla sicurezza. Inoltre vengono esaminati i diritti basilari del paziente (autonomia, consenso informato, privacy e riservatezza) e come la nuova tecnologia influenzi e rispetti questi diritti.

Come è evidente l'HTA non nasce per misurare la qualità, ma questa è il risultato di una decisione assunta in maniera corretta e informata, che abbia opportunamente preso in considerazione tutte le dimensioni in cui può essere valutata una nuova tecnologia

I principi e i metodi di valutazione dell'HTA [4] possono essere impiegati a diversi livelli decisionali. Un primo livello, cosiddetto *macro*, riguarda la valutazione delle innovazioni da parte di organismi centrali (Ministero della Salute, Agenzia Italiana del Farmaco, assessorati regionali ecc.). Si tratta in questo caso di valutazioni principalmente "politiche", quali la decisione per il rimborso di una nuova prestazione da parte di un terzo pagante o l'introduzione di un nuovo farmaco in un Prontuario Farmaceutico. Il livello *meso* riguarda invece l'introduzione di nuove tecnologie in realtà aziendali specifiche (ospedali, ASL ecc.). In questo caso si tratta di decisioni "manageriali" che possono riguardare l'utilizzo di un nuovo tipo di test diagnostico o l'acquisto di una nuova tecnologia, per esempio una gammacamera. L'ultimo livello è quello *micro*, nel quale i singoli clinici prendono decisioni individuali sui percorsi di cura da fornire ai propri assistiti o sugli strumenti diagnostico-terapeutici da utilizzare in questi percorsi.

I diversi livelli di analisi dovrebbero poi essere integrati nella definizione di linee guida, proposte e condivise dalle società scientifiche specialistiche, per identificare non solo un percorso ideale di utilizzo delle nuove tecnologie e di assistenza al paziente, ma anche e soprattutto un percorso realmente possibile, adatto al contesto dello specifico sistema sanitario in cui si opera, che ottimizzi l'uso delle risorse e l'organizzazione a servizio della salute dei pazienti.

3.3 HTA, farmacoeconomia e medicina nucleare

L'approccio dell'HTA è stato recentemente utilizzato anche specificamente per la medicina nucleare, sebbene probabilmente la massima attenzione sia stata finora riservata alle grandi tecnologie, come la PET, piuttosto che ai radiofarmaci. Eppure è proprio lo sviluppo dei nuovi radiofarmaci che, permettendo sempre più ampie applicazioni su tipologie diverse di pazienti, giustifica un sempre più frequente ricorso a queste grandi tecnologie, il cui valore non è quindi tanto nell'apparecchiatura in se, quanto nelle applicazioni rese possibili dai nuovi radiofarmaci. In pratica, non si tratterebbe tanto di valutare lo strumento PET, ma di capire quali prospettive fornisca un nuovo tracciante da affiancare o sostituire al [^{18}F]FDG nel processo di assistenza a pazienti oncologici.

In realtà la ricerca di articoli di letteratura condotta su Pubmed dimostra come siano ancora poche le pubblicazioni in medicina nucleare che adottino esplicitamente i modelli valutativi dell'HTA nella loro interezza. Relativamente più frequenti le pubblicazioni che esplorano le dimensioni, già introdotte nell'ambito della farmacoeconomia, dell'efficacia e dei costi, sintetizzate in un *cost-effectiveness study*. In questo caso il focus è sull'ottimizzazione dell'allocazione delle risorse per massimizzare il risultato di salute. In pratica si tratta di stabilire quanto costi ottenere una "unità di salute"– in anni di vita salvati o in *quality adjusted life years* – e di privilegiare gli interventi sanitari il cui costo per unità di salute risulta più basso.

Una recente revisione della letteratura [5], che ha raccolto tutte le pubblicazioni del 2009 e dei primi mesi del 2010 in cui erano presentati dati di valutazione economica in medicina nucleare, ha identificato 17 articoli. Una parte di tali pubblicazioni trattava confronti tra strumenti, per esempio il confronto tra PET, SPECT e angiografia per lo studio della perfusione miocardica, mentre alcune facevano più diretto riferimento ai radiofarmaci. Purtroppo il limite di molti di questi articoli riguarda la non chiara identificazione del comparatore verso cui si confronta la nuova tecnologia proposta. Si tratta di un elemento chiave per la valutazione della "qualità" della tecnologia, che non può essere valutata a prescindere da un riferimento alternativo, ma emerge come insieme di miglioramenti rispetto alle alternative precedentemente utilizzate.

Un esempio positivo applicato ai radiofarmaci, emerso da questa revisione della letteratura, è rappresentato da un articolo che proponeva l'utilizzo del ^{99m}Tc-sestamibi come marcatore per identificare pazienti con tumori solidi e multidrug resistance (MDR) [6]. Gli autori hanno effettuato una metanalisi delle evidenze di letteratura e hanno raccolto informazioni su questo impiego del ^{99m}Tc-sestamibi, costruendo quindi un modello decisionale per prevedere il rapporto costo-efficacia del suo utilizzo comparato con la chemioterapia effettuata su tutti i pazienti senza preventiva identificazioni di quelli con MDR. Lo studio ha portato a concludere che – data la sensibilità e specificità del ^{99m}Tc-sestamibi nell'identificare i pazienti con MDR e considerato anche il conseguente risparmio di chemioterapici nei pazienti non-responders – l'opzione proposta permette di migliorare i risultati di salute (secondo i calcoli degli autori dello studio, l'aumento dell'aspettativa di vita sarebbe mediamente di 1,01 anni per paziente) a un costo al di sotto delle 30000 sterline per anno di vita guadagnato. Questo valore è assunto come riferimento dal NICE (National Institute for Clinical Excellence) per decidere se i nuovi trattamenti possano essere introdotti nella pratica clinica del National Health System britannico.

3.4
Le valutazioni farmacoeconomiche in medicina nucleare

Con il continuo sviluppo di nuovi trattamenti e tecnologie mediche, la valutazione dei costi è diventato uno strumento indispensabile nella guida delle decisioni sanitarie e informazioni competenti e aggiornate sono disponibili anche sul web [7].

Sono gli studi clinici che dimostrano il valore terapeutico di un trattamento, ma sono le tecniche di farmacoeconomia e i risultati ottenuti in questo campo a condizionare le scelte dei *decision makers* fra trattamenti alternativi. Difatti, riconoscendo al dato clinico il primato di condizionare la scelta di un trattamento, la valutazione dei costi di un singolo intervento terapeutico/nutrizionale possiede valore puramente speculativo se non è accompagnato da un disegno comparativo con trattamenti terapeutico/nutrizionali alternativi. Tipicamente, uno studio comparativo si basa sul confronto tra due trattamenti, il primo definito A (il trattamento innovativo) e il secondo B (il trattamento di riferimento). Il "gold standard" degli studi clinici comparativi, da applicare anche a fini di valutazione farmaco-economica, è il *randomized clinical trial* (RCT), possibilmente condotto in doppio cieco [8-10].

In un'analisi economica comparativa la condizione più vantaggiosa per un nuovo trattamento è quella di rivelarsi più efficace e meno costoso di quello di riferimento: in questo caso l'analisi si limita alla valutazione dei risparmi ottenibili (*cost saving*). Sfortunatamente tale condizione non è frequente e, per poter esprimere un corretto giudizio economico, è per lo più necessario utilizzare tecniche più complesse [11], tipicamente quelle elencate nella Tabella 3.1.

Nelle valutazioni di tipo CEA (*cost effectiveness analysis*) e CUA (*cost utiliy analysis*), il confronto tra trattamenti (per esempio, A *vs* B) si presenta con quattro principali livelli di beneficio clinico, ciascuno rappresentabile da un parametro economico (Tabella 3.2).

Tabella 3.1 Tecniche di analisi farmacoeconomica

Tipo di studio economico	Misura del beneficio in relazione ai costi
Analisi di minimizzazione dei costi (*cost minimisation analysis*, CMA)	Comparazione di costi fra interventi clinici ritenuti equivalenti
Analisi costo-efficacia (*cost effectiveness analysis*, CEA)	Comparazione di costi fra interventi clinici non ritenuti equivalenti (espressi in unità naturali)
Analisi costo-utilità (*cost-utility analysis*, CUA)	Comparazione di costi per anni di vita trascorsi in salute
Analisi costo-beneficio (*cost benefit analysis*, CBA)	Valutazioni in termini solo monetari fra trattamenti sanitari non omogenei

Tabella 3.2 Parametri farmacoeconomici nei confronti fra trattamenti

Tipo di beneficio clinico nel confronto A *vs* B	Parametro farmacoeconomico
Migliora la sopravvivenza	Costo per anno di vita guadagnato
Migliora la qualità della vita (senza prolungare la sopravvivenza)	Costo per QALY* guadagnato
Migliora la sopravvivenza e la qualità della vita	Costo per QALY* guadagnato
Migliora un end point patologia specifico (per esempio, minor numero di complicanze)	Costo per evitare un evento

* *QALY*: quality adjusted life year saved.

Senza entrare nel merito del significato dei singoli parametri, per i quali si rimanda alle numerose pubblicazioni sull'argomento, occorre rilevare che, nonostante siano da preferire gli studi dei primi tre tipi, molti studi clinici appartengono al quarto tipo e anche le valutazioni farmacoeconomiche tendono a far riferimento a questi ultimi. Il vantaggio dell'uso di parametri aspecifici, come il costo per anno di vita guadagnato, permette infatti, attraverso l'uso delle *league tables*, di proporre ai *decision makers* l'uso più corretto delle allocazioni economiche anche tra trattamenti tra loro diversi; viceversa, le condizioni del quarto tipo di studio, che si riferiscono a end-point indiretti, sono limitati alle scelte decisionali nella patologia in esame. In tutti i casi, l'analisi dei costi deve tener conto di numerose variabili oltre a quelle degli end-point clinici. Ai fini dell'attendibilità dell'analisi economica, sono determinanti le modalità utilizzate dagli sperimentatori nella raccolta dei dati di costo, e queste informazioni devono essere rese esplicite anche nel lavoro condotto [12, 13]. In particolare devono essere indicati:

- il tipo di risorse consumate e i costi di tali risorse (per esempio, costo per giorno di degenza, costo per trattare una complicanza)
- i metodi per la stima delle quantità e dei costi unitari (per esempio, valore medio calcolato per giorno di degenza, comprendente il valore di acquisto di beni e servizi, il costo orario del personale presso la struttura in esame ecc.)
- il valore monetario, gli eventuali coefficienti di conversione impiegati e le date di riferimento nell'applicazione dei costi (per esempio, se lo studio è condotto nell'arco di più anni, va riportato il valore dell'inflazione o l'uso di correttivi standard)

Nel calcolo dei costi è importante che vi sia una chiara differenziazione tra i costi (*costs*) e i rimborsi (*charges*); questi ultimi, infatti, corrispondono a costi stimati, che – potendo variare in funzione del punto di vista di chi rimborsa i costi (servizio sanitario nazionale, assicurazioni ecc.) – sono una fonte di errori importanti. Anche i conflitti di interesse vanno resi espliciti (per esempio, vanno indicate le fonti di finanziamento dello studio), essendo particolarmente rilevanti nel caso di studi farmacoeconomici. Nonostante l'uso delle accortezze sopra indicate, un certo grado di incertezza statistica nella valutazione dei costi è comunque atteso, ed è dovuto alla variabilità dell'impegno economico sostenuto per condizioni cliniche simili, soprattutto quando il numero di eventi considerati (per esempio complicanze) non è elevato.

Tra gli economisti esiste un generale accordo sulla necessità che i valori di raffronto dei costi siano espressi come media aritmetica, perché quest'ultima, noto il numero dei pazienti da trattare, fornisce immediatamente l'impegno economico complessivo. Tuttavia, nella rilevazione dei costi si evidenzia spesso una distribuzione asimmetrica delle frequenze (*skewness*), dovuta al fatto che pochi pazienti possono essere causa di costi molto elevati. Questa asimmetria, che si riconosce facilmente dal valore più alto della media rispetto alla mediana, fa sì che i confronti statistici tra medie aritmetiche (come quelli ottenuti con il *t-test* di Student o con il test del chi-quadrato) non siano adatti, e che sia più corretto ricorrere a metodi quali il Mann-Whitney o ad altri test (uno dei più accreditati dei quali consiste nel *bootstrap statistical method*) in grado di ricondurre alla "normalità" le curve di frequenza [14]. Per evitare che le medie usate nei raffronti siano causa di errori importanti nei lavori caratterizzati da campioni limitati, uno studio ben condotto presenta sempre un'analisi di sensibilità. Attraverso l'impiego di un metodo stocastico (o statistico), questo tipo di analisi permette di valutare come varia il raffronto tra costi all'interno dell'intervallo di confidenza al 95% e fornisce al *decision maker* un ulteriore elemento sul grado di affidabilità delle differenze indicate nel raffronto statistico.

Sfortunatamente questi confronti sono validi solo se è stata applicata l'analisi statistica, condizione quest'ultima non sempre presente negli studi di farmacoeconomia [15].

3.5 Un esempio di applicazione pratica

A titolo di esempio si riporta un'analisi farmacoeconomica relativa alla terapia dei pazienti con linfoma non-Hodgkin (LNH) a cellule B, di basso grado, recidivante o refrattario al trattamento iniziale.

La terapia più utilizzata in caso di LNH recidivante o refrattario è quella con rituximab, un anticorpo monoclonale chimerico anti-CD 20, in grado di svolgere azione citotossica sulle cellule linfomatose con risposta clinica presente in circa il 50% dei casi quando somministrato in dose di 375mg/m^2 una volta la settimana per un mese [16]. In alternativa è disponibile un trattamento di radioimmunoterapia con ibritumomab tiuxetano, un anticorpo monoclonale reso radioattivo mediante marcatura con ^{90}Y, in grado di svolgere azione terapeutica attraverso emissione di particelle beta [17].

Uno studio di costo efficacia potrebbe indicare quale tra le due modalità di trattamento (rituximab e ibritumomab tiuxetano) sia preferibile in termini di farmacoeconomica. È stata pertanto effettuata un'analisi a partire da uno studio randomizzato di Fase III che ha confrontato il trattamento con ibritumomab tiuxetano e quello con rituximab in 143 pazienti trattati in 27 centri, seguiti con successivo follow up durato fino a 4 anni [18]. Da questo studio è emerso un miglioramento clinico nei pazienti trattati con ibritumomab tiuxetano, in termini di ORR (overall response rate: 80% vs 56%), CR (complete response: 30% vs 16%), DR (durable response: > 6 mesi 64% vs 47%) e TTP (time to progression: 11,2 mesi vs 10,1 mesi).

Le valutazioni farmacoeconomiche di cost-effectiveness sono state eseguite sul lavoro selezionato, applicando le indicazioni fornite da linee guida di società scientifiche italiane [11], riviste accreditate [12] e "consensus statement" [8-10]. Sono quindi stati calcolati, per i due trattamenti a confronto (rituximab vs ibritumomab tiuxetano) il costo medio per paziente trattato e l'efficacia media per paziente trattato.

L'indagine è stata eseguita sulla base dei risultati riportati nel trial prescelto utilizzando come tecnica di analisi la valutazione costo-efficacia, prendendo come riferimento clinico la sopravvivenza libera da progressione e valutando i soli costi diretti. L'analisi è stata effettuata assumendo il punto di vista del Servizio Sanitario Nazionale e prendendo in considerazione un orizzonte temporale di 36 mesi. Nella Tabella 3.3 sono riportati i risultati ottenuti per le due alternative di trattamento analizzate.

Tabella 3.3 Risultati del trial a confronto

Indicatori	Rituximab	Ibritumomab
TTP (mesi)	10,1	11,2
CMR = Costo medio per ciclo (€)	1.846	14.652
Costo totale trattamento (€)	14.768	14.652

In pratica la valutazione di costo-efficacia evidenzia come il costo totale dei due trattamenti sia sostanzialmente sovrapponibile (14.768 vs 14.652) a fronte di risultati di efficacia migliori per il gruppo trattato con ibritumomab tiuxetano, quando misurati in termini di tempo libero da progressione. Questo risultato configura una situazione che in gergo tecnico si definisce di "dominanza", nella quale costi pari o minori garantiscono un'efficacia clinica almeno uguale all'alternativa.

La simulazione di costo-efficacia riportata identifica la terapia di mantenimento con ibritumomab tiuxetano quale trattamento dominante nei pazienti con LNH a cellule B di basso grado o follicolare recidivante o refrattario grazie a un risparmio sui costi diretti del solo trattamento. Il calcolo dei costi aggiuntivi, quali quelli sostenuti dal paziente e dalla struttura ospitante, amplierebbero ancora di più la differenza a causa del maggior numero di cicli necessari in caso di trattamento con rituximab. Il valore determinato dal maggiore TTP, pur non calcolato, esprime un ulteriore vantaggio etico che supera la componente economica.

Situazioni come quella descritta non sono tuttavia frequenti nella letteratura e i margini di incertezza sono in genere più elevati. Anche il trasferimento di risultati per valutazioni eseguite in contesti economici diversi da quello italiano richiede un'attenta valutazione per una diretta applicazione. È dunque importante che a ogni RCT di contesto nazionale (preferibilmente effettuata in maniera multicentrica) sia inserita una valutazione farmacoeconomica sin dal disegno dello studio. Questa condizione ridurrebbe i margini di incertezza permettendo di ottenere valutazioni più attendibili e accurate.

3.6 Conclusioni

HTA e farmacoeconomia non sono due strumenti nati per garantire la qualità e quindi un percorso *per la qualità* deve necessariamente utilizzare anche altre metodologie specifiche. Tuttavia HTA e farmacoeconomia – fondandosi su un'attenta analisi, scientificamente basata, di tutti gli aspetti inerenti una nuova tecnologia – rappresentano un fondamentale presupposto nel percorso della qualità nella preparazione e nello sviluppo dei radiofarmaci per medicina nucleare, valorizzando e giustificando gli investimenti tecnologici e organizzativi indispensabili per la loro preparazione.

Bibliografia

1. Donabedian A (1980) The definition of quality and approaches to its assessment. Health Administration Press, Ann Arbor (ed. it. La qualità dell'assistenza sanitaria. Nuova Italia Scientifica, Roma 1989)
2. EuNetHTA project: Overview of results http://www.eunethta.net/Public/Work_Packages/EUnetHTA-Project-2006-08/EUnetHTA_Deliverables_project_2006-2008/
3. Canadian Agency for Drugs and Technologies in Health (2006) Guidelines for the Economic Evaluation of Health Technologies, 3rd edition. CADTH, Ottawa
4. Cicchetti A, Marchetti M (a cura di) (2010) Manuale di Health Technology Assessment. Il Pensiero Scientifico, Roma

5. Salvatori M, Oradei M (2010) Economic evaluation of nuclear medicine procedures. Eur J Nucl Med Mol Imaging 37:1786-1792
6. Mohan HK, Miles KA (2009) Cost-effectiveness of 99mTc-sestamibi in predicting response to chemotherapy in patients with lung cancer: systematic review and meta-analysis. J Nucl Med. 50:376-381
7. International Network of Agencies for Health Technology Assessment (INAHTA) HTA Resources http://inahta.episerverhotell.net/HTA/
8. Pearson SD, Rawlins (2005) Quality, innovation, and value for money. NICE and the British National Health Service. JAMA 294:2618-22
9. SIFE - Società italiana di farmacoeconomia (1999) Linee guida per la conduzione di studi sull'efficacia e sul costo dei trattamenti farmacologici (ver. 1.1 - 11/99). Giornale Italiano di Farmacoeconomia 3:147-153
10. The Italian Group of Pharmacoeconomic Studies (2001) Guidelines for economic valuations in Italy: Recommendations from the italian group of pharmacoeconomic studies. Drug Information Journal 35:189–201
11. Simbula S, Burchini G, Santarlasci B et al (2008) Rassegna degli studi di costo-efficacia relativi ad interventi terapeutici o preventivi "not enough value for money". Giornale Italiano di Farmacia Clinica 22:1-20
12. Briggs AH, Gray AM (1993) Handling uncertainty when performing economic evaluation of health care intervention. Health Technology Assessment 3:1-134
13. Barber JA, Thompson SG (1998) Analysis and interpretation of cost data in randomised controlled trials: review of published studies. BMJ 317:1195-1200
14. Russell LB, Gold MR, Siegel JE et al (1996) The role of cost-effectiveness analysis in health and medicine. Panel on cost-effectiveness in health and medicine. JAMA 276:1172-1177
15. Siegel JE, Weinstein MC, Russell LB, Gold MR (1996) Recommendations for reporting cost-effectiveness analysis. JAMA 276:1339-1341
16. Riassunto delle caratteristiche del prodotto (Mabthera, Rituximab) http://antineoplastici.agenzia farmaco.it/normativa_registro_trast.htm
17. Riassunto delle caratteristiche del prodotto (Zevalin, Ibritumomab Tiuxetano) http://antineoplastici.agenziafarmaco.it/normativa_registro_trast.htm
18. Witzig TE, Gordon LI, Cabanillas F, Cabanillas F et al (2002) Randomized controlled trial of yttrium-90-labeled ibritumomab tiuxetan radioimmunotherapy versus rituximab immunotherapy for patients with relapsed or refractory low-grade, follicular, or transformed B-cell non-Hodgkin's lymphoma. J Clin Oncol 20:2453-2463

Linee guida e manuali italiani nel quadro delle NBP-MN

4

M. Capasso, G. Ruocco

Indice dei contenuti

4.1 Introduzione

La specificità della medicina nucleare, in quanto disciplina, risiede nella preparazione e nell'impiego di radiofarmaci per prestazioni di tipo sia diagnostico sia terapeutico.

Le attività di preparazione dei radiofarmaci devono essere condotte secondo procedure validate e nel rispetto delle normative stabilite in materia di qualità e di radioprotezione del paziente e dell'operatore, per assicurare prestazioni sanitarie di qualità che risultino:

- *efficaci*, utilizzando le tecnologie di cui è stata dimostrata la validità e garantendo che tutti i professionisti coinvolti siano in grado di mettere in atto prestazioni efficaci, attraverso il miglioramento continuo delle competenze e sulla base di conoscenze validate e aggiornate;
- *appropriate*, pertinenti rispetto al bisogno di salute espresso dalle persone e valide da un punto di vista tecnico-scientifico;
- *sicure*, garantendo elevati standard di sicurezza di ambienti, impianti, tecnologie e processi;
- *coerenti con i principi dell'etica*, sia professionale sia sociale;
- *efficienti*, che producono benefici in termini di salute, minimizzando nel contempo i rischi clinici e i costi;
- *accessibili*, disponibili a tutta l'utenza, a parità di condizioni, in termini sia qualitativi sia quantitativi;
- *continuative*, erogate con regolarità, attraverso l'adozione di misure volte ad arrecare agli utenti il minor disagio possibile.

Pertanto il valore condiviso da tutti gli operatori di una unità di Medicina Nucleare deve essere fornire elevati standard qualitativi delle prestazioni erogate, siano esse di diagnostica o di terapia. Strumento indispensabile per garantire la qualità è l'adozione di un idoneo *sistema di assicurazione della qualità*.

Nella loro valenza più ampia, le *linee guida* e i *manuali* [1] – concepiti inizialmente come guida per gli operatori del settore di riferimento – hanno acquistato con il tempo il carattere di *manuali tecnici specialistici*, che affrontano temi specifici come l'organizzazione delle attività, la gestione della qualità, la modalità di approccio alle non conformità.

Le Norme di Buona Preparazione dei Radiofarmaci in Medicina Nucleare (NBP-MN) [2] sono state concepite allo scopo di garantire la qualità come supporto imprescindibile per l'uso efficace e sicuro del medicinale e hanno la loro origine nelle Norme di Buona Preparazione dei Medicinali [3], presenti nella Farmacopea Ufficiale dalla IX edizione del 1989. Sin dalla prima versione tali norme fornivano precise indicazioni tecniche per la gestione del laboratorio della farmacia da seguire nell'allestimento dei magistrali e da considerare come *precetti* nella preparazione degli officinali. Si introducevano concetti per l'epoca innovativi, quali il certificato di analisi delle materie prime, l'impiego di "procedure" per consentire di omettere i controlli analitici, la documentazione dei preparati con la numerazione delle ricette e dei lotti, gli accorgimenti da seguire durante le operazioni di preparazione, la necessità di poter "tracciare" la storia tecnica del preparato. Nella successiva versione delle Norme di Buona Preparazione dei Medicinali – inserita nella XI del 2002 della Farmacopea Ufficiale ed entrata in vigore il 1 gennaio 2004 – si sono approfonditi sia i concetti di responsabilità, pianificazione e documentazione delle attività, sia gli aspetti specifici relativi alla buona pratica , come qualità delle materie prime, controllo costante e documentato delle diverse fasi di lavoro, manutenzione e calibrazione della strumentazione, aggiornamento continuo del personale.

4.2 Finalità delle linee guida e dei modelli di manuali

In questo contesto, le linee guida e i modelli di manuali – elaborati da un gruppo di lavoro ad hoc, istituito presso il Ministero della Salute – hanno lo scopo di definire:

- il quadro di riferimento complessivo per la gestione delle preparazioni dei radio farmaci all'interno delle unità di Medicina Nucleare;
- i metodi da applicare per definire misure di qualità e identificare processi di misura, allo scopo di fornire indicazioni concrete, pragmatiche, immediatamente utilizzabili da parte del personale alle operazioni svolte;
- le attività e i prodotti che queste realizzano;
- gli indicatori e le misure di qualità di riferimento sia per le attività sia per i prodotti.

Il gruppo di lavoro che ha redatto i documenti è stato individuato tenendo presente il contesto all'interno del quale si è collocata la realizzazione delle linee guida, selezionando quindi le diverse rappresentanze tecnico scientifiche e giuridico amministrative. Nelle scelte e nello svolgimento del lavoro – in termini di idea progettuale di base, approccio seguito, struttura, contenuti e organizzazione del materiale, percorsi di lettura – il riferimento è stato rappresentato dai destinatari finali, cioè le unità di Medicina Nucleare già operanti sul territorio.

In particolare, l'approccio adottato si è proposto l'obiettivo fondamentale di consentire alle strutture l'adeguamento al disposto normativo senza dover per questo interrompere le attività specialistiche che svolgono quotidianamente.

Si è ritenuto opportuno riunire in un unico documento, suddiviso in capitoli, i punti fondanti della norma, i cui dettagli tecnico-operativi sono poi stati definiti nei singoli manuali di qualità, che vanno a disciplinare le tre tipologie di attività correntemente svolte nelle strutture. Il taglio dei manuali di qualità, che discendono dalle linee guida e le integrano, mira dunque a fornire indicazioni concrete, pragmatiche, immediatamente applicabili, complete di attività, prodotti e indicatori di qualità correlati, indirizzate a una variegata tipologia di destinatari, e quindi di facile comprensione per tutte le diverse culture espresse delle professionalità che ruotano attorno al processo di preparazione del radiofarmaco.

Dal punto di vista strettamente scientifico, l'intero lavoro svolto dal gruppo è stato oggetto di valutazione da parte del Consiglio Superiore di Sanità. È stato inoltre acquisito il parere favorevole della Conferenza Stato-Regioni, sancito attraverso un accordo indispensabile per convalidare l'uniformità e l'armonizzazione delle indicazioni dei documenti tecnici su tutto il territorio nazionale [4].

Nella stesura delle linee guida si sono assunti, per la definizione della qualità, punti di vista complementari: quello del fruitore del servizio (utente finale), direttamente interessato alla cosiddetta qualità attesa e percepita (qualità in uso); quello intrinseco, direttamente correlato a caratteristiche misurabili di qualità del servizio e dei prodotti correlati.

Un altro parametro importante per la qualità è rappresentato dall'esame della validità interna ed esterna delle raccomandazioni e della loro applicabilità nella pratica clinica. Questi aspetti comprendono una valutazione dei benefici, dei rischi e dei costi dei comportamenti clinici indicati dalle raccomandazioni, così come delle implicazioni pratiche ed etiche che ne possono derivare.

Le linee guida prendono in considerazione, separatamente, diversi aspetti della preparazione dei radiofarmaci relativamente a: preparazioni semplici (kit); preparazioni estemporanee; preparazioni estemporanee con materiale autologo. Per ognuna di queste tipologie di preparazioni è stato redatto un apposito "modello di manuale di qualità".

Nei tre modelli, che hanno una parte comune e parti di dettaglio specifiche per le tipologie di produzione cui fanno riferimento, si è inteso fornire una più ampia chiave di lettura del contenuto del decreto. Si è dunque scelto di esplicitare, pur nel pieno rispetto del vincolo normativo, quegli aspetti tecnico-operativi cui la norma non fa espresso riferimento, avendo inteso fornire indicazioni generali e univoche nella disciplina del settore, senza scendere in eccessivi dettagli, peculiari delle diverse preparazioni dei radiofarmaci e delle strutture ove questi vengono realizzati.

Nelle attività inerenti il sistema di assicurazione di qualità, i manuali prevedono, nel rispetto della normativa vigente, figure professionali adeguatamente formate, con dimostrata e comprovata qualificazione ed esperienza nello specifico ambito; sono fornite indicazioni specifiche sulle competenze attribuite alle diverse figure responsabili, individuate secondo una catena di comando "virtuosa", che consente a ciascuno non solo di svolgere le proprie attività, ma soprattutto di gestire gli eventuali errori nel rispetto delle procedure vigenti.

L'impostazione dei modelli permette sia di applicarli direttamente in una struttura che non abbia ancora implementato un proprio sistema di qualità, sia di inserirli senza difficoltà all'interno di un sistema di qualità già operante.

Bibliografia

1. Linee guida per l'applicazione delle norme di buona preparazione dei radiofarmaci in medicina nucleare. In: Conferenza permanente per i rapporti tra lo Stato, le Regioni e le Province autonome di Trento e di Bolzano. Accordo 28 ottobre 2010 (Rep. Atti 192/CSR del 28 ottobre 2010) Accordo tra il Governo e le Regioni e le Province autonome di Trento e di Bolzano sul documento relativo a "Linee guida per l'applicazione delle norme di buona preparazione dei radiofarmaci in medicina nucleare". Allegato sub A
2. Farmacopea Ufficiale della Repubblica Italiana, XII ed. Norme di Buona Preparazione dei Radiofarmaci per Medicina Nucleare
3. Farmacopea Ufficiale della Repubblica Italiana, XII ed. Norme di Buona Preparazione dei Medicinali in Farmacia
4. Conferenza permanente per i rapporti tra lo Stato, le Regioni e le Province autonome di Trento e di Bolzano. Accordo 28 ottobre 2010 (Rep. Atti 192/CSR del 28 ottobre 2010) Accordo tra il Governo e le Regioni e le Province autonome di Trento e di Bolzano sul documento relativo a "Linee guida per l'applicazione delle norme di buona preparazione dei radiofarmaci in medicina nucleare"

Il sistema di assicurazione di qualità: pianificazione, documentazione e processi

5

M. Carazzone, A. Pecorale

Indice dei contenuti

5.1 Introduzione

Un sistema di qualità è innanzitutto il risultato di un'impostazione mentale, di un modo di pensare che deve essere assimilato e vissuto da tutti coloro che operano in un reparto o in un laboratorio per determinare atteggiamenti e comportamenti corretti, che non possono invece essere il prodotto della mera applicazione meccanica di una serie di definizioni teoriche. Solo se questo modo di pensare diventa parte integrante della routine quotidiana, il sistema di qualità apporterà effettivi benefici.

La costruzione di un sistema di qualità è un processo che coinvolge tutti i componenti di un'organizzazione e non può essere concepito come l'implementazione di un sistema già pronto per l'uso. Si tratta, dunque, di un processo

- *difficile*, poiché occorre trasformare delle definizioni teoriche in modalità operative,
- *lento*, poiché occorre partire dai macroprocessi per poi scendere nei dettagli, inserendo man mano nel sistema di qualità tutte le attività svolte,
- *faticoso*, poiché implica l'abbandono di abitudini e comportamenti consolidati, non di rado "tramandati" nel corso del tempo ai nuovi arrivati da chi già operava nel campo.

L'implementazione di questo sistema obbliga l'organizzazione a superare schemi autoreferenziali, assai diffusi negli ambienti in cui opera personale estremamente specializzato.

L'attuazione di procedure trasversali a tutti i processi è fondamentale per il funzionamento di un sistema di qualità e richiede un confronto continuo e diretto tra le funzioni. Ciò obbliga, di fatto, il personale a una continua interazione e impone a ciascuno di considerare il proprio lavoro non come componente autonoma (che inizia e termina in modo indipendente dalle altre attività), bensì come parte integrante di un vero "sistema", nel quale i risultati sono strettamente dipendenti dall'operato di tutti.

In questa prospettiva, il sistema di qualità permetterà la crescita di un'organizzazione sia in termini prettamente tecnici (miglioramento delle prestazioni e/o riduzione i costi), sia in termini umani, stimolando l'organizzazione di gruppi di lavoro coscienti dei propri limiti e delle proprie potenzialità e favorendo la disponibilità al confronto e al miglioramento continuo.

Appare chiaro dunque che, per avere successo, l'implementazione di un sistema di qualità necessita del supporto convinto e attivo della direzione dell'organizzazione.

È innegabile che, salvo rare eccezioni, il personale vedrà inizialmente nelle nuove regole non un aiuto per il proprio lavoro, ma piuttosto un aggravio. Occorrerà, quindi, che le inevitabili resistenze e discussioni trovino una controparte ferma e decisa nella dirigenza, che dovrà sempre cercare di rispondere in maniera concreta alle possibili nuove necessità organizzative richieste dal cambiamento. Talvolta, la discussione non potrà che concludersi con un lapidario "così deve essere" da parte della direzione, lasciando al tempo e alla "maturazione" del personale l'assimilazione graduale del cambiamento disposto; tuttavia, un'eventuale decisione assunta dalla direzione non può mai prescindere dal confronto aperto e sincero con tutto il personale.

In questo capitolo si illustreranno le definizioni in uso nel sistema di qualità con esempi concreti, legati all'esperienza lavorativa, in modo da favorirne una più immediata comprensione.

Il *sistema di gestione per la qualità abbraccia tutte le attività di un'organizzazione*, in conformità ai "principi della gestione per la qualità" dettati dalle Norme ISO 9001 [1]:
- orientamento al cliente;
- coinvolgimento del personale;
- approccio per processi;
- approccio sistemico alla gestione;
- miglioramento continuo;
- processo decisionale;
- interdipendenza con i fornitori.

Nell'ambito di tali principi, particolare rilievo assume l'*approccio per processi alla gestione per la qualità*, che consiste nella capacità di governare le attività in modo sistematico e organico, attraverso l'identificazione e il controllo dei corrispondenti processi e delle relative interazioni.

Occorre innanzitutto sottolineare che, indipendentemente dalle dimensioni della produzione (si tratti quindi di pochi flaconi di un radiofarmaco o delle decine di migliaia di flaconi di un farmaco "classico"), la *qualità dei preparati deve essere sempre definita in partenza*. Non è ammissibile che la stessa sia frutto della bravura dell'operatore responsabile in quel momento della preparazione. L'ottenimento di una preparazione rispondente ai requisiti di qualità stabiliti, inoltre, deve essere sempre *assicurato*.

La definizione dei requisiti necessari affinché un prodotto sia "di qualità" e delle modalità con le quali assicurare che tale "qualità" sia costante e riproducibile nel tempo è un obiettivo raggiungibile organizzando un *sistema di assicurazione di qualità* (SAQ).

Tale sistema è fondato sui seguenti principi.

- *Costruzione della qualità durante la preparazione* e non soltanto eseguendo controlli sul prodotto finito (*pianificazione*).
- *Preparazione tecnica per i compiti previsti.* Occorre, cioè, definire sia un organigramma sia un funzionigramma, affinché tutto il personale sappia che cosa è tenuto a fare, a chi risponde, di che cosa è responsabile e venga addestrato per le attività che è chiamato a svolgere (*personale qualificato*).
- *Documentazione dell'attività*, in modo che sia sempre possibile spiegare ciò che è stato fatto e perché è stato fatto in un determinato modo (*approccio scientifico*). In una logica di sistema di qualità, ciò che non è stato documentato non è mai stato eseguito. Tale approccio consente anche di identificare chi ha svolto una determinata attività e, all'occorrenza, in quale punto della lavorazione sono state riscontrate anomalie.

L'obiettivo di un SAQ è duplice: fare in modo che tutti svolgano un determinato processo nella stessa maniera (*standardizzazione del processo per garantire l'omogeneità del prodotto*) e tendere a eliminare deviazioni e anomalie (*zero difetti*) mediante l'accurata pianificazione delle attività e l'adeguato addestramento del personale coinvolto.

5.2
Assicurazione della qualità e NBP-MN

Le Norme di Buona Preparazione dei Radiofarmaci per Medicina Nucleare (NBP-MN) [2] costituiscono quella parte dell'assicurazione di qualità che garantisce che i preparati:

- siano sempre della stessa qualità (omogeneità tra e nei lotti);
- vengano controllati per la loro rispondenza agli standard di qualità, che devono essere appropriati per
  - l'uso al quale sono destinati
  - la conformità a quanto riportato nelle monografie di farmacopea (ove disponibili)
  - in assenza di monografia, la conformità a quanto riportato nelle specifiche di prodotto (in questo caso, le specifiche di prodotto devono essere definite dall'unità di Medicina Nucleare).

Le specifiche di qualità sono costituite dall'insieme delle caratteristiche – attributi di qualità, saggi e determinazioni – che il prodotto deve possedere per essere approvato per il rilascio, dal loro range di accettazione e dal metodo di analisi con cui i saggi e le determinazioni vengono eseguiti. Il *certificato di analisi* ne è il riassunto.

Per poter implementare correttamente le NBP-MN, tutte le unità di Medicina Nucleare devono, quindi, essere dotate di un SAQ che garantisca il controllo continuo e la documentabilità del lavoro svolto al loro interno. Tale sistema risponde all'esigenza di:

- salvaguardare la salute del paziente;
- fornire un riferimento certo per l'autorità sanitaria;
- fornire un riferimento per le responsabilità legali;
- rendere riproducibili e ripetibili le preparazioni.

Per perseguire questi obiettivi il SAQ si avvale di tre strumenti fondamentali:

- pianificazione delle attività;
- definizione delle responsabilità;
- documentazione delle attività.

Il SAQ è valido per tutti i processi, in quanto impone sia di definire ciò che si vuole fare e in quale modo, sia di stabilire le modalità per controllare la conformità del prodotto alle specifiche di qualità prefissate, per individuare le eventuali deviazioni da quanto programmato e per decidere le azioni da intraprendere in caso di deviazioni. Tuttavia, come già precisato, il SAQ non ha solo lo scopo di assicurare il controllo della qualità del prodotto, ma anche quello di permettere di organizzare l'attività e l'impiego delle tecnologie e delle risorse umane dell'intera struttura, affinché al suo interno la qualità sia gestita in maniera pianificata, responsabile e documentata.

Un contributo fondamentale alla costruzione della qualità è apportato dalle persone, dalle loro competenze e dalla capacità di utilizzare gli strumenti (materiali e cognitivi) che vengono loro forniti. Anche un SAQ perfettamente pianificato e documentato non è sufficiente per compensare eventuali carenze, professionali e di partecipazione, del personale che opera all'interno della struttura.

Il funzionamento del SAQ può essere descritto in maniera sintetica dal *ciclo della qualità*, noto come PDCA (dalle iniziali delle parole inglesi che indicano le azioni che lo compongono):

1. Pianificare (*Plan*)
2. Mettere in atto (*Do*)
3. Verificare (*Check*)
4. Agire di conseguenza (*Act*)

Il ciclo PDCA si autoalimenta e si rinnova: dal punto 4 si torna nuovamente al punto 1, in un processo di continuo miglioramento.

5.3
Pianificazione delle attività

La pianificazione, sotto la direzione del Medico Nucleare responsabile, deve essere integrata a tutti i livelli (cioè devono essere pianificate tutte le attività, dall'accettazione delle materie prime fino al rilascio del prodotto finito). Non è sufficiente che venga organizzata solo una parte del sistema, poiché questo funziona solo se la parte precedente e quella successiva si integrano tra loro. Ogni unità di Medicina Nucleare deve stabilire le regole per il proprio funzionamento e convalidare i processi necessari per lo svolgimento delle proprie funzioni, incluso l'allestimento dei medicinali.

Il buon funzionamento di un'organizzazione si basa sulla corretta identificazione e sulla gestione efficace di una molteplicità di processi interconnessi, dove gli elementi in uscita da un processo spesso costituiscono gli elementi di ingresso per un processo successivo.

La capacità di governare le attività di un'organizzazione tramite l'individuazione, la comprensione e il controllo di processi tra loro correlati, realizzati per il conseguimento di determinati obiettivi (soddisfazione di requisiti), in modo sistematico e organico, costituisce l'approccio per processi, o approccio sistemico, al governo dell'organizzazione.

I processi in questione sono:

- *processi primari*, così definiti in quanto direttamente connessi alla realizzazione del prodotto, che hanno un impatto diretto e determinante sull'allestimento di una preparazione e sulla capacità di soddisfacimento dei requisiti del cliente (per esempio, procedimenti di produzione, di controllo ecc.);

– *processi di supporto*, cioè direttamente o indirettamente correlati alla qualità del prodotto, ma non essenziali al puro fine della produzione (per esempio, valutazione dei fornitori, controlli dei materiali in ingresso, gestione della strumentazione ecc.).

L'approccio per processi richiede che vengano definite le interfacce organizzative e tecniche tra il processo e le attività a esso correlate, allo scopo di chiarire tutte le condizioni al contorno che interagiscono con il processo (interne ed esterne).

Un utile metodo per una corretta pianificazione potrebbe prevedere le seguenti fasi.

- *Definizione dei processi* che si vogliono inserire nel SAQ. Va tenuto ben presente che le NBP-MN riguardano solo una piccola parte del SAQ di una unità di Medicina Nucleare che ha già ottenuto la certificazione di parte terza, cioè riguardano la sola preparazione del radiofarmaco, in quanto tale unità ha già definito l'organizzazione del SAQ e sviluppato le procedure gestionali di sistema: le NBP-MN verranno inglobate nel SAQ aziendale, armonizzandole con esso (Fig. 5.1). Laddove, invece, non sia ancora stata sviluppata un'organizzazione del SAQ aziendale, le NBP-MN richiedono che sia innanzi tutto definita la struttura organizzativa e le regole per la gestione di un SAQ della Medicina Nucleare.
- *Schematizzazione del flusso delle attività* necessarie per eseguire ogni processo in sequenza temporale e le attività/processi con cui si interfacciano (mappatura dei processi). Un esempio di questa fase è riportato nella Fig. 5.2).

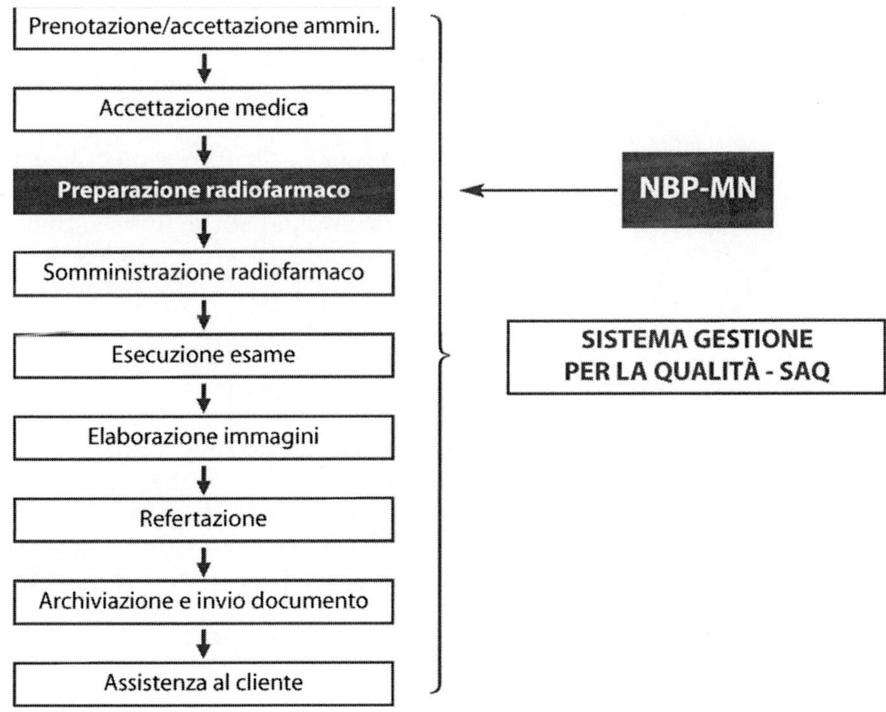

Fig. 5.1 Esempio di inserimento delle NBP-MN nel SAQ del processo "Prestazioni in vivo con radiofarmaci gamma emettitori"

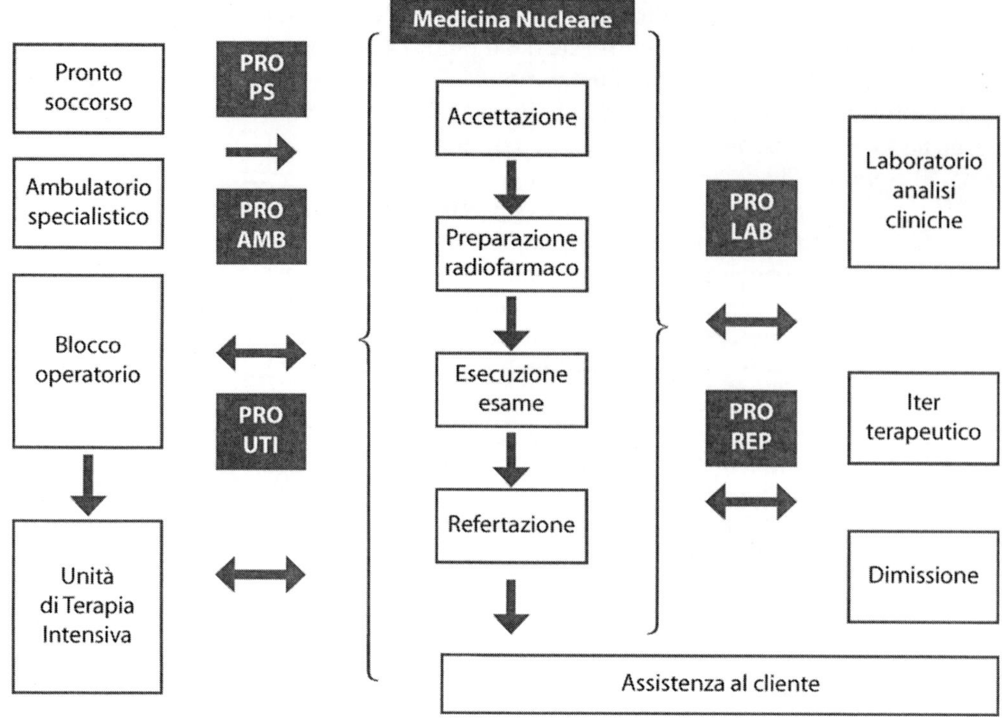

Fig. 5.2 Esempio di schema di flusso e di procedure di interfaccia che definiscono le modalità operative e i reciproci impegni (mappatura dei processi)

Dopo aver schematizzato la sequenza delle attività e le interazioni con le procedure di interfaccia per ogni processo, occorre:

- valutare il rischio di errore (probabilità, gravità e rilevabilità) per le diverse fasi dei processi;
- definire le modalità per eliminare/minimizzare il rischio, per mezzo di strumenti di controllo;
- descrivere dettagliatamente le modalità di esecuzione per ogni attività del processo e per ogni attività di interfaccia con altri processi in una o più procedure;
- individuare le responsabilità per ciascuna attività;
- convalidare il processo; per tale scopo, il processo deve essere eseguito secondo le modalità descritte nelle procedure, con personale addestrato e apparecchiature qualificate.

La mappatura di un processo è la rappresentazione visiva delle attività da realizzare, che facilita la comprensione del processo, poiché consente un'analisi sistematica delle attività da eseguire per la sua realizzazione e di quelle collaterali, mettendone in evidenza i collegamenti e permettendo di identificare i rischi associati.

Per eseguire una mappatura, è necessario:

- definire gli elementi in ingresso del processo (*input*), quali materiali, apparecchiature, locali, personale e informazioni;
- individuare i mezzi a supporto necessari, quali i servizi di radioprotezione, di ingegneria e manutenzione, legali e regolatori;

Tabella 5.1 Esempio di flusso delle attività e dei documenti relativi a una preparazione magistrale

Flusso delle attività	Documenti da definire
Richiesta della prestazione	Modulo o ricetta
Esame fattibilità/validazione della richiesta	POS per verifica dosaggio, materiali necessari, apparecchiature ecc.
Allestimento del preparato	POS per gestione magazzino, metodi di preparazione, convalida ecc.
Controllo del preparato	POS per metodi controllo, gestione strumenti, convalide ecc.
Rilascio del preparato	POS per il rilascio del prodotto, certificato finale, organigramma ecc.
Distribuzione e consegna	Moduli e POS per tracciabilità e richiamo prodotti ecc.
Raccolta informazioni di ritorno	POS per CAPA ("corrective action, preventive action"), reclami, deviazioni, cambiamenti ecc.

- specificare le condizioni e i controlli necessari affinché il processo possa dare il risultato (*output*) pianificato, in accordo con gli obiettivi di qualità, sicurezza, conformità alle normative e utilità per l'azienda.

La tecnica della mappatura si dimostra utile per impostare l'analisi dei rischi, identificare le *user requirement specifications* di processi e apparecchiature, analizzare i flussi dei processi e razionalizzarli, identificare i parametri che "regolano" il processo, revisionare le procedure ed eseguire un'analisi delle debolezze o carenze del Sistema per la Qualità.

La Tabella 5.1 riporta il flusso, sintetico e non esaustivo, delle attività e dei relativi documenti da definire nel caso di una preparazione magistrale.

5.4 Definizione delle responsabilità

È necessario definire le modalità per l'attuazione del programma di formazione e addestramento, individuare i responsabili delle attività, le modalità di convalida e di registrazione dell'avvenuta formazione o addestramento e dell'avvenuta attribuzione di responsabilità. Tutti questi punti devono essere dettagliatamente descritti in una procedura.

Deve sempre essere chiaro *chi* può fare *che cosa* e, in caso di problemi, chi ha la responsabilità di decidere le misure da adottare. Deve, inoltre, essere possibile dimostrare che chi ha effettuato una determinata operazione ha ricevuto l'addestramento necessario per eseguirla e che l'efficacia di tale addestramento è stata verificata (convalida dell'addestramento).

5.5 Documentazione delle attività

La qualità deve poter essere dimostrata mediante documenti: ciò che non è documentabile non risponde ai requisiti di qualità.

Il sistema documentale deve includere tutti i documenti necessari all'organizzazione per assicurare l'efficace pianificazione, il funzionamento e il controllo dei processi e la registrazione delle operazioni eseguite. I moduli, i certificati di analisi, i *logbook* di strumento e di laboratorio e i rendiconti di lavorazione, compilati con i relativi dati, costituiscono i documenti di registrazione della qualità.

5.6 Le procedure

Una procedura è un documento che precisa condizioni, modalità e responsabilità con le quali deve essere eseguita una determinata attività, sia di tipo operativo sia di tipo gestionale. Le procedure devono essere sempre disponibili sul posto di lavoro e conosciute dagli operatori che devono applicarle.

Il numero e il tipo di procedure da emettere dipendono:
- dalla complessità dell'organizzazione (unità di Medicina Nucleare);
- dai processi da eseguire;
- dalle competenze e dalla preparazione del personale.

Una procedura deve contenere i seguenti elementi, che ne costituiscono anche l'indice di riferimento per l'elaborazione:
- oggetto o titolo;
- finalità o scopo;
- documenti di riferimento;
- eventuali definizioni e abbreviazioni;
- campo di applicazione;
- responsabilità;
- modalità operative;
- eventuali moduli o allegati.

L'elaborazione della procedura deve essere effettuata dall'esperto della materia in oggetto; la verifica della procedura, invece, è di competenza di chi è responsabile della sua applicazione. L'approvazione finale delle procedure è compito del Medico Nucleare responsabile. La firma di approvazione è l'atto con il quale viene prescritta l'applicazione del documento: da quel momento, esso può essere distribuito nei settori operativi previa sessione di addestramento del personale, che dovrà metterla in pratica, e verifica dell'apprendimento da parte del responsabile di settore.

Va sottolineato il rischio – in particolare per strutture che approcciano per la prima volta il sistema di assicurazione della qualità – di eccedere nello zelo procedurale, prevedendo documentazione "fine a se stessa", che difficilmente potrà essere rispettata dal personale in quanto poco comprensibile e applicabile. Va sempre ricordato che la stesura e l'applicazione delle procedure devono aggiungere valore al sistema senza complicarlo inutilmente, considerando oculatamente le risorse disponibili e i limiti organizzativi della struttura.

Le procedure possono essere suddivise in tre categorie.
- *Procedure di sistema*, o gestionali, che servono a far funzionare e a tenere sotto controllo tutto il sistema di assicurazione di qualità.
- *Procedure operative standard* (POS), che riportano istruzioni dettagliate su come eseguire le attività.

- *Documenti di registrazione*: le procedure, i moduli, gli allegati alle POS diventano documenti di registrazione quando i campi lasciati vuoti per la compilazione vengono riempiti con i dati rilevati durante l'applicazione della procedura.
  Di seguito sono esaminati gli aspetti peculiari delle diverse tipologie di procedure.

5.6.1 Procedure di sistema

Sono costituite, almeno, dai seguenti documenti:
- procedura per la gestione della documentazione;
- procedura per l'addestramento del personale;
- procedura per il controllo dei cambiamenti;
- procedura per la gestione delle azioni correttive (AC) e delle azioni preventive (AP);
- procedura per le verifiche ispettive interne.

5.6.1.1 Gestione della documentazione
Deve contenere le seguenti informazioni:
- format da utilizzare;
- responsabilità dei documenti (chi è autorizzato a scrivere, verificare, approvare, emettere e apportare eventuali modifiche);
- modalità di trasmissione (come trasferire POS ed eventuali modifiche al personale);
- modalità di archiviazione (chi è responsabile dell'archiviazione dei documenti e come e per quanto tempo questi devono essere archiviati);
- distribuzione controllata (elenco delle persone che devono ricevere la POS e le successive revisioni);
- disponibilità delle procedure nel luogo dove devono essere applicate (copia controllata sul posto di lavoro; non devono essere presenti documenti con versioni obsolete);
- modalità per il controllo delle modifiche (è bene redigere una procedura ad hoc);
- modalità per presentare le procedure agli operatori (addestramento);
- modalità per la registrazione delle attività (modulistica, tabelle, fogli di lavoro ecc.);
- individuazione di un responsabile della documentazione.

5.6.1.2 Addestramento del personale
Le finalità di questa procedura sono:
- individuare le necessità di addestramento del personale (il personale va addestrato con frequenza sufficiente a renderlo consapevole dei principi delle NBP-MN, delle misure di sicurezza e radioprotezione, dei processi, dei comportamenti richiesti, delle procedure di preparazione in uso, dei metodi di pulizia e sanitizzazione, delle procedure di manutenzione di impianti, apparecchiature e strumenti utilizzati nei processi, delle procedure di calibrazione e taratura degli strumenti, dei metodi di campionamento e di analisi);
- pianificare l'addestramento e definire le modalità per mettere a disposizione gli strumenti per l'aggiornamento continuo;
- definire le modalità per valutare l'efficacia dell'addestramento e della qualificazione del personale e per assicurare che questo sia consapevole di come le proprie attività contribuiscano al raggiungimento degli obiettivi per la qualità;
- definire le modalità per conservare appropriate registrazioni sul grado di istruzione, sull'addestramento e sulle competenze del personale.

5.6.1.3 *Controllo dei cambiamenti*

Per evitare variazioni non autorizzate, è opportuno definire una procedura che consenta di stabilire:

- le modalità per tenere sotto controllo impianti, apparecchiature e processi in ogni loro fase (metodi di lavoro, di analisi ecc.);
- come e a chi devono essere sottoposte e giustificate le proposte di cambiamento;
- come e da chi deve essere eseguita la valutazione dei rischi connessa con eventuali cambiamenti;
- le responsabilità nell'approvazione dei cambiamenti;
- come valutare l'idoneità del cambiamento apportato (validazione o convalida, ove necessario).

5.6.1.4 *Gestione di azioni correttive e azioni preventive*

Tale procedura (vedi Box 5.1 per le principali definizioni) deve individuare le responsabilità e definire la modalità per:

- la segnalazione delle non conformità;
- l'esecuzione dell'indagine;
- l'individuazione dell'azione correttiva;
- l'esecuzione delle attività;
- la valutazione dell'efficacia dell'intervento.

Le non conformità (NC) possono essere rilevate in seguito a:

- verifiche ispettive interne;
- reclami da parte dei clienti;
- verifiche ispettive da parte di autorità sanitarie o enti certificatori;
- osservazioni da parte di collaboratori e personale sul Sistema Gestione Qualità, sui processi, sui prodotti;
- verifiche ispettive di qualificazione da parte dei clienti;
- riesame della Direzione (per le strutture certificate ISO).

Le azioni correttive (AC) servono a evitare il ripetersi delle NC.

È necessaria una POS per definire:

- le modalità di segnalazione della NC rilevata;
- le misure urgenti per il trattamento immediato della NC;
- chi valuta se avviare un'indagine dettagliata per individuare le cause che hanno determinato la NC; è opportuno che, salvo casi eccezionali e documentati, l'indagine venga conclusa nel più breve tempo possibile;
- chi definisce l'eventuale AC in seguito all'indagine (tempi e attività);
- chi ne valuta l'efficacia.

Box 5.1 Definizioni e terminologia

Non conformità (NC):	esprime il mancato soddisfacimento di un requisito.
Azione correttiva (AC):	indica un'azione per eliminare la causa di una NC o di altre situazioni indesiderabili rilevate.
Azione preventiva (AP):	indica un'azione per eliminare la causa di una NC potenziale o di altre situazioni potenziali indesiderabili.
Reclamo:	comunicazione, scritta o verbale, a un fornitore in merito a un'anomalia/non conformità riscontrata per un materiale/servizio.

Le azioni preventive (AP) servono per evitare il verificarsi di una NC. Sono tipiche azioni preventive:
- l'addestramento del personale;
- la corretta gestione della strumentazione;
- l'analisi dei trend ecc.

Le modalità di gestione sono simili a quelle da utilizzare per le azioni correttive ed è possibile inserire la gestione delle AC e delle AP in un'unica procedura.

5.6.1.5 Verifiche ispettive interne (audit)

Gli audit per la qualità sono verifiche interne (cioè eseguite da personale a ciò addestrato, per lo più facente parte della struttura) che devono essere condotte con cadenza periodica regolare (almeno una volta l'anno) con la finalità di verificare il livello di conoscenza e di adesione alle NBP-MN e alle regole aziendali definite nelle procedure.

Queste ispezioni hanno lo scopo di rendere consapevoli di eventuali deviazioni dalle procedure gli operatori e i responsabili ai vari livelli dell'applicazione del sistema di qualità e, quindi, di definire idonee misure correttive per la risoluzione di deviazioni e/o misure preventive per evitare che possano verificarsi.

Le verifiche ispettive interne permettono di rispondere alle seguenti domande:
- Si sta veramente facendo ciò che si dice (ed è scritto, nelle procedure) di fare?
- Se così non è, quali correzioni occorre apportare per operare in conformità ai principi del sistema di qualità?
  - intensificare l'addestramento? (per esempio, POS non conosciute o non comprese);
  - modificare la/e procedura/e? (per esempio, POS di difficile applicazione);
  - destinare maggiori risorse? (per esempio, strumentazione non idonea o insufficiente).

L'esecuzione delle verifiche ispettive interne permette di:
- verificare il grado di funzionamento del sistema di qualità;
- individuare i punti di debolezza e le eventuali necessità di miglioramento;
- raggiungere gli standard di qualità desiderati e definiti nelle procedure, eventualmente pianificando azioni correttive;
- pianificare eventuali azioni preventive.

La procedura per le verifiche ispettive deve individuare le responsabilità e definire le modalità per:
- la pianificazione delle verifiche ispettive (programmate e non programmate);
- la composizione del nucleo di verifica e le modalità di esecuzione;
- la definizione dell'oggetto della verifica;
- la verbalizzazione della verifica;
- la valutazione finale e l'emissione di eventuali raccomandazioni.

5.6.2 Procedure operative standard (POS) e documenti di registrazione

Tra le POS sono comprese le procedure che descrivono tutte le fasi di produzione e di controllo di qualità di un radiofarmaco.

Tutte le operazioni da eseguire – si tratti di preparazioni estemporanee o di preparazioni ottenute per mezzo di kit registrati – devono essere accuratamente annotate su specifici documenti di registrazione. Le informazioni da registrare e le modalità per effettuare le operazioni possono essere riportate in una o più procedure separate, a seconda di come si intendono organizzare i documenti.

In ogni caso, per ogni lotto di preparazione di un radiofarmaco, occorre raccogliere i seguenti dati, costitutivi del *batch record*:
- numero di lotto della preparazione;
- numero di dosi preparate;
- identificazione del paziente cui è destinata la preparazione (ove necessario);
- data di preparazione, ora, minuti, secondi (ove necessario);
- nome del medico richiedente;
- composizione completa, forma farmaceutica e posologia;
- numero di lotto delle materie prime, dei materiali di confezionamento primario e dei materiali accessori;
- riferimento a eventuali altre procedure seguite, ove la descrizione delle operazioni sia riportata in altro documento;
- dati sullo stato dei locali e delle apparecchiature utilizzate;
- dati di monitoraggio ambientale (cleaning, misure dosimetriche, contaminazione microbica ambientale, ove richiesta);
- data limite di utilizzazione della preparazione;
- copia dell'etichetta apposta sul contenitore;
- nome e firma del preparatore;
- note su deviazioni o difetti evidenziati durante la preparazione;
- approvazione o rifiuto delle operazioni di preparazione, con firma del responsabile della preparazione e data;
- certificato di analisi, con i risultati dei controlli di qualità con firma del responsabile del controllo di qualità e data;
- approvazione o rifiuto al rilascio, con firma del responsabile del rilascio e data;
- note su difetti evidenziati dopo la preparazione.

Non è necessario che la parte descrittiva e la parte compilativa siano contenute all'interno dello stesso documento. Per ridurre il volume dei documenti da archiviare, si può separare la procedura operativa, contenente la chiara e completa descrizione delle attività da svolgere, dal documento di registrazione (in questo caso un "foglio di lavoro"), contenente i riferimenti alla procedura operativa (utile una struttura a "punti" numerati), ma finalizzato alla raccolta e alla registrazione dei soli dati rilevati nel corso del processo di preparazione e di controllo.

I concetti sopra espressi sono riassunti nella Fig. 5.3, che riporta il flusso di una generica preparazione estemporanea di un radiofarmaco ed evidenzia i punti cardine del processo, distinti tra materie prime, controlli e fasi di lavorazione.

L'impiego in produzione delle materie prime – siano esse reagenti, colonne di purificazione o contenitori primari (nello schema si riportano i flaconi, ma come contenitori primari si possono impiegare anche siringhe) – deve essere sempre subordinato alla loro accettazione. Il controllo di accettazione delle materie prime può anche consistere nell'esame del certificato del fornitore, la cui validità è, tuttavia, strettamente correlata alla qualifica del fornitore, effettuata dall'unità di Medicina Nucleare. Se il servizio accetta una materia prima senza analizzarla, occorrerà dimostrare che il fornitore è stato qualificato con le tecniche definite nella procedura per la qualifica dei fornitori.

Le fasi di sintesi e di dispensazione devono sempre prevedere un rigoroso controllo di processo. Nel caso in cui, come spesso avviene nel corso dei processi radiofarmaceutici,

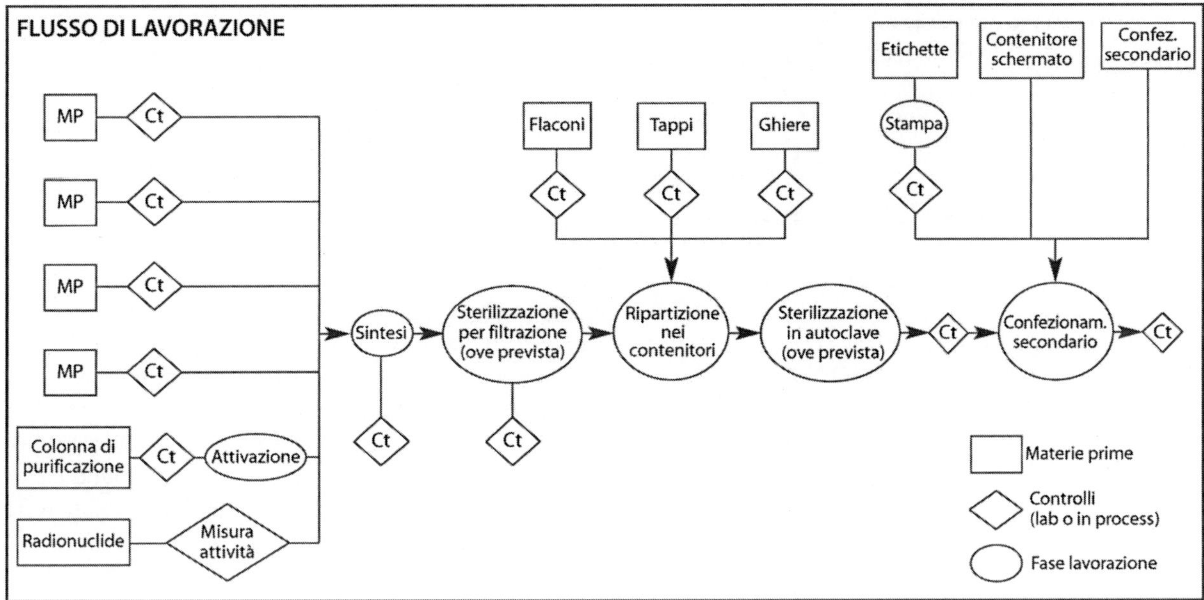

Fig. 5.3 Esempio di flusso di una generica preparazione estemporanea di un radiofarmaco. *MP* materie prime, *Ct* controlli

risultasse difficoltoso il prelievo di un campione di prodotto da sottoporre all'analisi di laboratorio, la verifica del processo avverrà attraverso un'analisi della reportistica prodotta dai moduli di sintesi e di dispensazione (tracciato pressione/temperatura, grafico di sterilizzazione ecc.).

Nel flusso rappresentato in Fig. 5.3 è anche riportata la fase relativa al confezionamento secondario, qualora l'unità di Medicina Nucleare intenda inviare il radiofarmaco a un cliente esterno.

A integrazione e supporto delle attività descritte nel flusso, prima di definire in dettaglio le modalità operative per la preparazione e i controlli, occorre sempre sviluppare e proceduralizzare i seguenti elementi:

- Materie prime
  - qualifica dei fornitori;
  - definizione delle specifiche di qualità;
  - controlli in accettazione;
  - modalità di conservazione e gestione delle scadenze.
- Ambienti di lavoro
  - progettazione (in funzione delle attività che vi devono essere eseguite);
  - monitoraggio delle condizioni ambientali, fisiche e microbiologiche (ove richiesto);
  - programmi di manutenzione, pulizia e sanitizzazione.
- Apparecchiature
  - calibrazione;
  - pulizia e manutenzione;
  - qualifica;
  - istruzioni per l'uso.

- Personale
  - organigramma/funzionigramma;
  - attribuzione delle responsabilità;
  - addestramento.

5.6.3 Tipologie di processi

Nell'ambito delle unità di Medicina Nucleare, si distinguono due principali tipologie di processi (qui solo accennati in quanto esaminati in dettaglio nei successivi capitoli).

1. *Processi di marcatura di kit freddi* prodotti da aziende farmaceutiche in officine autorizzate GMP – in accordo con un'Autorizzazione all'immissione in commercio (AIC) rilasciata dall'autorità regolatoria competente – mediante l'utilizzo di generatori ^{99m}Tc/^{99}Mo anch'essi dotati di AIC. In questo caso, i kit e i generatori di radionuclidi rappresentano le materie prime da introdurre nel processo di marcatura. Anche la soluzione fisiologica eventualmente necessaria per la preparazione dei kit è una materia prima. Qualora i kit freddi e i generatori di radionuclidi vengano utilizzati secondo le istruzioni riportate nel Riassunto delle caratteristiche del prodotto (RCP), approvato dall'autorità competente e fornito con il radiofarmaco, il processo da descrivere nel SAQ dell'unità di Medicina Nucleare è il procedimento di marcatura, con i relativi controlli di qualità. Per i prodotti pronti per l'uso, qualora vengano utilizzati secondo le istruzioni riportate nel RCP fornito con il radiofarmaco, il processo da descrivere nel SAQ dell'unità di Medicina Nucleare è il procedimento di frazionamento, con il relativo controllo di attività. Qualora l'unità di Medicina Nucleare decida, invece, di modificare le modalità di allestimento dei preparati rispetto a quanto indicato nel RCP, le preparazioni ottenute devono sempre essere classificate come "estemporanee".
2. *Processi di allestimento di preparazioni estemporanee* di prodotti officinali e magistrali. In questo caso, tutto il processo di preparazione, dall'acquisizione delle materie prime e dei materiali per la produzione e il controllo fino alla distribuzione del prodotto finito, deve essere descritto nel SAQ dell'unità di Medicina Nucleare. Nell'ambito di questa categoria vanno incluse anche le preparazioni con materiale autologo del paziente, che sono le attività che presentano le maggiori difficoltà per fornire la necessaria garanzia di qualità, che in questo caso è affidata soprattutto all'idoneità della struttura in cui si opera e alla competenza del personale addetto. Infatti, comportando una lavorazione interamente in asepsi, il processo va considerato a elevato rischio microbiologico.

Bibliografia

1. International Organization for Standardization. ISO 9001:2008 Quality management systems – Requirements
2. Farmacopea Ufficiale della Repubblica Italiana, XII ed. Norme di Buona Preparazione dei Radiofarmaci per Medicina Nucleare.

Classificazione ambientale 6

M.C. Galli, S. Todde

Indice dei contenuti

Le fasi di preparazione e controllo dei radiofarmaci devono essere condotte facendo riferimento a una serie di norme e linee guida, nazionali ed europee, che codificano i requisiti inerenti i criteri di qualità, il modo di realizzare le strutture dedicate alla produzione e le relative fasi di verifica e controllo nonché la documentazione necessaria. Tra gli aspetti più significativi della preparazione di radiofarmaci vi è sicuramente il fatto che gli ambienti dedicati devono essere "classificati".

6.1 Classificazione degli ambienti

L'obiettivo della classificazione degli ambienti è proteggere il prodotto radiofarmaceutico dalla possibile introduzione di contaminanti esterni. I contaminanti possono essere di natura particellare o microbiologica; questi ultimi (microrganismi avventizi come batteri, virus e muffe, endotossine di origine batterica) possono causare l'insorgenza di patologie

La qualità nella preparazione dei radiofarmaci. Giovanni Lucignani (a cura di)

nei soggetti cui il radiofarmaco viene somministrato. La fonte di tali contaminazioni è in prevalenza rappresentata dagli operatori, ma anche i materiali impiegati nella preparazione e nel confezionamento dei prodotti, come pure la strumentazione e gli arredi, possono fornire un contributo rilevante. I microrganismi possono essere dispersi nell'aria, depositati sulle superfici (pareti, pavimenti, strumenti, arredi ecc.) e possono essere trasportati da particelle fini presenti nell'aria, che fungono in tal modo da vettori e contribuiscono alla loro diffusione nell'ambiente.

La classificazione degli ambienti è definita dall'Annex 1 (Manufacture of Sterile Medicinal Products) delle EU Guidelines for Good Manufacturing Practice (GMP) [1], che riporta i limiti massimi consentiti di particelle e microrganismi, per ciascuna delle classi di ambienti definite (Tabelle 6.1 e 6.2).

Come si può osservare dalla Tabella 6.1, sono definiti quattro diversi livelli (*grade*) di classificazione, da "A" (il più stringente) a "D" (il meno stringente), che differiscono per il numero massimo consentito di particelle di dimensioni medie comprese tra 0,5 e 5,0 µm. I requisiti per la classificazione ambientale sono diversi a seconda che le condizioni siano *at rest*, oppure *in operation*. Un ambiente viene considerato *at rest*, cioè a riposo, quando è completo della strumentazione di lavoro e questa è in funzione, ma non è presente personale operativo (Fig. 6.1a). Un ambiente viene invece considerato *in operation* quando è presente personale che svolge le proprie normali funzioni operative (Fig. 6.1b). Come si è detto, il personale rappresenta di gran lunga la principale fonte di contaminazione particellare, e di ciò si tiene conto estendendo i limiti massimi nel caso di classificazione *in operation*.

La Tabella 6.2 riporta i limiti massimi consentiti per la contaminazione microbiologica relativi a ciascuna classe, in ordine decrescente di criticità. La tabella indica anche quali modalità di campionamento devono essere utilizzate. Il livello di contaminazione dell'aria viene verificato mediante campionamento di almeno 1 m^3 d'aria per mezzo di idonea attrezzatura (*air sampler*) che consente l'aspirazione di elevati volumi d'aria in flusso direzionale controllato su apposite piastre complete di mezzo di coltura; tale verifica può essere anche eseguita attraverso la deposizione per moto casuale (sedimentazione) di microrganismi su piastre (*settle plates*) collocate nei punti critici dell'ambiente. Per la verifica della contaminazione a livello delle superfici (quali pavimento, pareti e attrezzature) vengono utilizzate piastre da contatto (*contact plates*) opportunamente strofinate sulla superficie da analizzare. Infine, la contaminazione potenziale derivante dagli operatori viene valutata appoggiando e premendo delicatamente le dita (coperte dal guanto) su opportune piastre di coltura (*glove print 5 fingers*).

L'Annex 1 delle GMP stabilisce con chiarezza quale classificazione ambientale adottare a seconda delle tipologie di operazioni da effettuare.

Le operazioni a massimo rischio sono ovviamente quelle che prevedono la manipolazione del prodotto già sterilizzato oppure quelle che implicano manipolazioni di un prodotto che non può essere sterilizzato, nel qual caso occorre operare in asepsi. Al primo gruppo appartengono, per esempio, le operazioni che comportano la ripartizione del radiofarmaco, confezionato in flaconi multidose, nelle singole dosi in siringa destinate alla somministrazione. Del secondo gruppo fanno parte le operazioni di radiomarcatura del materiale autologo del paziente, se avvengono in un sistema non chiuso.

Le operazioni a maggior rischio richiedono una classificazione ambientale di classe A, che può essere per esempio assicurata da un isolatore o da un sistema completamente automatizzato collocato in una cella con ambiente di lavoro di classe A. Le operazioni

Tabella 6.1 Livelli massimi di contaminazione particellare consentiti negli ambienti classificati

	Maximum permitted number of particles per m³ equal to or greater than the tabulated size			
	At rest		In operation	
Grade	0,5 µm	5,0 µm	0,5 µm	5,0 µm
A	3.520	20	3.520	20
B	3.520	29	352.000	2.900
C	352.000	2.900	3.520.000	29.000
D	3.520.000	29.000	Not defined	Not defined

Tabella 6.2 Limiti massimi di contaminazione microbiologica consentiti negli ambienti classificati

	Recommended limits for microbial contamination			
Grade	Air sample cfu/m³	Settle plates (diameter 90 mm) cfu/4 hours	Contact plates (diameter 55 mm) cfu/plate	Glove print 5 fingers cfu/glove
A	<1	<1	<1	<1
B	10	5	5	5
C	100	50	25	–
D	200	100	50	–

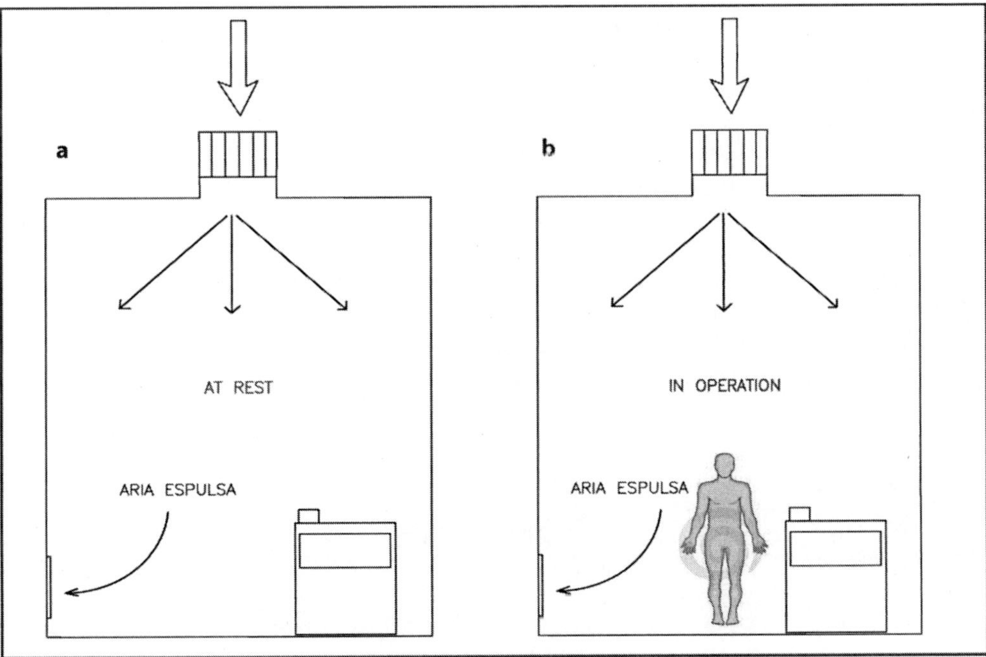

Fig. 6.1 Rappresentazione schematica di un ambiente di lavoro *at rest* (**a**) e *in operation* (**b**)

condotte invece prima della sterilizzazione finale (effettuata, per esempio, per filtrazione su membrane con porosità da 0,22 μm) sono considerate a minor rischio microbiologico e richiedono pertanto una classificazione di livello diverso. Per la produzione di radiofarmaci PET, che tipicamente viene effettuata utilizzando moduli automatizzati, può essere sufficiente un ambiente di classe C, in genere garantito dalla maggior parte delle attrezzature oggi disponibili in commercio. Questi argomenti sono trattati con maggior dettaglio nel paragrafo 6.9.

6.2
Fattori critici per la classificazione ambientale

Diversi fattori concorrono al raggiungimento e al mantenimento di un ambiente classificato. È importante, infatti, sottolineare che la classificazione deve essere mantenuta nel tempo e non è sufficiente il suo raggiungimento temporaneo e limitato alle sole fasi iniziali dell'operatività del laboratorio di preparazione. Di seguito sono illustrati i fattori di maggiore rilievo ai fini della classificazione.

1. *Numero di ricambi d'aria nell'unità di tempo.* Poiché l'introduzione di particelle e di microrganismi all'interno dell'ambiente di lavoro è pressoché inevitabile ed è, come si è detto, legata in particolar modo alla presenza del personale, un efficace ricambio dell'aria all'interno dell'ambiente contribuisce alla rapida e continua rimozione di aria potenzialmente contaminata e alla sua sostituzione con aria pulita. Il numero di ricambi d'aria/ora, analogamente ad altre specifiche di carattere tecnico e metodologico relative alla classificazione degli ambienti, è stabilito nella serie di documenti ISO 14644 [2]. La Tabella 6.3 riporta alcune di queste specifiche.
   Il numero di ricambi/ora aumenta ovviamente andando verso la classe "A", in quanto aumenta parallelamente il grado di rischio legato alla tipologia di operazione da effettuare. Poiché il numero di ricambi d'aria/ora influenza fortemente le dimensioni e le caratteristiche tecnologiche impiantistiche (e dunque i costi), è raccomandabile ottimizzare in fase di progettazione la distribuzione degli spazi in base all'effettivo uso; in questo modo si può ottenere una riduzione degli spazi per i quali si prevede una classificazione di livello superiore.
2. *Filtrazione dell'aria.* Un numero per quanto elevato di ricambi/ora non è di per sé sufficiente, se l'aria immessa nell'ambiente non viene adeguatamente filtrata. A tale scopo si impiegano filtri ad alta efficienza, denominati HEPA (High Efficiency Particulate Air), la cui struttura fine consente la rimozione dall'aria in ingresso di elementi

Tabella 6.3 Alcuni parametri e specifiche tecniche in funzione della classe ambientale

Classe	Velocità aria su filtri finali (m/s)	Ricambi d'aria vol/h	Efficienza minima filtri finali	Area occupata dai filtri
A	0,4-0,8	240-480	99,9995	20-50%
B	0,45-0,85	40-120	99,999	10-20%
C	0,75-2,5	20-40	99,99	10-20%
D	0,75-3	10-20	95	5-10%

e particolato. Il numero di filtri che deve essere installato dipende dalle dimensioni della stanza ed è proporzionale al numero di ricambi/ora, come risulta dalla Tabella 6.3, che mostra come in ambienti di classe A la percentuale di superficie occupata dalla disposizione dei filtri possa raggiungere il 50% del totale. Occorre osservare che i filtri devono essere collocati a livello del controsoffitto o nelle immediate vicinanze; è inoltre raccomandabile che l'accesso ai filtri sia condotto dall'esterno e non dall'interno del locale classificato.

3. *Gradiente di pressione*. Per mantenere la necessaria sterilità dell'aria è anche importante stabilire un gradiente di pressione: la pressione deve, in sostanza, essere maggiore nei locali con classificazione più stringente rispetto a quelli con classificazione più blanda. Per esempio, di solito il gradiente è tale che gli ambienti di classe B-A si trovano in sovrappressione di circa 10 Pa rispetto a quelli di classe C. (Vedi anche par. 6.3)
4. *Rinnovo costante dell'aria*. L'aria immessa nell'ambiente non deve essere ricircolata, ma costantemente rinnovata, ciò al fine di minimizzare la possibilità di reinserire nel locale potenziali contaminanti. È inoltre importante prevedere condizioni di temperatura e umidità relativa tali da rendere confortevole il movimento del personale abbigliato in modo idoneo (si veda il punto 9).
5. *Finiture interne e arredi*. Poiché il particolato può veicolare impurezze di natura microbiologica, le finiture interne e gli arredi devono essere realizzati in modo da ridurre quanto più possibile la formazione di recessi e cavità all'interno delle quali possano accumularsi polveri e materiali indesiderati in genere. A tale scopo, per esempio: gli spigoli e gli angoli architettonici devono essere smussati realizzando sgusci arrotondati; gli arredi devono essere realizzati in materiali facilmente pulibili e inerti e devono essere posizionati in modo da potervi accedere anche dal retro; le prese elettriche devono essere complanari; le utenze (telefoni, monitor, sensori ecc.) devono essere inseriti solo se indispensabili e dove possibile in modo complanare rispetto al piano della parete. La Fig. 6.2 mostra un esempio di finiture interne, con spigoli e angoli arrotondati, di un laboratorio per la preparazione di radiofarmaci.
6. *Strumenti e attrezzature*. Devono essere ridotti allo stretto necessario alle operazioni da condurre in condizioni di classificazione e posizionati in modo razionale; non devono in alcun modo coprire le riprese del sistema di ventilazione. Deve essere evitata

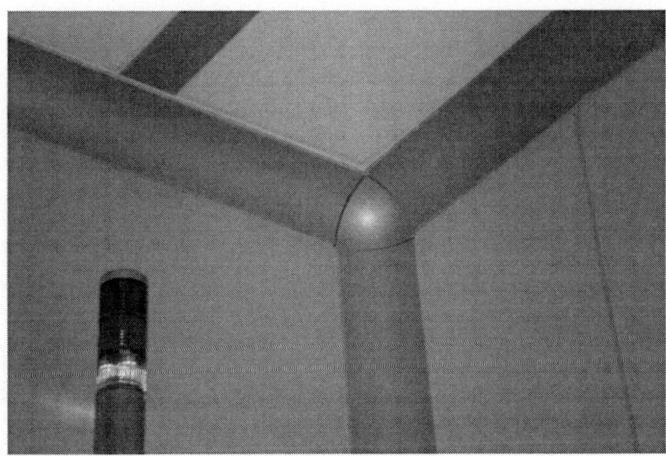

Fig. 6.2 Esempio di finiture idonee alla classificazione di un ambiente di lavoro

la situazione, anche se ereditata e considerata pratica, in cui sono presenti nello stesso ambiente strumentazione utilizzata per la preparazione del radiofarmaco (celle schermate, moduli di sintesi) e per il controllo qualità (HPLC, GC ecc.).

7. *Accesso del personale al laboratorio di preparazione radiofarmaci*. Deve essere regolato da un'apposita "zona filtro", che consente le operazioni di vestizione imposte dalla classificazione (vedi par. 6.7) e impedisce il potenziale afflusso all'interno della zona di preparazione di aria esterna non trattata. In primo luogo, il fatto che la zona filtro abbia a sua volta una classificazione non inferiore a quella adottata per il laboratorio di preparazione/ripartizione, costituisce una garanzia della qualità dell'aria presente negli ambienti. Inoltre, l'apertura delle due porte della zona filtro è regolata da interblocchi che ne impediscono l'apertura simultanea. Il ritardo nel consenso all'apertura della porta successiva deve essere regolato in modo da permettere il "lavaggio" della zona filtro, successivo all'ingresso del personale, per il tempo necessario al mantenimento della classe. Un esempio di layout è rappresentato in Fig. 6.3.
8. *Accesso dei materiali e uscita del prodotto finale*. Le stesse considerazioni viste al punto precedente valgono per l'accesso dei materiali impiegati nella preparazione/ripartizione dei radiofarmaci e per l'uscita del prodotto finale. La movimentazione deve essere regolata mediante idoneo passa-materiali , dotato di apertura dei portelli interbloccata e idoneo flusso di aria, e di classe non inferiore a quella adottata per il laboratorio di preparazione/ripartizione. Un esempio di passa-materiali è illustrato in Fig. 6.4.
9. *Vestizione, regole di accesso e di comportamento del personale*. Devono essere in accordo con quanto stabilito dall'Annex 1. Per la vestizione devono essere utilizzati, ove possibile, materiali monouso e a basso rilascio di fibre e particolato. La tipologia degli indumenti deve essere adeguata alla classificazione, con una progressiva selettività procedendo dalla classe D verso la A: a ogni passaggio di classe si indossa un diverso tipo di indumenti (camice, cuffietta, copriscarpe), via via più completi (tuta, cuffietta, copriscarpe, copribarba), fino ad arrivare alla classe B-A dove è necessario indossare indumenti sterili che coprano completamente il corpo (tuta completa di calzari, cappuccio completo di visiera, guanti). Naturalmente, questi indumenti devono anche essere sufficientemente confortevoli da consentire di lavorare per il tempo necessario. La temperatura e l'umidità dell'ambiente dovranno essere regolate in relazione alla

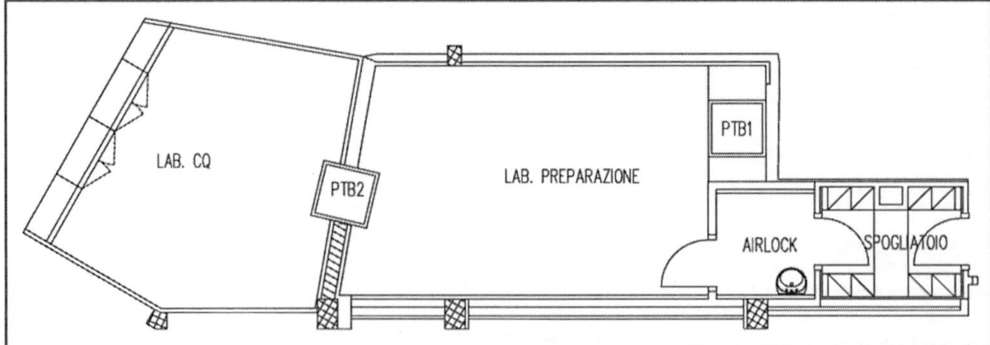

Fig. 6.3 Ipotesi di layout per un laboratorio di preparazione radiofarmaci

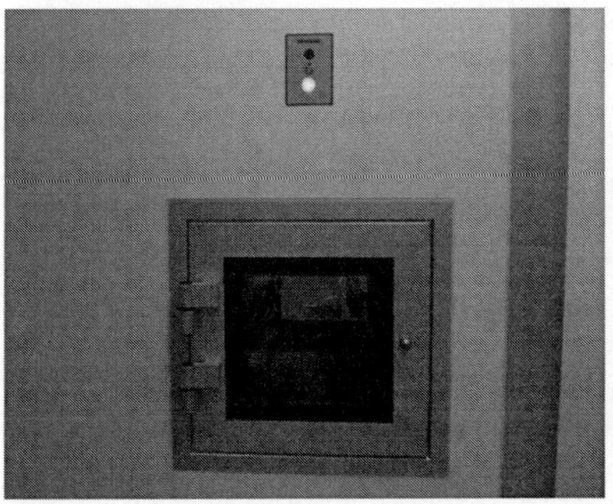
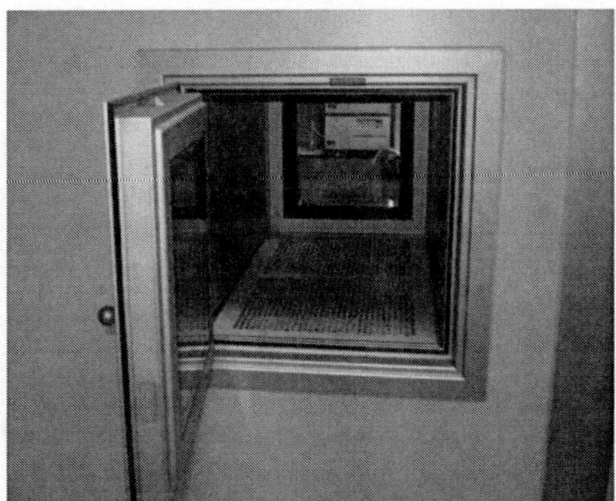

Fig. 6.4 Esempio di passa-materiali

tipologia di abbigliamento richiesto (vedi sopra). Inoltre, il personale che ha il permesso di accedere alle zone classificate dovrà essere opportunamente addestrato e monitorato (vedi par. 6.7)

10. *Passaggio tra zone a diversa classificazione*. In generale il passaggio da una zona di una determinata classe a una di classe superiore deve sempre avvenire senza "salti", cioè deve essere progressivo. Non è quindi possibile, per esempio, passare direttamente da una zona di classe D a una di classe A, ma si deve necessariamente passare in successione attraverso una zona di classe C prima e una di classe B poi. L'unica eccezione a tale regola (vedi par. 6.9) è prevista quando l'area di classe A è racchiusa all'interno di un isolatore.

È utile ricordare, infine, che la classificazione di un ambiente di lavoro è la risultante dell'insieme dei fattori e dei requisiti sopra esaminati. L'implementazione di uno solo o di alcuni di tali requisiti non è sufficiente per ottenere il risultato desiderato.

6.3 Ambienti classificati e radioprotezione

Un laboratorio di preparazione/ripartizione di radiofarmaci è soggetto anche alla normativa che regola l'impiego di materiali radioattivi [3], della quale è fondamentale tenere conto sia nelle fasi di progettazione e realizzazione dei laboratori, sia nelle normali condizioni operative di lavoro.

In particolare, alcuni requisiti strutturali espressamente richiesti dalle normative radioprotezionistiche risultano in contrasto con quanto necessario ai fini della qualità del prodotto farmaceutico.

Un esempio per tutti è rappresentato dai regimi di pressione/depressione (vedi punto 3 del paragrafo precedente). Le norme sulla radioprotezione, che ha come obiettivo prioritario la salvaguardia degli operatori, prevedono per il laboratorio di preparazione di radiofarmaci un regime di pressione negativa (o depressione) che faciliti il contenimento nell'ambiente di lavoro del materiale aeriforme potenzialmente radiocontaminato e ne favorisca al contempo la rapida espulsione, in genere attraverso canalizzazioni dedicate. Al contrario, per la normativa farmaceutica è prioritaria la sterilità del prodotto, in questo caso il radiofarmaco, per il quale è preferibile un regime di pressione positiva che impedisca l'afflusso di aria potenzialmente meno pulita dagli ambienti circostanti.

Occorre dunque trovare una soluzione affinché entrambi i requisiti siano soddisfatti.

L'ideale sarebbe mantenere gli ambienti classificati in regime di pressione positiva, con un gradiente diretto dalle aree maggiormente critiche verso quelle a criticità minore, e utilizzare ambienti esterni, non classificati, in funzione di "collettori" in depressione dei potenziali contaminanti radioattivi aeriformi.

In alternativa, una possibile soluzione potrebbe essere quella di utilizzare la zona filtro alla stregua di "camino" di depressione per la rimozione di aeriformi potenzialmente radiocontaminati generati dall'attività del laboratorio, mantenendo il laboratorio in pressione positiva. Si verrebbe così a creare un gradiente di pressione, diretto dal laboratorio alla zona filtro, che impedirebbe l'afflusso di aria non trattata verso l'area critica e al contempo consentirebbe l'espulsione verso una canalizzazione controllata dei radiocontaminanti (Fig. 6.5).

Un'ulteriore possibilità potrebbe essere rappresentata da una configurazione che preveda l'accesso al laboratorio in depressione da una zona filtro in sovrappressione sia rispetto al laboratorio sia rispetto allo spogliatoio, il quale però dovrà essere a sua volta di classe D per garantire che il passaggio avvenga sempre tra regimi di aria pulita. Ovviamente tali soluzioni sono solo alcune delle diverse possibili.

In generale, l'ambiente di lavoro deve essere idoneo sia sotto il profilo farmaceutico sia dal punto di vista radioprotezionistico.

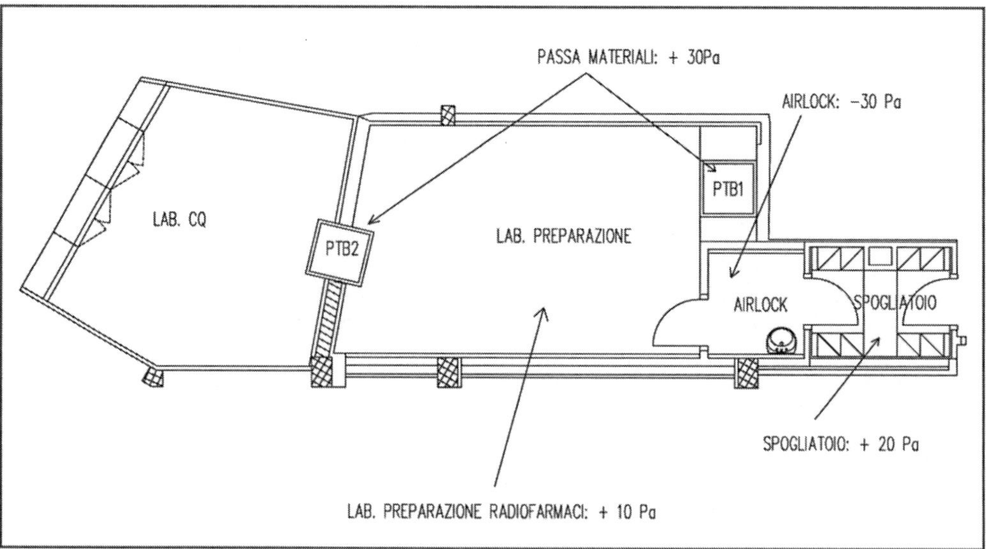

Fig. 6.5 Esempio di gestione dei regimi di pressione/depressione in un laboratorio di preparazione di radiofarmaci

6.4
L'impianto HVAC

Come sottolineato nei precedenti paragrafi, la classificazione degli ambienti dipende da numerosi fattori, alcuni dei quali chiaramente dipendenti dalle caratteristiche dell'impianto di trattamento aria, in genere indicato con l'acronimo HVAC (Heating, Ventilation and Air Conditioning). L'impianto HVAC determina sia il numero di ricambi d'aria/ora nei vari ambienti, sia la temperatura, l'umidità relativa e la purezza dell'aria. Esso deve comunque garantire condizioni di lavoro confortevoli e adeguate al tipo di vestizione previsto dal livello di classificazione ambientale. Il dimensionamento dell'impianto HVAC rappresenta uno dei momenti più importanti nella fase di progettazione o ristrutturazione di un laboratorio di produzione di radiofarmaci, sia per l'impatto economico sia per gli aspetti logistici. Le macchine per il trattamento dell'aria, come pure le canalizzazioni necessarie per convogliarla, possono tra l'altro richiedere spazi considerevoli (Fig. 6.6).

Tra gli elementi critici dell'impianto HVAC vi sono i filtri attraverso i quali l'aria viene fatta passare prima di essere immessa nell'ambiente di lavoro. A tale scopo si utilizzano filtri HEPA (High Efficiency Particulate Air) che, grazie alla loro struttura fine, sono in grado di trattenere particelle di diametro fino a 0,3 μm con efficienza non inferiore al 99,97%. Poiché la capacità dei filtri HEPA di ritenere il particolato non è ovviamente illimitata, è in genere buona norma inserire a monte un sistema di pre-filtrazione, che rimuovendo le polveri di maggiori dimensioni consente di inviare ai filtri HEPA aria già trattata e in parte purificata. Ciò permette di allungare considerevolmente la vita media dei filtri HEPA e di programmarne la sostituzione a intervalli ragionevoli, contenendo anche i costi legati alla manutenzione e alla gestione dell'impianto.

La funzionalità e l'efficienza dei filtri HEPA deve essere verificata

- misurando la portata e la velocità dell'aria con strumenti tarati, come balometri o anemometri a ventola o a filo caldo;
- mediante specifici test nei quali un aerosol di un'idonea sostanza oleosa – come Emery 3400 o DOP (dioctylphtalate) – viene introdotto a monte del filtro HEPA e se ne misura a valle (cioè nell'ambiente di produzione) il rilascio attraverso il filtro stesso.

L'esecuzione di questi test deve essere effettuata nella fase di convalida dell'impianto e successivamente a intervalli idonei, fissati dal Responsabile di Assicurazione Qualità a seconda dello stato di funzionamento dell'impianto, dell'accuratezza e della frequenza della sua manutenzione eccetera.

I filtri HEPA (o filtri assoluti) vengono in genere collocati a distanze regolari nella trama del controsoffitto, fatta eccezione per le zone maggiormente a rischio, dove all'occorrenza possono essere disposti affiancati, per esempio per garantire una barriera di aria pulita in corrispondenza delle aree del laboratorio dove vengono effettuate operazioni critiche.

I valori di pressione ambientale sono determinati dall'equilibrio tra "mandata" e "ripresa", intendendo con questi termini rispettivamente l'immissione di aria in ambiente e la sua espulsione. Si ottiene una pressione positiva quando il numero di ricambi/ora in mandata supera il numero dei ricambi in espulsione, e viceversa. La posizione delle griglie di ripresa è importante nel determinare il profilo del flusso d'aria all'interno del laboratorio. È in genere consigliabile collocare le griglie di ripresa "in basso", cioè ad altezze < 100 cm, al fine di consentire un'ottimale circolazione dell'aria che comprenda l'intero volume dello spazio disponibile. L'installazione delle griglie di ripresa a livelli troppo

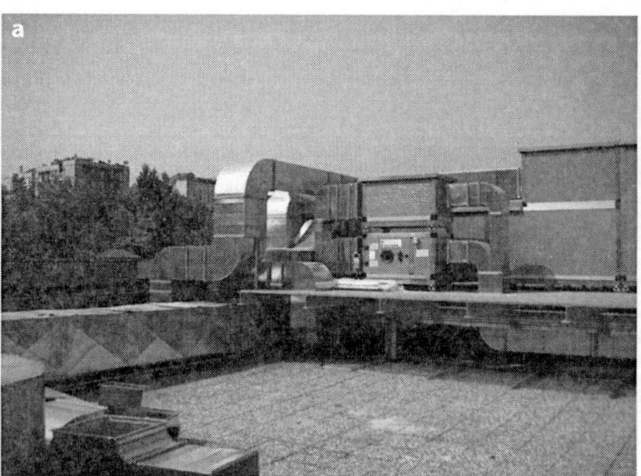
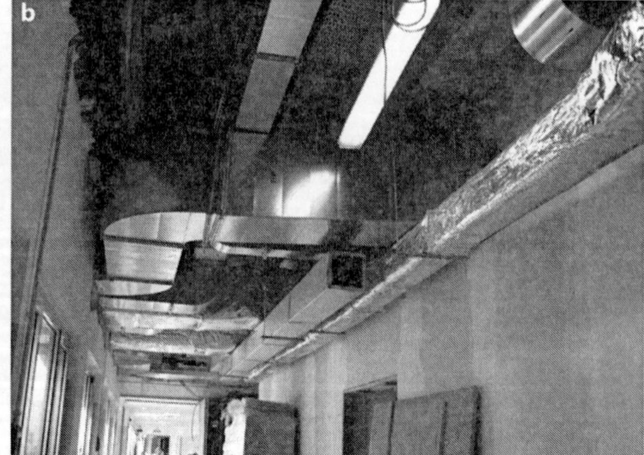

Fig. 6.6 Unità di trattamento aria (**a**) e canalizzazioni (**b**) in un impianto HVAC

vicini ai punti di mandata determinerebbe inevitabilmente una circolazione solo parziale dell'aria, con formazione di spazi a bassa diffusione.

È evidente, dunque, che l'impianto HVAC è uno dei componenti più importanti ai fini del mantenimento della classificazione degli ambienti di lavoro. Anomalie a carico di questo impianto possono infatti determinare un numero di ricambi/ora insufficiente, oppure valori di temperatura e umidità relativa non adeguati. Anche la radioprotezione degli operatori è influenzata dallo stato di funzionalità dell'impianto, dal quale dipendono i regimi di pressione/depressione. Di conseguenza, la manutenzione preventiva e i controlli periodici dei componenti maggiormente critici dell'impianto assumono un'importanza cruciale. Si richiamano qui alcune delle principali verifiche e operazioni di manutenzione da effettuare.

- Filtri HEPA: la loro integrità e funzionalità deve essere verificata periodicamente, attraverso misure di portata d'aria oppure mediante test con Emery 3400 o DOP. La frequenza di sostituzione deve essere valutata caso per caso e può essere ragionevolmente ridotta purché i pre-filtri vengano sostituiti con frequenza adeguata.
- Verifica della corretta tensione delle cinghie/funzionalità delle pulegge azionate dai moto-ventilatori e loro sostituzione periodica.
- Verifiche della funzionalità e dell'efficienza delle serrande.
- Rimozione delle polveri da componenti quali serrande, filtri, ventilatori, batterie, griglie esterne ecc.
- Lavaggio delle batterie e loro disincrostazione, se necessaria, anche utilizzando opportuni prodotti chimici.

Le verifiche e le operazioni di cui sopra vengono in genere demandate al servizio tecnico dell'azienda ospedaliera oppure, qualora tale servizio non sia disponibile, affidate ad aziende esterne. La frequenza di tali interventi può, come si è visto, variare a seconda della situazione e dipendere da molteplici fattori, tra i quali lo stato generale degli impianti (usura, ore di lavoro, situazione ambientale ecc.) e la frequenza dei controlli preventivi, che consentono un monitoraggio puntuale dei parametri di cui sopra e una razionalizzazione degli interventi stessi.

6.5 Verifiche di conta particellare

Come si è visto all'inizio del capitolo, i limiti massimi fissati dalle linee guida GMP per la presenza di particelle di dimensioni comprese tra 0,5 e 5,0 μm sono variabili a seconda della classe. Nel caso della preparazione di radiofarmaci, i livelli prevalenti di classificazione sono riferiti alle classi D e C.

Il controllo delle contaminazioni viene effettuato utilizzando strumenti che in genere sfruttano un fascio di luce monocromatica generato da un diodo laser e collimato su una cella attraverso la quale le particelle sono forzate a passare per azione di una pompa da vuoto, che a sua volta aspira volumi noti d'aria dall'ambiente in esame e li convoglia attraverso la cella stessa. Una serie di dispositivi ottici ed elettronici consente di contare le particelle che transitano nella cella e di determinarne le dimensioni. Il principio di funzionamento è schematizzato nella Fig. 6.7.

Gli strumenti per la conta particellare, siano essi fissi o portatili, sono in grado di determinare il numero di particelle della dimensione stabilita nell'unità di tempo e per unità di volume. Il numero di campioni d'aria da sottoporre a conteggio dipende, per un dato ambiente, essenzialmente dalla superficie dell'ambiente stesso attraverso la relazione:

$$\text{Numero di campioni} = \sqrt{S}$$

dove S è la superficie dell'ambiente da campionare espressa in m^2. Per un laboratorio con una superficie di 20 m^2, per esempio, dovrebbero essere effettuate almeno 4 misure di conta particellare. Ai fini di una corretta valutazione della contaminazione ambientale, occorre selezionare i punti di misura nei quali collocare il rilevatore dello strumento in base ad alcune considerazioni; in particolare:

- la presenza degli operatori, poiché essi rappresentano la principale fonte di contaminazione; è essenziale effettuare almeno una misura in corrispondenza dell'area o delle aree dove la loro presenza è più frequente e la permanenza più lunga;
- la posizione delle griglie di ripresa, attraverso le quali transita l'aria in espulsione dal laboratorio, che si presume per ovvi motivi essere più contaminata rispetto a quella in ingresso; per ragioni speculari, sono da considerarsi poco rappresentative misure effettuate in prossimità dei filtri HEPA, dove l'aria è al contrario sicuramente più pulita;

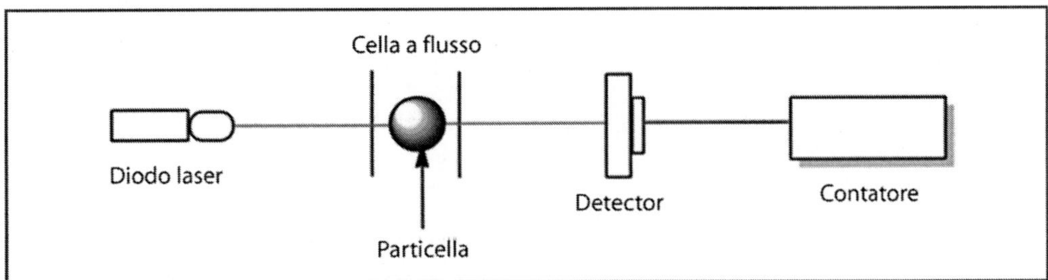

Fig. 6.7 Principio di funzionamento di uno strumento per la conta particellare

- altri punti di misura rappresentativi possono essere situati in prossimità degli strumenti di lavoro, che possono generare polveri durante il funzionamento, e all'interno dei passa-materiali, specie in corrispondenza della superficie di appoggio dei materiali stessi;
- aree del laboratorio lontane dai flussi di lavoro, e quindi dalla presenza degli operatori e/o dei materiali o degli strumenti, sono meno rappresentative;
- infine, la scelta dei punti di misura deve essere effettuata anche sulla base della presenza o meno degli operatori, differenziando tra situazione *at rest* e *in operation*.

Un esempio di selezione dei punti di monitoraggio è rappresentato nella Fig. 6.8.

Un altro parametro di cui tenere conto è la dimensione del campione da analizzare, cioè il volume di aria da campionare, che secondo le norme ISO deve essere pari a 1 m^3 di aria. La portata, ovvero la quantità di aria aspirata nell'unità di tempo, della pompa è

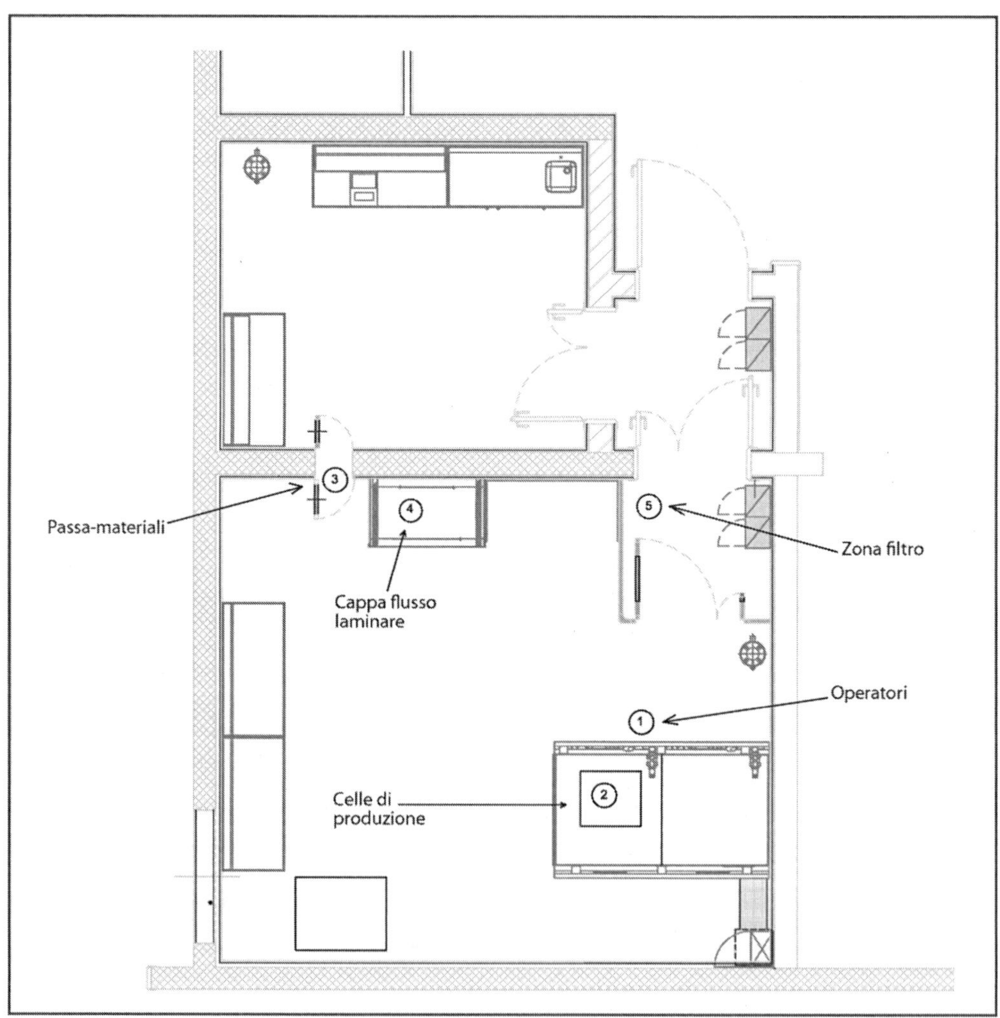

Fig. 6.8 Esempio di selezione dei punti di monitoraggio della conta particellare

pertanto un parametro da considerare sulla base del numero di punti e della frequenza di campionamento. Sono disponibili in commercio strumenti con portata pari a 100 L/min, in grado di effettuare un campionamento ogni 10 minuti, mentre non di rado gli strumenti portatili hanno portate dell'ordine del piede cubico (1 ft^3/min = 28,3 L/min) e richiedono quindi circa 30-40 minuti per ogni misura.

I test di contaminazione particellare vanno eseguiti nella fase iniziale, prima della messa in opera di un ambiente di lavoro. Successivamente devono essere ripetuti con una frequenza che dipende in primo luogo dal livello di classificazione (vedi anche par. 6.9), e quindi da una valutazione della criticità delle fasi operative. Dal punto di vista metodologico, è consigliabile effettuare campionamenti il più possibile estesi e rappresentativi nella fase di convalida iniziale degli ambienti, così da individuare le aree dei laboratori e le fasi della preparazione che presentano valori di contaminazione particellare più elevata e definire una mappa dei punti di misurazione, considerando anche i criteri descritti sopra. Ciò consente di stabilire frequenze di monitoraggio più elevate per i punti e/o le operazioni che all'analisi sperimentale si rivelano più critiche, e viceversa. In genere, la frequenza di controllo prevista dalle norme di riferimento ISO 14644 varia da una periodicità annuale per gli ambienti di classe D a un monitoraggio in continuo per gli ambienti di classe A. Tuttavia, un'accurata valutazione del rischio, effettuata seguendo le indicazioni metodologiche sopra citate, può consentire di stabilire frequenze di monitoraggio appropriate alle reali condizioni Per esempio, una serie storica di criticità evidenziate in una zona di classe D potrebbe suggerire di intensificare la frequenza di controllo.

6.6
Monitoraggi microbiologici

L'altra serie di parametri, specificamente indicati nell'Annex 1 delle linee guida GMP, che definiscono i livelli di classificazione ambientale, è relativa alla contaminazione da parte di microrganismi (vedi Tabella 6.2). La loro presenza può essere rilevata sia sulle superfici del laboratorio (per esempio, sulle pareti o sul pavimento) sia su quelle degli strumenti (celle schermate, cappe a flusso laminare, banchi di lavoro ecc.). Possono inoltre essere dispersi nell'aria, veicolati primariamente dalle particelle di polvere oppure diffusi dalla presenza degli operatori. Per ciascuna di queste eventualità le linee guida GMP prevedono sia la qualifica iniziale, per stabilire la conformità del locale alla classe attribuita, sia l'esecuzione di specifici test di monitoraggio. In entrambi i casi si utilizzano idonei terreni di coltura, in grado di sostenere la crescita dei principali microrganismi (batteri, muffe, funghi), confezionati in diverse forme a seconda del tipo di test da effettuare:

- verifica delle superfici, mediante piastre contenenti il mezzo di coltura che vengono strofinate sulla superficie da analizzare e successivamente poste a incubare;
- verifica dell'aria, mediante l'impiego di strumenti (*air samplers*) in grado di aspirare e convogliare sulla superficie delle piastre volumi significativi di aria da analizzare;
- verifica dell'aria, mediante piastre che vengono disposte in una serie di punti critici dell'ambiente da monitorare e sulle quali i microrganismi presenti si depositano per processi e moti casuali generati dai moti più o meno turbolenti dell'aria;
- verifica degli indumenti, in particolare dei guanti impiegati durante le fasi di lavorazione del prodotto, che vengono posti a contatto con idoneo mezzo di coltura.

È importante definire, come nel caso delle verifiche di conta particellare, una mappa dei punti di misura, che dipende ancora una volta dalla classe ambientale. Una possibile mappatura potrebbe in parte ricalcare quella già definita per le verifiche di conta particellare (Fig. 6.8) con l'aggiunta di alcuni punti di campionamento a livello delle superfici (pavimenti, pareti, interno cella ecc.). Anche in questo tipo di monitoraggio la frequenza di campionamento deve ovviamente essere maggiore nelle zone di classe A rispetto a quelle di classe D. I campioni raccolti devono essere incubati per un tempo adeguato per sostenere l'eventuale crescita microbica [4-7].

Durante la fase di classificazione iniziale, e nei primi mesi (indicativamente 6) di normale operatività, è raccomandabile effettuare un campionamento piuttosto esteso (includendo per esempio le braccia e il torace degli operatori, e non solo le mani), in modo da raccogliere dati per individuare i punti più critici (come pavimento davanti alla postazione di lavoro, maniglia della cella ecc.), cioè quelli a maggiore rischio di contaminazione microbiologica. Rispetto ai limiti ammessi per ciascuna classe (vedi Tabella 6.2) vanno stabiliti livelli di allerta, oltre che di azione, in base ai quali va valutata la criticità del punto di campionamento. Una volta individuati i punti critici, si focalizzerà su di essi il normale campionamento di monitoraggio. Si raccomanda di identificare sempre i contaminanti nei campioni risultati positivi, specialmente per le classi B-A, in quanto ciò permette di valutare anche l'efficacia delle pulizie (vedi par. 6.8).

6.7
Accesso e comportamento del personale, accesso dei materiali

Un altro fattore critico per il mantenimento della classificazione ambientale è rappresentato dalle modalità di accesso e dal comportamento del personale. L'accesso al laboratorio deve avvenire, come si è visto, attraverso una zona filtro, con livello di classificazione in genere non inferiore a quello del laboratorio stesso, nella quale il personale indossa le dotazioni previste per ciascuna tipologia di classe ambientale. Per esempio, l'ingresso a una classe D prevede l'utilizzo di sovrascarpe, guanti, camici e cuffie. I materiali devono essere monouso. Nei limiti del possibile, dovrebbe essere inibito l'accesso alle aree classificate al personale in non buone condizioni di salute, al fine di minimizzare l'introduzione nell'ambiente di microrganismi potenzialmente patogeni.

Il comportamento del personale all'interno delle aree classificate deve essere improntato a prevenire e minimizzare la contaminazione: evitando di effettuare fasi della lavorazione senza indossare le dotazioni previste, con particolare riferimento ai guanti; provvedendo alla sostituzione delle dotazioni eventualmente danneggiate; rispettando le procedure relative all'igiene e alla pulizia. Naturalmente è altresì importante che le caratteristiche impiantistiche siano idonee a garantire condizioni ambientali confortevoli e adeguate al tipo di vestizione.

L'altra principale fonte di contaminazione particellare, e di conseguenza microbiologica, è rappresentata dai materiali impiegati nella preparazione del radiofarmaco. È noto, per esempio, che materiali quali cartone e alcuni tipi di tessuti rilasciano rilevanti quantità di polveri e fibre e non sono facilmente sanitizzabili. La loro introduzione all'interno delle aree classificate deve pertanto essere evitata. In generale, l'ingresso dei materiali avviene attraverso idonei passa-materiali (Fig. 6.4), che svolgono diverse funzioni:

- i materiali vengono puliti mediante idonei sanitizzanti e poi deposti sul piano di appoggio; in attesa di essere prelevati dall'interno del laboratorio, vengono ulteriormente "lavati" dal flusso di aria pulita garantito dall'impianto HVAC e adeguato alla tipologia di classificazione del passa-materiali stesso;
- l'apertura dei portelli del passa-materiali è regolata da un dispositivo di interblocco dotato di temporizzatore; ciò significa, per esempio, che il portello posto all'interno del laboratorio può essere aperto solo dopo un certo intervallo di tempo dal momento in cui il portello situato dall'altra parte della parete è stato aperto per consentire l'introduzione dei materiali all'interno del passa-materiali;
- il flusso delle materie prime e dei prodotti finiti risulta così meglio regolato e ordinato;
- lo stesso passa-materiali può eventualmente essere utilizzato sia per l'ingresso sia per l'uscita dei materiali dal laboratorio.

È evidente che, in considerazione delle loro dimensioni in genere limitate (di norma la superficie di appoggio è di circa 2500 cm^2), non è possibile utilizzare il passa-materiali per introdurre qualunque tipo di materiale. Nel caso della strumentazione, per esempio, la via di accesso è la stessa utilizzata dal personale, ovvero la zona filtro. Deve essere cura degli operatori garantire che anche in tali circostanze i materiali da introdurre vengano preventivamente puliti in modo adeguato. In alcuni casi, soprattutto per le zone di classe B-A, è possibile che l'introduzione di strumentazione o macchinari (come pure la manutenzione degli stessi) implichi la rottura della classe e la necessità di una riconvalida sia particellare sia microbiologica.

6.8 Pulizia degli ambienti

La pulizia degli ambienti è parte integrante del processo di ottenimento e mantenimento della classificazione ambientale; infatti, ancorché essenziali, i ricambi d'aria/ora e gli altri accorgimenti impiantistici descritti nei paragrafi precedenti non sono in grado di impedire l'accumulo di polveri, particelle e microrganismi. Tra particelle e superfici si stabiliscono infatti interazioni sufficientemente stabili da rendere difficoltosa la rimozione delle particelle semplicemente per effetto dei moti dell'aria fatta circolare nell'ambiente. La pulizia degli ambienti classificati è evidentemente critica, e deve essere regolata da apposite procedure operative standard (POS), nelle quali devono essere definite le modalità, le periodicità e i prodotti utilizzati. Il personale addetto – sia esso dipendente da una ditta esterna, cui viene affidata parte delle operazioni, oppure in forza al laboratorio di radiofarmacia – deve essere opportunamente addestrato in relazione alle procedure di vestizione, preparazione dei prodotti e modalità di utilizzo degli stessi, nonché monitorato dal punto di vista microbiologico se le operazioni riguardano le classi B-A.

In genere, la pulizia delle attrezzature, dei banchi di lavoro, delle celle e dei materiali presenti nel laboratorio è demandata agli operatori, anche a causa della peculiare natura delle lavorazioni effettuate nel laboratorio stesso (in relazione all'impiego di materiali radioattivi). La pulizia delle superfici (pavimenti, pareti, controsoffitto), degli infissi e delle griglie di ripresa può invece essere affidata al personale di ditte esterne. Prima di procedere alle attività di pulizia, deve essere sempre effettuato un monitoraggio della radioattività residua eventualmente presente, al fine di evitare ogni rischio di contaminazione

Tabella 6.4 Esempio di procedura per la gestione delle pulizie

Pulizia di / Operazione	Frequenza			A cura di	
	Giornaliera	Settimanale	Mensile	Operatore	Ditta esterna
Rimozione dei rifiuti	PL			X	
Superfici di lavoro (es. banchi)	PL			X	
Superfici moduli di sintesi		PL		X	
Superfici interne celle		PL		X	
Superfici PTB	PL			X	
Superfici interne vano classe A (per esempio, isolatore, cappa a flusso laminare)	PL			X	
Pavimenti	PL				X
Superfici esterne celle		DL		X	
Griglie ripresa			DL		X
Pareti			DL		X
Controsoffitti			DL		X

PL prima della lavorazione, *DL* dopo la lavorazione

del personale addetto. Sebbene non sia definita in modo rigido dalle normative, la frequenza delle pulizie deve essere adeguata e in grado di assicurare risultati riproducibili ed efficaci. Nella Tabella 6.4 è riportato un esempio di procedura nella quale vengono indicate le diverse tipologie di pulizia, assegnando le responsabilità operative e stabilendo le periodicità.

La periodicità può essere stabilita sulla base delle esperienze via via maturate sul campo, sebbene risulti evidente che le aree di classe più elevata (quali il piano di lavoro di una cappa a flusso laminare o l'interno di un isolatore) debbano essere pulite con maggiore frequenza rispetto ad aree meno critiche, quali le pareti o il controsoffitto del laboratorio.

I prodotti impiegati per le pulizie devono essere in grado di rimuovere efficacemente non solo le polveri più o meno macroscopiche, ma anche e soprattutto le particelle di dimensioni microscopiche e i microrganismi. L'uso di biocidi, impiegati secondo un programma che ne prevede la rotazione (allo scopo di prevenire fenomeni di resistenza ai prodotti stessi), si è dimostrato efficace, ed è quanto viene usualmente praticato nella pulizia degli ambienti classificati. Accanto a essi, l'utilizzo di un adatto sporicida consente la rimozione delle forme (spore) che alcune specie di microrganismi assumono in determinate fasi del proprio ciclo vitale, e che risultano particolarmente resistenti anche all'azione degli agenti chimici e fisici più aggressivi.

I panni devono essere selezionati in base alla capacità di assorbire e impregnarsi con i prodotti sanitizzanti – indispensabile per rimuovere con efficacia le particelle microscopiche e i microrganismi (la presenza di un mezzo acquoso diminuisce in maniera decisiva l'intensità delle interazioni tra le particelle e le superfici cui tendono ad aderire) – e al tempo stesso di rilasciare basse quantità di fibre. Tessuti come quelli a base di cotone possiedono ottima capacità di assorbimento di liquidi, ma per loro natura rilasciano rilevanti quantità di fibre e particelle nell'ambiente; panni in fibre polimeriche presentano invece le caratteristiche desiderate. Anche la scelta delle attrezzature (per esempio, aste porta-panni e secchi) viene fatta sulla base di considerazioni analoghe, e spesso cade su materiali facilmente pulibili e resistenti all'azione dei biocidi (spesso di natura acida), quali l'acciaio o particolari materie plastiche. Sia i prodotti sia i materiali usati per le pulizie in classe B-A devono essere sterilizzati.

6.9 Classificazione degli ambienti del laboratorio

Come si applicano i concetti e i principi sin qui illustrati agli ambienti che compongono quello che collettivamente definiamo laboratorio per la preparazione dei radiofarmaci (o semplicemente laboratorio)? La definizione dei vari livelli di classificazione deve essere effettuata sulla base del maggiore o minore rischio microbiologico attribuito alle varie fasi della preparazione e della ripartizione del radiofarmaco.

Le fasi a maggiore rischio microbiologico devono essere condotte in ambienti a elevato livello di classificazione, cioè una zona di classe A, circondata da una zona tampone di classe B, oppure almeno di classe D, qualora la zona di classe A sia realizzata all'interno di un isolatore. Le operazioni a elevato rischio microbiologico sono quelle che comportano la manipolazione di un radiofarmaco successiva alla sua sterilizzazione e il potenziale contatto del radiofarmaco, di regola chiuso in un flacone sterile e apirogeno tappato e ghierato, con l'atmosfera esterna. Appartengono a questa categoria le operazioni di ripartizione manuale del radiofarmaco, in genere presente all'interno del flacone in forma di preparato multidose, nelle dosi individuali destinate alla somministrazione ai pazienti. Per tale ragione, le operazioni di ripartizione delle preparazioni radiofarmaceutiche estemporanee devono essere effettuate nelle condizioni sopra delineate, ovvero in una cappa (cella) a flusso laminare (classe A), circondata da una zona tampone di classe B, oppure in un isolatore (classe A), posto in un ambiente di lavoro di classe D.

Un'altra tipologia di operazioni che ricadono in questa categoria sono le marcature di materiale autologo dei pazienti (marcature cellulari), nelle quali il radionuclide viene incorporato direttamente in campioni ematici prelevati dai pazienti che vengono successivamente re-iniettati. È evidente come, in questo caso, la possibilità di contaminazione microbiologica diretta dei fluidi biologici del paziente, senza alcuna possibilità di sterilizzazione successiva, debba portare a classificare le marcature cellulari come operazioni ad alto rischio microbiologico, e quindi a richiedere le condizioni di classificazione degli ambienti appena descritte.

La differente condizione ammessa per la zona che circonda l'area di lavoro in classe A dipende dal fatto che un isolatore (Fig. 6.9), come del resto suggerisce anche la definizione, è un ambiente completamente sigillato rispetto all'esterno.

L'introduzione dei materiali viene effettuata attraverso un passa-materiali, di regola di classe B. Dopo avere richiuso il portello di accesso al passa-materiali, e avere atteso l'adeguato tempo di lavaggio, è possibile trasportare i materiali all'interno dell'area di lavoro in classe A. Tale semplice meccanismo consente di mantenere l'area di lavoro isolata rispetto all'ambiente esterno, giustificando in tal modo per quest'ultimo una classificazione di livello inferiore (classe D).

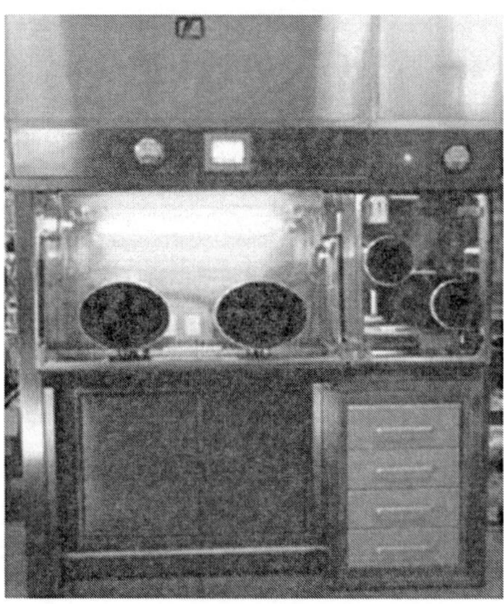
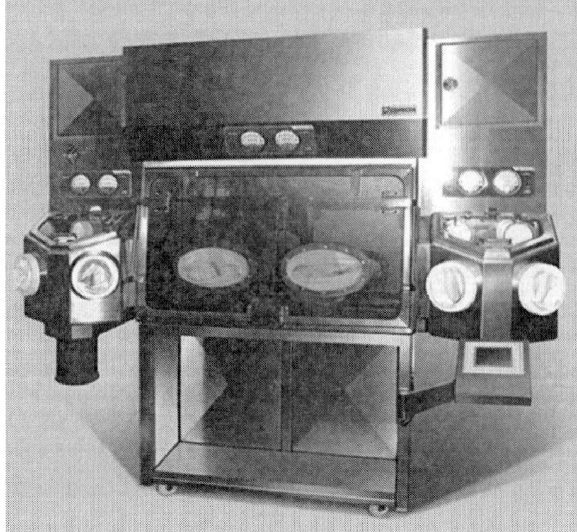

Fig. 6.9 Esempi di isolatori d'uso comune in medicina nucleare

La scelta di operare con un isolatore rispetto a quella di realizzare un laboratorio, o parte di esso, in classe B va ponderata in base al fatto che:
- operare in classe B comporta una procedura di vestizione più complessa, essendo necessario attraversare in successione almeno due zone filtro classificate rispettivamente D e C;
- operare in classe B comporta modalità operative all'interno dell'ambiente classificato molto più rigide di quelle caratteristiche delle zone con classificazione "inferiore";
- implementare una zona di lavoro in classe B comporta costi più elevati;
- un isolatore richiede comunque la convalida dell'intera procedura di utilizzo e sanitizzazione.

Per quanto riguarda invece le operazioni di preparazione del radiofarmaco, se è previsto un passaggio di sterilizzazione finale, è consentita un'area di lavoro di classe C (rappresentata in genere dalla cella schermata), collocata all'interno di un ambiente di classe D. Il razionale di tale classificazione, sempre nell'ottica della valutazione del rischio microbiologico, si fonda sul fatto che in questo caso – diversamente da quanto visto per la ripartizione del radiofarmaco in dosi individuali e per le marcature cellulari – è previsto un passaggio di sterilizzazione al termine della preparazione del radiofarmaco.

Dei diversi metodi di sterilizzazione esistenti solo alcuni sono applicabili alla preparazione di radiofarmaci. Sebbene la sterilizzazione mediante autoclave sia certamente il metodo più efficace, l'utilizzo di membrane filtranti è di gran lunga quello più diffuso (perché più semplice da automatizzare e perché non comporta la potenziale degradazione del prodotto causata dall'impiego di temperature elevate). Qualunque sia il metodo di sterilizzazione impiegato, ai fini della classificazione degli ambienti ciò che più conta è il fatto che tale passaggio riduce il rischio microbiologico di contaminazione del radiofarmaco.

Un altro fattore che permette di operare in regime di classificazione più blanda, e che riguarda non solo la fase di preparazione dei radiofarmaci ma anche quella di preparazione

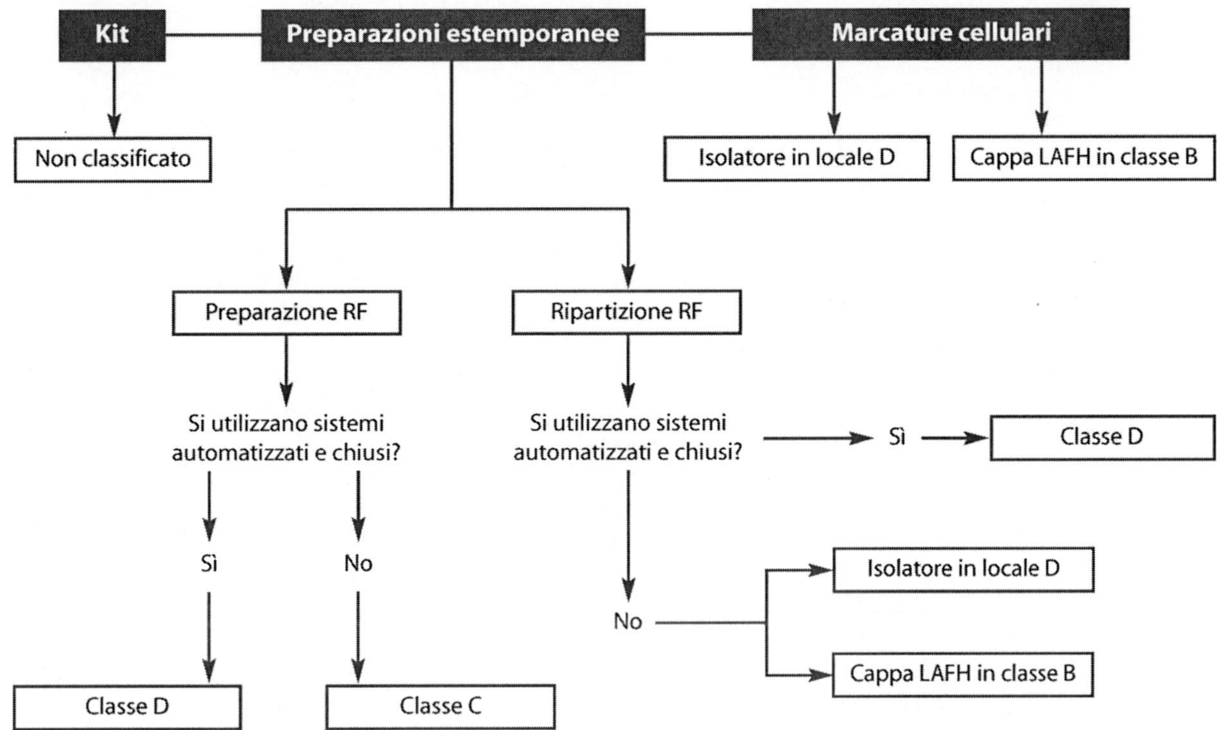

Fig. 6.10 Classificazioni ambientali e tipologie di preparazioni di radiofarmaci

delle dosi di radiofarmaco, è l'utilizzo di sistemi completamente automatizzati e chiusi, collocati all'interno di celle schermate. Per sistema chiuso e automatizzato si intende un sistema in grado di consentire tutte le trasformazioni necessarie per giungere al prodotto radiofarmaceutico finale, oppure alla dose di radiofarmaco in siringa, in un ambiente del tutto protetto rispetto a potenziali contaminazioni esterne. Ciò è reso possibile dal fatto che sistemi di questo genere permettono l'intero flusso di operazioni in un ambiente chiuso rispetto all'atmosfera esterna e, proprio in quanto completamente automatizzati, non prevedono l'intervento manuale degli operatori in alcuna delle fasi della preparazione, escludendo in tal modo il principale fattore di potenziale contaminazione e riducendo ulteriormente il fattore di rischio. A questa categoria appartiene buona parte delle preparazioni di radiofarmaci per la PET.

L'elevata energia di emissione dei radionuclidi emettitori di positroni, unita alle attività generalmente elevate in gioco (fino a 296 GBq per una preparazione di [^{18}F]FDG), richiede espressamente che tali operazioni, incluse quelle di ripartizione del radiofarmaco, vengano effettuate senza intervento da parte degli operatori, in primo luogo per ragioni radioprotezionistiche. L'evoluzione dei sistemi automatizzati per radiosintesi ha infatti anticipato i cambiamenti a livello normativo. La Fig. 6.10 riassume l'attuale situazione in Italia in materia di classificazioni ambientali, in relazione alle diverse tipologie di preparazioni radiofarmaceutiche.

6.10 Risk Assessment

Si è già accennato al concetto di valutazione del rischio, o *risk assessment*, intendendo con tale espressione la necessità di valutare caso per caso il rischio da contaminazione microbiologica intrinseco in ciascuna tipologia di operazione. Non è infatti sempre possibile stabilire a priori il grado di rischio associato a una determinata operazione o fase della preparazione di un radiofarmaco. Inoltre, le preparazioni dei radiofarmaci vantano caratteristiche peculiari, che le rendono sotto numerosi aspetti diverse dalle preparazioni dei farmaci convenzionali.

1. La breve, e talora brevissima, emivita dei radionuclidi (per esempio C-11, che ha un $T_{1/2} = 20,3$ min) fa sì che la cosiddetta "shelf-life" (assimilabile alla data di scadenza dei farmaci) di un radiofarmaco sia nell'ordine delle ore. Per esempio, la shelf-life del radiofarmaco PET oggi più utilizzato, ovvero $[^{18}F]FDG$, è in genere nell'intervallo 8-10 ore, mentre quella di un radiofarmaco marcato con C-11 è addirittura nell'intervallo 1-2 ore.
2. Proprio per tale ragione, spesso i radiofarmaci sono preparati nelle unità di Medicina Nucleare e non possono essere acquistabili da fonti esterne.
3. I radiofarmaci sono pertanto prodotti su piccola scala, non di rado fino al limite della preparazione su base individuale (radiofarmaco monodose); per esempio, in virtù della brevissima emivita di ^{13}N ($T_{1/2} = 9,96$ min), $[^{13}N]NH_3$ viene in genere preparato come flacone monodose; si noti la differenza con i farmaci convenzionali, dove il medesimo lotto di prodotto può essere destinato a migliaia di individui.
4. Anche nei casi più favorevoli, quale per esempio ancora una volta $[^{18}F]FDG$, il numero di dosi per lotto è comunque limitato a 15-20.
5. Per le precedenti ragioni, il tempo che intercorre tra la preparazione del radiofarmaco e la sua somministrazione difficilmente eccede poche ore.
6. Il flusso di lavoro in un laboratorio di preparazione radiofarmaci è in genere ordinato e facilmente regolabile con semplici accorgimenti.
7. Il basso rischio microbiologico associato alle preparazioni radiofarmaceutiche è dimostrabile anche mediante saggi di *bioburden*, ovvero della carica microbica presente nel processo, che danno in genere risultati che testimoniano una presenza microbica di lieve entità, in parte ascrivibile anche all'azione della radioattività, che è un componente essenziale delle preparazioni radiofarmaceutiche.
8. I radiofarmaci sono somministrati, nella maggior parte dei casi, una sola volta nel corso della vita di un paziente, e raramente più di due volte.

Il rischio può comunque essere determinato quantitativamente, nella forma di coefficiente di rischio (IPR) del processo, attraverso un'analisi accurata di tutte le fasi che compongono il processo stesso. L'IPR può consentire una valutazione del rischio effettivo e di conseguenza orientare le decisioni da assumere rispetto alla classificazione degli ambienti di lavoro. Tale parametro può e deve essere poi affinato sulla base delle esperienze pratiche, e in particolare sulla base degli esiti delle verifiche effettuate sul prodotto finale su un numero statisticamente significativo di preparazioni e sulla base dei monitoraggi ambientali microbiologici.

I risultati dell'analisi dei rischi possono quindi essere utilizzati per valutare le frequenze dei controlli e delle verifiche della contaminazione ambientale, di natura sia particellare sia microbiologica. Pur senza entrare in dettaglio, è per esempio intuitivo come una fase della preparazione che comporti il possibile contatto tra la soluzione iniettabile di radiofarmaco già sottoposta a sterilizzazione e l'atmosfera esterna sia da considerare un'operazione a rischio potenzialmente più elevato rispetto a un'operazione che precede la fase di sterilizzazione. Verifiche e controlli relativi a un ambiente di classe A saranno pertanto certamente più frequenti rispetto a quelli necessari per un ambiente di classe D.

Bibliografia

1. EudraLex - The rules governing medicinal products in the European Union. Volume 4 - EU Guidelines for good manufacturing practices (GMP) for medicinal products for human and veterinary use Annex 1: Manufacture of sterile medicinal products (revision November 2008) http://ec.europa.eu/health/files/eudralex/vol-4/2008_11_25_gmp-an1_en.pdf
2. International Organization for Standardization. ISO 14644 Cleanrooms and associated controlled environments
3. Decreto Legislativo 26 maggio 2000, n. 187 (Attuazione della Direttiva 97/43/Euratom in materia di protezione sanitaria delle persone contro i pericoli delle radiazioni ionizzanti connesse a esposizioni mediche) e successive modifiche e integrazioni
4. European Pharmacopoeia, 7th edn. § 2.6.1 Sterility
5. European Pharmacopoeia, 7th edn. § 2.6.12 Microbiological examination of non-sterile products: microbial enumeration tests
6. European Pharmacopoeia, 7th edn. § 2.6.13 Microbiological examination of non-sterile products: tests for specified micro-organisms
7. European Pharmacopoeia, 7th edn. § 5.1.6 Alternative methods for control of microbiological quality

7 Soluzioni tecnologiche per il mantenimento delle classificazioni ambientali

S. Temperini, S. Orlandini

Indice dei contenuti

7.1 Clean room e peculiarità dei prodotti radiofarmaceutici

In questo capitolo si esaminano, in conformità con le Norme di Buona Preparazione dei Radiofarmaci per Medicina Nucleare [1], le principali componenti di un ambiente classificato, sia secondo le normative europee [2] sia secondo le linee guida specifiche, in particolare ISO 14644 (parti 1, 2, 4 e 5) relativamente ai contaminanti particolati non vitali [3-6] e ISO 14698 relativamente alle contaminazioni da microrganismi vivi [7-9].

Da un punto di vista generale, le aree a contaminazione controllata hanno lo scopo di mantenere una certa classe di pulizia ben definita all'interno di un locale, in modo che possano esservi svolte *attività critiche* di manipolazione di prodotti. Tale obiettivo è normalmente conseguito attraverso la creazione di una struttura a pressione positiva e facilmente pulibile che tenga all'esterno i contaminanti. Nell'ambito della medicina nucleare, tuttavia, è indispensabile considerare anche la peculiarità dei prodotti radiofarmaceutici, che impone di impedire la fuoriuscita di contaminanti radioattivi.

In termini strutturali e impiantistici, le due esigenze sono chiaramente in contrasto. Occorre pertanto trovare una soluzione intermedia che le coniughi, attraverso uno specifico impegno progettuale, che deve interessare sia il layout dei locali sia l'impianto di condizionamento.

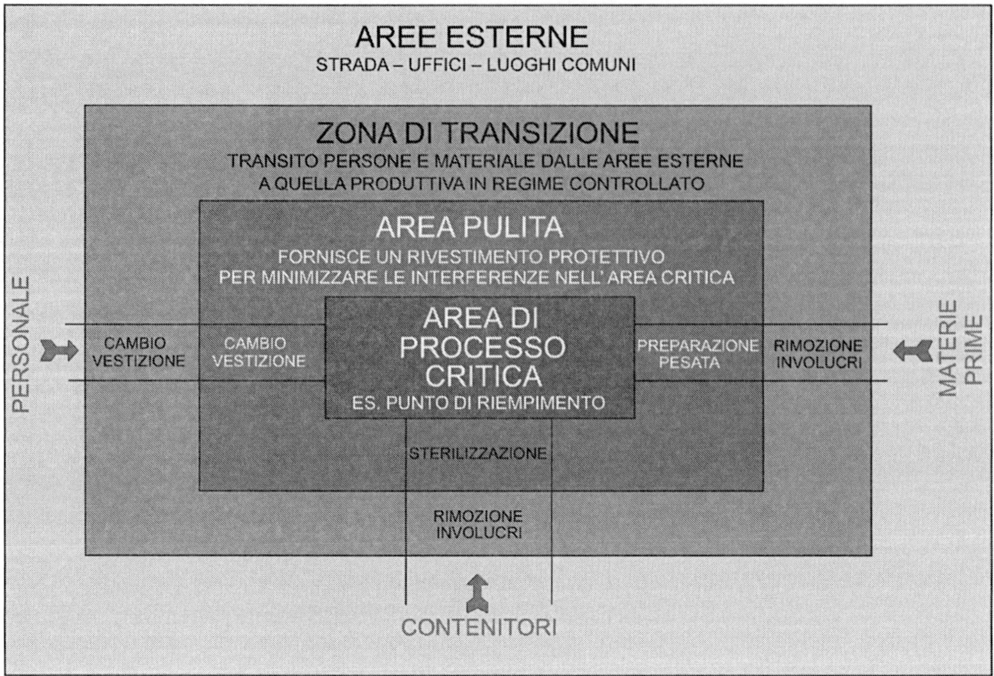

Fig. 7.1 Classificazione "a cipolla" dei locali a contaminazione controllata. (Modificata da [10])

Sin dall'inizio della progettazione è indispensabile tener presenti i diversi componenti di una clean room e i principi che ne regolano il funzionamento, considerando i seguenti aspetti principali (Fig. 7.1):

- layout dei locali e loro classificazione;
- flussi dei materiali (prodotti, intermedi, materie prime, rifiuti) in ingresso e in uscita;
- flussi del personale in ingresso e in uscita, sia nelle condizioni di normale utilizzo sia nell'emergenza;
- finiture dei locali.

7.2 Impianto di condizionamento

Il cuore della clean room è costituito dall'impianto di condizionamento e filtrazione dell'aria o HVAC (Heating, Ventilating and Air Conditioning). Tale impianto deve assicurare, oltre alle adeguate condizioni microclimatiche, la purificazione (mediante filtrazione) dell'aria immessa negli ambienti e contestualmente il mantenimento dei necessari differenziali di pressione.

Prima di avviare la progettazione dell'impianto HVAC, l'utilizzatore deve definire i requisiti di base dei propri processi e conseguentemente degli ambienti nei quali saranno

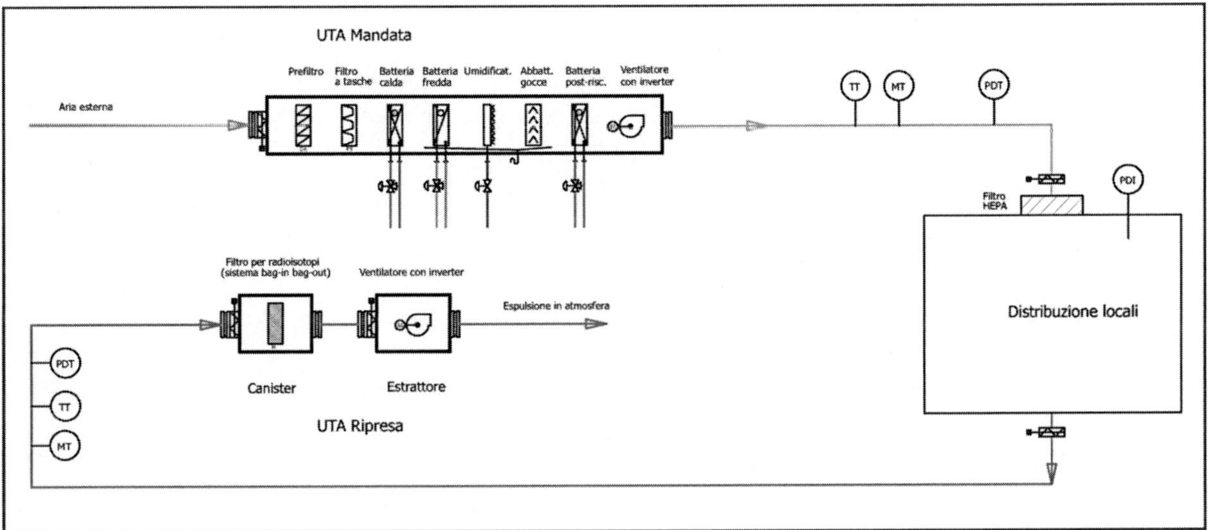

Fig. 7.2 Schema di impianto di condizionamento per unità di Medicina Nucleare

realizzati. Tali requisiti – formalizzati in un documento approvato dalle funzioni responsabili dell'unità di Medicina Nucleare all'interno della struttura ospedaliera (Direttore, Assicurazione di Qualità, Produzione, Servizi Tecnici) e in accordo con le normative vigenti applicabili – generalmente si traducono nella definizione dei punti seguenti.

1. Protezione del prodotto e dei materiali potenzialmente in contatto con il prodotto
2. Protezione dell'ambiente da contaminanti generati nel laboratorio
3. Esclusione del ricircolo dell'aria estratta dagli ambienti (potenzialmente radioattiva)
4. Sistemi di controllo per gestione guasti ed emergenze.

La Fig. 7.2 presenta lo schema tipico di un impianto di condizionamento per una Medicina Nucleare. Si osservi che l'impianto utilizza solo aria esterna, senza alcun ricircolo: sono quindi presenti due unità di trattamento, una per l'aria di mandata e una per quella di espulsione, entrambe provviste di filtri appropriati, sia in macchina sia in ambiente.

In funzione del grado di rischio microbiologico, la normativa richiede il mantenimento di appropriati livelli di pulizia, che per le produzioni sterili corrispondono ai livelli di classificazione definiti nell'Annex 1 delle Good Manufacturing Practices (GMP) europee [2].

Premesso che – in virtù del livello tecnologico dei sistemi di contenimento delle apparecchiature attualmente disponibili (isolatori) – è prassi comune utilizzare gli isolatori di classe A in ambienti di classe D, la clean room da progettare, realizzare e mantenere in esercizio è generalmente del tipo meno stringente.

È comunque indispensabile realizzare sistemi impiantistici che assicurino le seguenti caratteristiche fondamentali:

- pressioni differenziali tra ambienti a diversa classificazione;
- filtrazione assoluta dell'aria immessa in ambiente;
- adeguati flussi di aria.

7.2.1 Pressioni differenziali

Il gradiente di pressione differenziale tra ambienti con diversa funzione operativa è un elemento determinante per assicurare la protezione sia dell'ambiente sia del prodotto.

Nella letteratura tecnica farmaceutica si trovano generalmente descritte tre soluzioni progettuali diverse, ciascuna avente vantaggi e svantaggi in relazione ai processi caratteristici della medicina nucleare.

Soluzione 1: Cascata di pressione con gradiente negativo

Il punto di forza di questa soluzione (Fig. 7.3) è rappresentato da la protezione dell'ambiente: i contaminanti prodotti o manipolati nel locale produzione trovano infatti una doppia barriera all'uscita verso l'esterno.

Il punto di debolezza è legato alla protezione del prodotto da contaminanti esterni (per esempio di tipo biologico), che possono penetrare trasportati dall'aria.

Soluzione 2: Soluzione "a bolla" – barriera positiva

Questa soluzione (Fig. 7.4) presenta diversi punti di forza: protezione dell'ambiente, poiché i contaminanti prodotti o manipolati nel locale produzione vengono confinati nel locale produzione; protezione del personale, poiché il personale in ingresso e in uscita può effettuare le operazioni di cambio d'abito in un ambiente pulito e non contaminato; protezione del prodotto da contaminanti esterni, poiché l'air-lock, alimentato da aria filtrata, costituisce una barriera per gli eventuali contaminanti provenienti dall'esterno.

I punti di debolezza sono legati alla protezione del prodotto da contaminanti esterni (se contaminato, per esempio dal personale in transito, l'air-lock può veicolare il contaminante verso il locale produzione) e alla protezione dell'ambiente (se contaminato, per esempio dal personale in transito in seguito a un evento accidentale nel laboratorio di produzione, l'air-lock può veicolare il contaminante verso l'esterno).

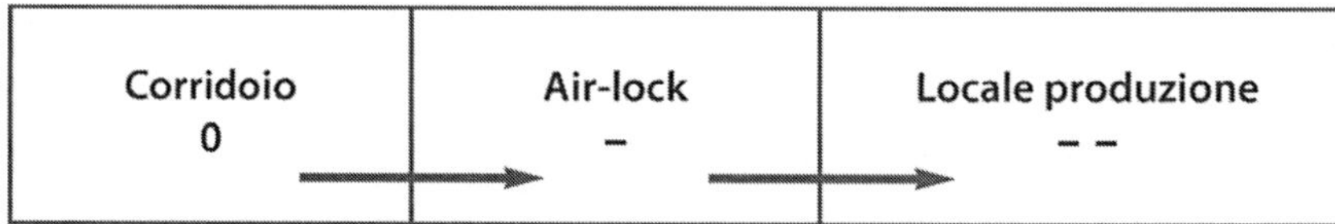

Fig. 7.3 Cascata di pressione con gradiente negativo: le frecce indicano i flussi di aria conseguenti ai valori di pressione

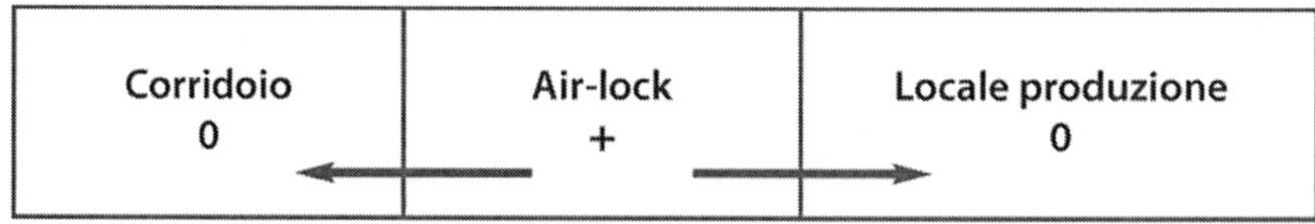

Fig. 7.4 Soluzione "a bolla": le frecce indicano i flussi di aria conseguenti ai valori di pressione

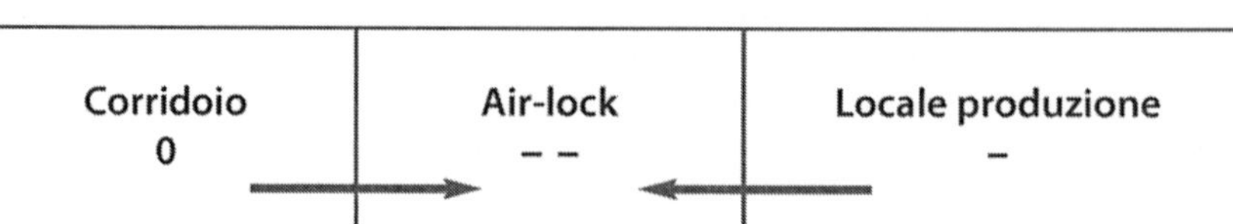

Fig. 7.5 Soluzione "a pozzo": le frecce indicano i flussi di aria conseguenti ai valori di pressione

Soluzione 3: Soluzione "a pozzo" – barriera negativa

I punti di forza di questa soluzione (Fig. 7.5) sono: la protezione dell'ambiente, in quanto i contaminanti prodotti o manipolati nel locale produzione vengono "risucchiati" nell'air-lock e da qui espulsi; la protezione del prodotto da contaminanti esterni, in quanto l'air-lock ferma anche gli eventuali contaminanti provenienti dall'esterno.

Il punto critico è la protezione del personale, poiché le operazioni di cambio d'abito in ingresso e in uscita possono avvenire in un ambiente potenzialmente contaminato.

Nell'ambito delle Medicine Nucleari, la scelta della soluzione più idonea deve valutare attentamente l'aspetto radioprotezionistico, che richiede la realizzazione di ambienti complessivamente in pressione negativa rispetto all'esterno, dove per "esterno" si intende tutto ciò che si trova oltre il perimetro dell'insieme del laboratorio. Diventa dunque essenziale prendere in considerazione anche le aree tecniche al di sopra del controsoffitto, i laboratori adiacenti (come quello per il controllo di qualità), interfacciati da passa-materiali o attraversati da tubazioni di gas tecnici, e così via.

La Fig. 7.6 presenta un esempio di applicazione della soluzione "a pozzo" con l'accorgimento dell'aspirazione del retro cella e del controsoffitto, in maniera da scongiurare la contaminazione a partire da questi mini-ambienti verso il prodotto. In questi casi, è

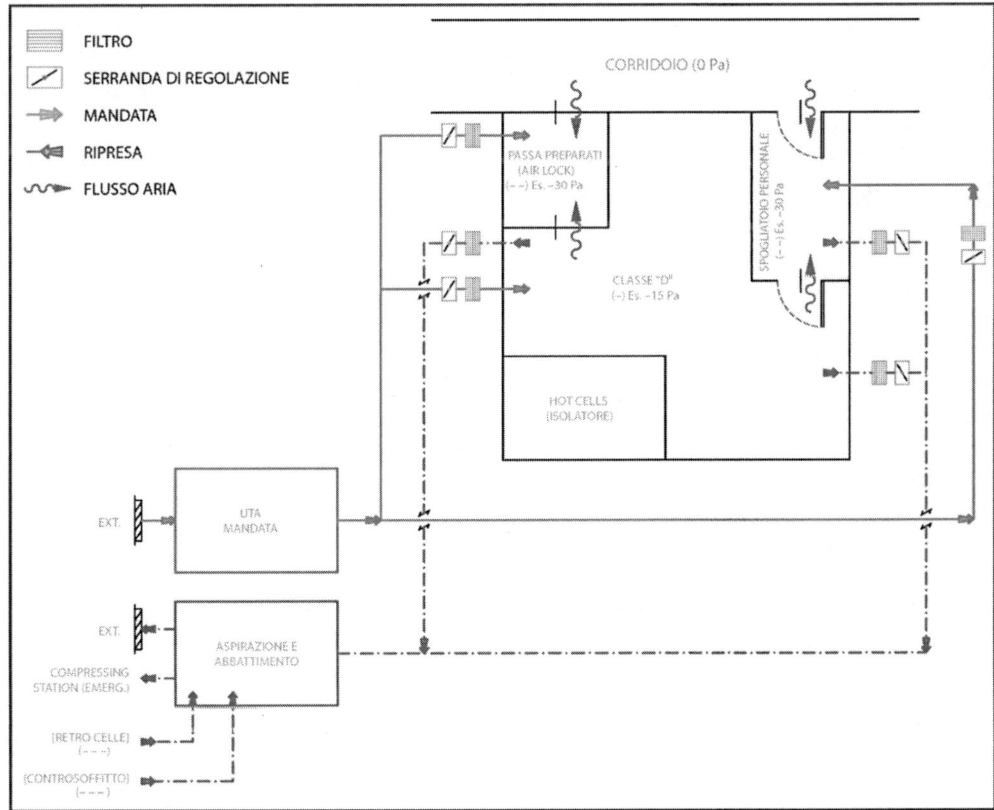

Fig. 7.6 Schema di applicazione di una soluzione "a pozzo"

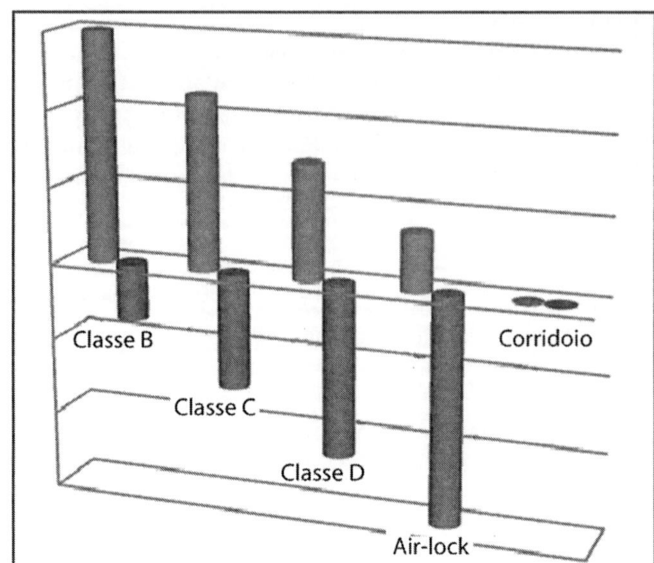

Fig. 7.7 Confronto tra due applicazioni del gradiente di pressione. *In blu* approccio sterile convenzionale; *in rosso* approccio "a pozzo" per radiofarmaci

essenziale assicurare l'integrità verso l'esterno dei vani tecnici creati, per impedire ogni contaminazione fuori dal laboratorio. In sostanza, indipendentemente dalla soluzione scelta, le installazioni radiofarmaceutiche devono integrare il concetto di gradiente positivo dall'area a maggiore criticità con quello di contenimento delle emissioni. La Fig. 7.7 mette a confronto i gradienti di pressione nell'approccio sterile convenzionale e in quello "a pozzo" per radiofarmaci, evidenziandone le differenze.

7.3 Fonti di contaminazione e filtrazione dell'aria

La Fig. 7.8 esemplifica le possibili fonti di contaminazione:

- aria esterna;
- personale;
- apparecchiature di processo.

È facile notare come sia l'uomo il maggior responsabile della generazione di contaminazione nella clean room (la Fig. 7.9 mostra l'effetto di una circostanza comune quale lo starnuto). Tale contaminazione è funzione della vestizione e del comportamento, come evidenziato nel grafico della Fig. 7.10, che riporta i valori di generazione particellare in situazioni differenti.

L'aria in ingresso al laboratorio di produzione deve essere filtrata per rimuovere i contaminanti da essa trasportati. Per il personale il modo più efficace di contenimento e minimizzazione dell'emissione di particelle e contaminanti (provenienti da pelle, capelli, respiro ecc.) è rappresentato dalla corretta vestizione e dalla ferrea osservanza di norme comportamentali (tali, per esempio, da minimizzare i movimenti bruschi). Per quanto

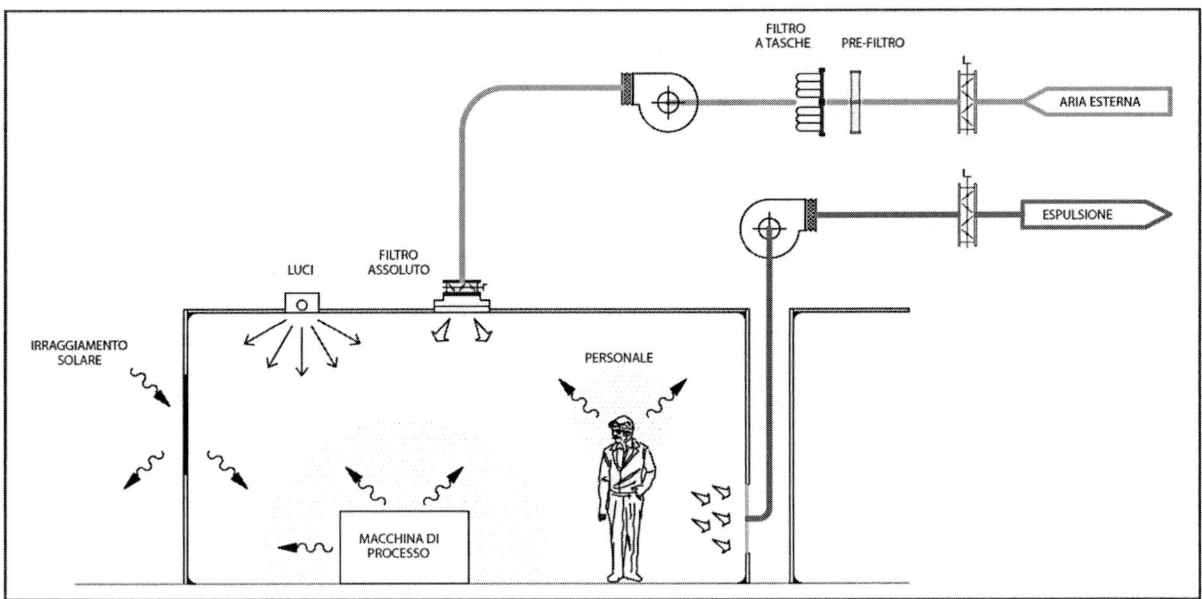

Fig. 7.8 Schematizzazione delle fonti di contaminazione

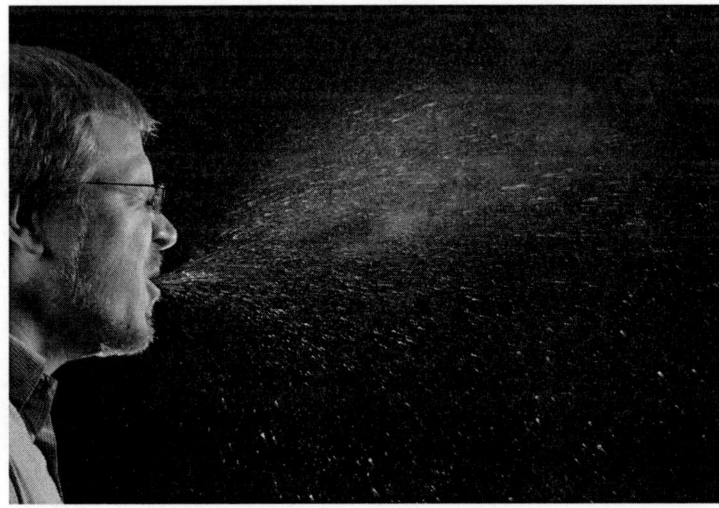

Fig. 7.9 Contaminazione da parte dell'uomo durante uno starnuto (Fonte: CDC-Brian Judd)

riguarda le apparecchiature di processo, il rischio di contaminazione può essere controllato con un flusso d'aria filtrata di adeguata portata e direzionalità.

Per minimizzare l'impatto della contaminazione e rifornire costantemente il laboratorio di aria pulita, le norme di buona ingegneria prevedono espressamente l'impiego di sistemi filtranti assoluti del tipo HEPA (High Efficiency Particulate Air), che sono in

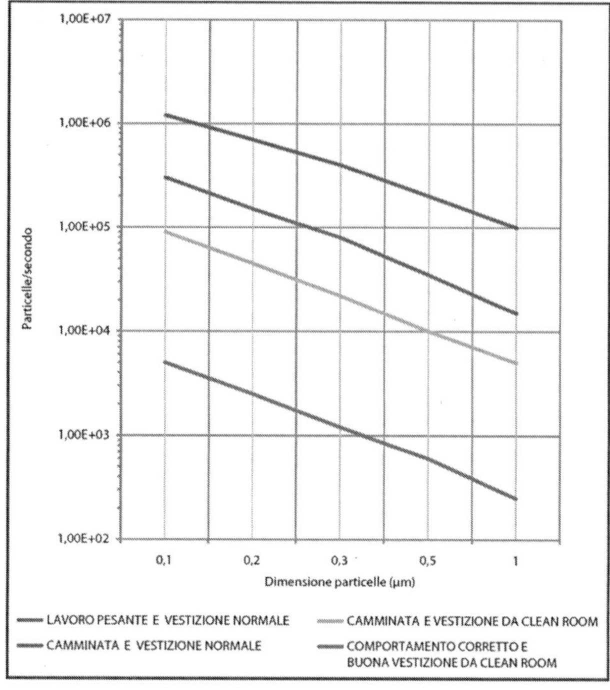

Fig. 7.10 Livelli di contaminazione (particelle al secondo) e dimensioni del particolato (μm) in diverse situazioni (scala logaritmica). (Modificata da ISPE [10])

grado di trattenere una frazione sostanziale di particelle della dimensione a maggiore penetrazione (MMPS, Most Penetrating Particle Size). La Tabella 7.1 presenta la classificazione dei filtri assoluti ad alta (H) e altissima (U) efficienza secondo la norma EN 1822-1 [11]. I filtri sono valutati in funzione della loro efficienza/penetrazione, mediata sulla superficie oppure misurata puntualmente. Le installazioni destinate ad ambienti sterili prevedono, come minimo, l'impiego di filtri di classe H13 o H14.

Tabella 7.1 Classificazione dei filtri secondo la norma EN 1822-1

Classe dei filtri	Valori globali[a] di rendimento		Valori locali[b] di rendimento	
	Efficienza (%)	Penetrazione (%)	Efficienza (%)	Penetrazione (%)
H10	85	15	–	–
H11	95	5	–	–
H12	99,5	0,5	–	–
H13	99,5	0,05	99,75	0,25
H14	99,995	0,005	99,975	0,025
U15	99,9995	0,0005	99,9975	0,0025
U16	99,99995	0,00005	99,99975	0,00025
U17	99,999995	0,000005	99,9999	0,0001

[a] Valore globale : Efficienza del filtro mediata sull'intera superficie filtrante in condizioni operative
[b] Valore locale : Efficienza di un singolo punto specifico in condizioni operative

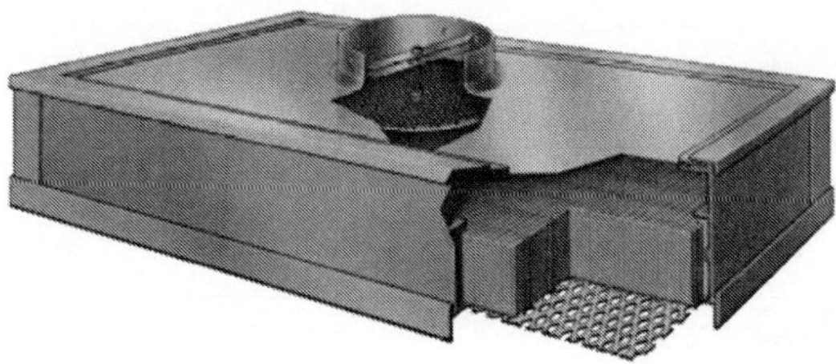

Fig. 7.11 Filtro a cassonetto

Le soluzioni impiantistiche utilizzabili per attrezzare la mandata dell'impianto di aria condizionata con filtri assoluti sono due:

- filtri installati nelle unità di trattamento aria e nei diffusori di aria delle clean room;
- filtri terminali installati nel controsoffitto della clean room.

Le due soluzioni differiscono per l'entità dell'investimento (in quanto, a parità di portata d'aria, la prima soluzione impiega un numero inferiore di filtri) e per il livello qualitativo ottenibile (la prima soluzione è idonea per clean room di classe non superiore alla D).

Nel caso dei filtri terminali, possiamo trovare quelli a cassonetto integrato (Fig. 7.11), in cui il canale di mandata dell'aria si raccorda direttamente all'imboccatura del cassonetto che viene semplicemente appoggiato al controsoffitto e quelli con serraggio al cassonetto; in questo caso il cassonetto è solidale al controsoffitto e collegato stabilmente al canale di mandata, mentre il filtro viene montato e serrato all'interno del cassonetto, generalmente a partire dalla clean room, attraverso una cornice e sistemi filettati. Nonostante il costo più elevato, il sistema a cassonetto integrato risulta preferibile per semplicità di montaggio ed efficacia di tenuta.

Al momento della scelta del sistema filtrante è opportuno ricordare che si dovranno eseguire sia la verifica on site della corretta installazione sia i controlli periodici dell'efficienza (*leak test*), in entrambi casi mediante aerosol misurabile in concentrazione a monte e a valle del setto; l'impianto dovrà quindi essere predisposto per l'immissione di aerosol e il filtro (oppure il cassonetto) dovrà consentire una connessione per la misura della concentrazione di aerosol a monte del filtro. Lo schema sintetico del test è riportato in Fig. 7.12.

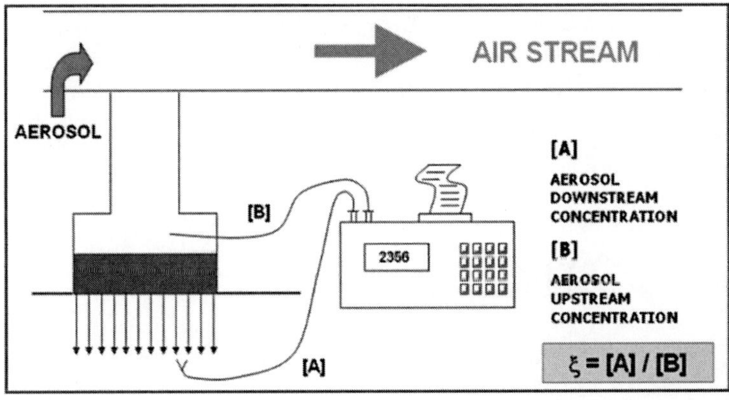

Fig. 7.12 Schema del test per il controllo dei filtri (*leak test*)

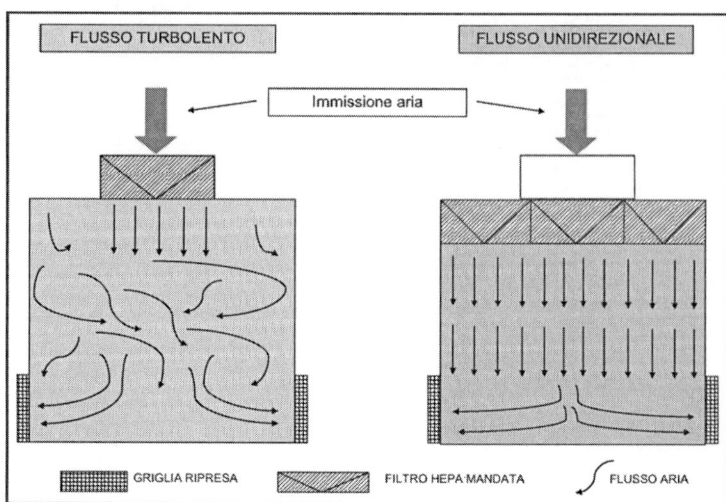

Fig. 7.13 Rappresentazione schematica dei moti dell'aria nel flusso turbolento e in quello unidirezionale

Le valutazioni sui flussi di aria si concentrano sul *regime* di flusso, *unidirezionale* oppure *turbolento*, e –nel secondo caso – sulla *portata* necessaria per gli scopi prefissati.

Lo schema in Fig. 7.13 esemplifica i due regimi, che differiscono quindi per la modalità del meccanismo di "pulizia" dell'aria: il flusso turbolento sostanzialmente diluisce la contaminazione presente, mentre quello unidirezionale la sposta.

Il flusso turbolento è ottenuto posizionando opportunamente i diffusori nel controsoffitto e recuperando l'aria dal basso. Possono essere realizzate altre tipologie di installazioni, per applicazioni particolari, modificando la direzione di flusso da verticale a orizzontale, oppure posizionando in alto le riprese.

Il flusso unidirezionale realizza un fronte compatto di aria a velocità omogenea e costante (suggerita sul piano di lavoro nel range 0,36 ÷ 0,54 m/sec [2]) e richiede, quindi, una superficie filtrante e un confinamento sul perimetro di flusso per impedire la dispersione e il trascinamento, oltre a idonei punti o linee di ripresa disposti in maniera da minimizzare le alterazioni del flusso. Nelle applicazioni per medicina nucleare, questo tipo di flussi è riservato agli ambienti o alle aree a elevato rischio di contaminazione per il prodotto – come l'interno dell'isolatore nella zona di riempimento e le posizioni in cui il flacone è aperto – e sono generalmente definiti di classe A. Nella progettazione di aree a flusso unidirezionale è buona pratica considerare le operazioni che l'operatore vi eseguirà, per evitare di accentuare il rischio di contaminazioni proprio da parte dell'operatore.

Tabella 7.2 Frequenza dei ricambi d'aria in relazione alla classificazione degli ambienti

Classe	Ricambi orari (vol/h)
D	20
C	30-40
B	50-60

Mentre nel caso del flusso unidirezionale la definizione della velocità sul piano di lavoro rappresenta un parametro di per sé esaustivo, nel caso del regime turbolento la portata, ovvero la quantità di aria, gioca un ruolo sostanziale nell'azione di diluizione. La buona pratica ingegneristica introduce quindi il parametro del *ricambio orario* (ovvero la portata oraria divisa per il volume del locale) e lo pone in relazione con il grado di classificazione di progetto. A titolo puramente indicativo si può fare riferimento alla Tabella 7.2, ma nella pratica è necessario ricordare che sulla valutazione del numero di ricambi orari possono influire anche altri fattori, quali carichi termici generati nell'ambiente, numero e operatività degli addetti, disposizione di macchine e impianti.

7.4 Finiture degli ambienti per la produzione di radiofarmaci

Gli ambienti per la produzione di radiofarmaci devono essere progettati, realizzati e mantenuti in maniera da minimizzare il rischio di introduzione e generazione di contaminazione. La qualità e il tipo dei materiali impiegati nella realizzazione della clean room, oltre che i mezzi impiegati per la pulizia, rappresentano un aspetto critico per il controllo della contaminazione. In particolare, tutti gli ambienti devono essere realizzati e mantenuti in modo da garantire la massima protezione nei confronti dell'ingresso di insetti e animali (assenza di crepe, interstizi ecc.). Pertanto non si può ammettere che gli ambienti coinvolti nella produzione si affaccino direttamente all'esterno, né che siano aperte finestre.

Dal punto di vista costruttivo le clean room devono essere realizzate con pavimenti e pareti facilmente lavabili con i comuni sistemi detergenti senza dare luogo a rilascio particellare; le installazioni tecniche quali riprese, tubazioni, lampade, prese elettriche, devono essere realizzate e montate in modo da non dare luogo a recessi difficilmente pulibili.

Tra le soluzioni comunemente adottate citiamo i pavimenti ricoperti in PVC a quadrotti saldati, come le pareti in cartongesso rivestite da PVC in teli, oppure realizzate in moduli autoportanti con finitura esteriore in resina melamminica, alluminio, o altri materiali idonei. Particolare attenzione deve essere posta ai raccordi tra il pavimento e le pareti e tra queste e il controsoffitto (Fig. 7.14). Normalmente nei locali si creano angoli a 90° di difficile pulizia, ma con l'ausilio di opportuni raccordi è possibile generare sgusce facilmente pulibili e continue. I concetti base che regolano la realizzazione di una clean room sono quindi la complanarità e l'assenza di recessi e asperità che possano favorire l'accumulo di sporco (polvere, microrganismi ecc.) e impedire un'efficace pulizia.

Un altro punto critico è rappresentato dalle porte. Vanno evitate le porte scorrevoli, che generano un recesso irraggiungibile e lo mettono in contatto con l'ambiente di lavoro. Sono preferibili cerniere a vista, più facilmente ispezionabili e pulibili di quelle a scomparsa. Per le movimentazioni va considerato che il pomello di apertura della porta, frequentemente toccato dall'operatore, è un ulteriore punto critico e costituisce un potenziale veicolo di contaminazione microbica.

Si suggerisce l'impiego di pomelli senza recessi o serrature e di meccanismi di apertura con serrature temporizzabili gestite da elettrocalamite con gli appositi sistemi di richiamo e bloccaggio, che migliorano e gestiscono la separazione tra due ambienti interfacciati da un air-lock (o bussola). L'air-lock è provvisto di due porte; per svolgere la propria funzione di separazione tra due ambienti, non può consentire l'apertura contemporanea

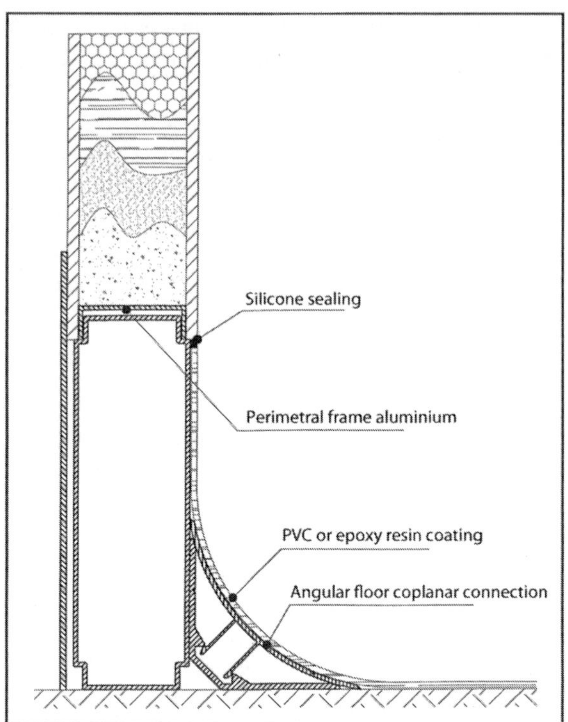

Fig. 7.14 Esempio di raccordo tra parete e pavimento (particolare)

di entrambe le porte. Almeno nei casi di maggiore criticità (accesso in classe B), l'apertura della seconda porta dovrebbe avvenire dopo un tempo sufficiente per assicurare la pulizia dell'aria contenuta nella bussola stessa.

7.5 Apparecchiature asservite alla clean room per il controllo della contaminazione

Il *pass through box* è un dispositivo che realizza un microambiente attraverso cui avviene il passaggio di materiali tra due locali adiacenti a diverso grado di classificazione (Fig. 7.15). Il pass through box è dotato di doppia porta interbloccata, può essere provvisto di sistema di flusso unidirezionale e di dispositivi di sanitizzazione, quali lampade UV o distributori di H_2O_2. Il pass through box, può essere utilizzato per gestire flussi di materiali da un ambiente a maggiore contaminazione ammessa verso uno più pulito e/o viceversa. In ogni caso dovrà assicurare il mantenimento di un valore di pressione differenziale tra gli ambienti che divide, in ciascuna fase del suo funzionamento. Qualora sia impiegato per trasferire materiali nella clean room, Il pass through box sarà dotato di flusso unidirezionale atto a effettuare il lavaggio dei materiali inseriti al suo interno, con durata prestabilita; i materiali saranno appoggiati su un piano forellinato per ridurre al minimo le perturbazione dell'aspirazione dell'aria.

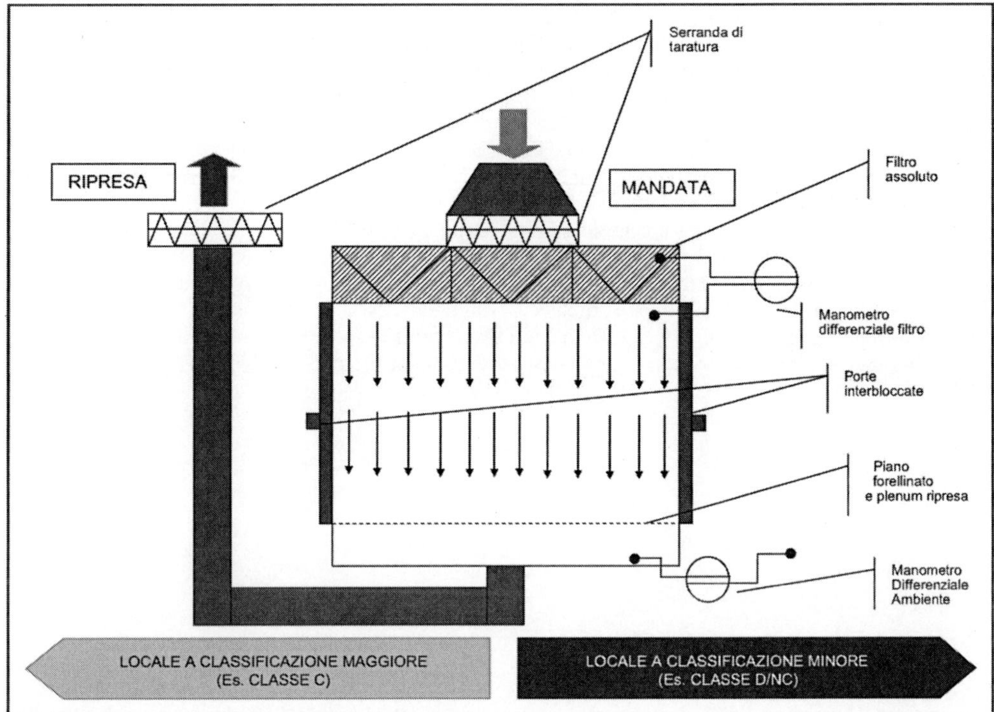

Fig. 7.15 Schema di funzionamento di un pass through box

In medicina nucleare, possono essere utilizzate anche le cappe (cabinet) sia a flusso laminare sia a protezione biologica (biohazard), ma solo per alcune attività a basso rischio radioattivo, in considerazione del ridotto grado di schermatura di tali dispositivi [12].

Bibliografia

1. Farmacopea Ufficiale della Repubblica Italiana, XII ed. Norme di Buona Preparazione dei Radiofarmaci per Medicina Nucleare
2. EudraLex - The rules governing medicinal products in the European Union. Volume 4 - EU Guidelines for good manufacturing practices (GMP) for medicinal products for human and veterinary use Annex 1: Manufacture of sterile medicinal products (revision November 2008) http://ec.europa.eu/health/files/eudralex/vol-4/2008_11_25_gmp-an1_en.pdf
3. International Organization for Standardization. ISO 14644 Cleanrooms and associated controlled environments – Part 1: Classification of air cleanliness
4. International Organization for Standardization. ISO 14644 Cleanrooms and associated controlled environments – Part 2: Specification for testing and monitoring to prove continued compliance with ISO 14644-1
5. International Organization for Standardization. ISO 14644 Cleanrooms and associated controlled environments – Part 4: Design, construction and start-up
6. International Organization for Standardization. ISO 14644 Cleanrooms and associated controlled environments – Part 5: Operations

7. International Organization for Standardization. ISO 14698 Cleanrooms and associated controlled environments – Biocontamination control. Part 1: General principles and methods
8. International Organization for Standardization. ISO 14698 Cleanrooms and associated controlled environments – Biocontamination control. Part 2: Evaluation and interpretation of biocontamination data
9. International Organization for Standardization. ISO 14698 Cleanrooms and associated controlled environments – Biocontamination control. Part 3: Measuraments of the efficiency of processes of cleaning and/or disinfection of inert surfaces bearing biocontaminated wet soiling or biofilms
10. International Society for Pharmaceutical Engineering (1999) ISPE Baseline Pharmaceutical Engineering Guides – Volume 3: Sterile Manufacturing Facilities, First Edition Jan 1999
11. European Committee for Standardization. EN 1822-1 High efficiency air filters (EPA, HEPA and ULPA) – Part 1: Classification, performance testing, marking
12. World Health Organization (1995) Manuale di biosicurezza in laboratorio (edizione italiana a cura dell'Istituto Superiore di Sanità). Annali dell'Istituto Superiore di Sanità vol. 31, suppl. al n. 2

8 Convalide e qualifiche: attrezzature e impianti

S. Temperini, B. Paiola

Indice dei contenuti

8.1 Il progetto di qualifica

La produzione di radiofarmaci è regolata dalle Norme di Buona Preparazione dei Radiofarmaci per Medicina Nucleare (NBP-MN) [1] che, fissando ben definiti standard qualitativi, richiedono:

- l'esecuzione di test di *qualifica* e *convalida*, al fine di valutare l'efficienza funzionale e prestazionale sia degli ambienti sia delle apparecchiature e degli impianti;
- l'implementazione e il mantenimento di un sistema di riqualifica periodica per mantenere lo *stato qualificato*.

A questo scopo, occorre seguire un flusso logico sin dalle prime fasi di progettazione, ristrutturazione e successiva convalida indicate nel diagramma della Fig. 8.1, in modo che si possa giungere alla realizzazione di una struttura dotata di tutti i requisiti necessari. Il diagramma indica, infatti, il percorso critico nelle macrofasi di ingegneria, ristrutturazione, avviamento, validazione e mantenimento, da svolgere per ogni apparecchiatura o impianto critico, secondo una sequenza cronologica. Tale diagramma è comunque applicabile, limitatamente alle fasi di qualifica, anche in caso di una Medicina Nucleare esistente, non soggetta a ristrutturazione.

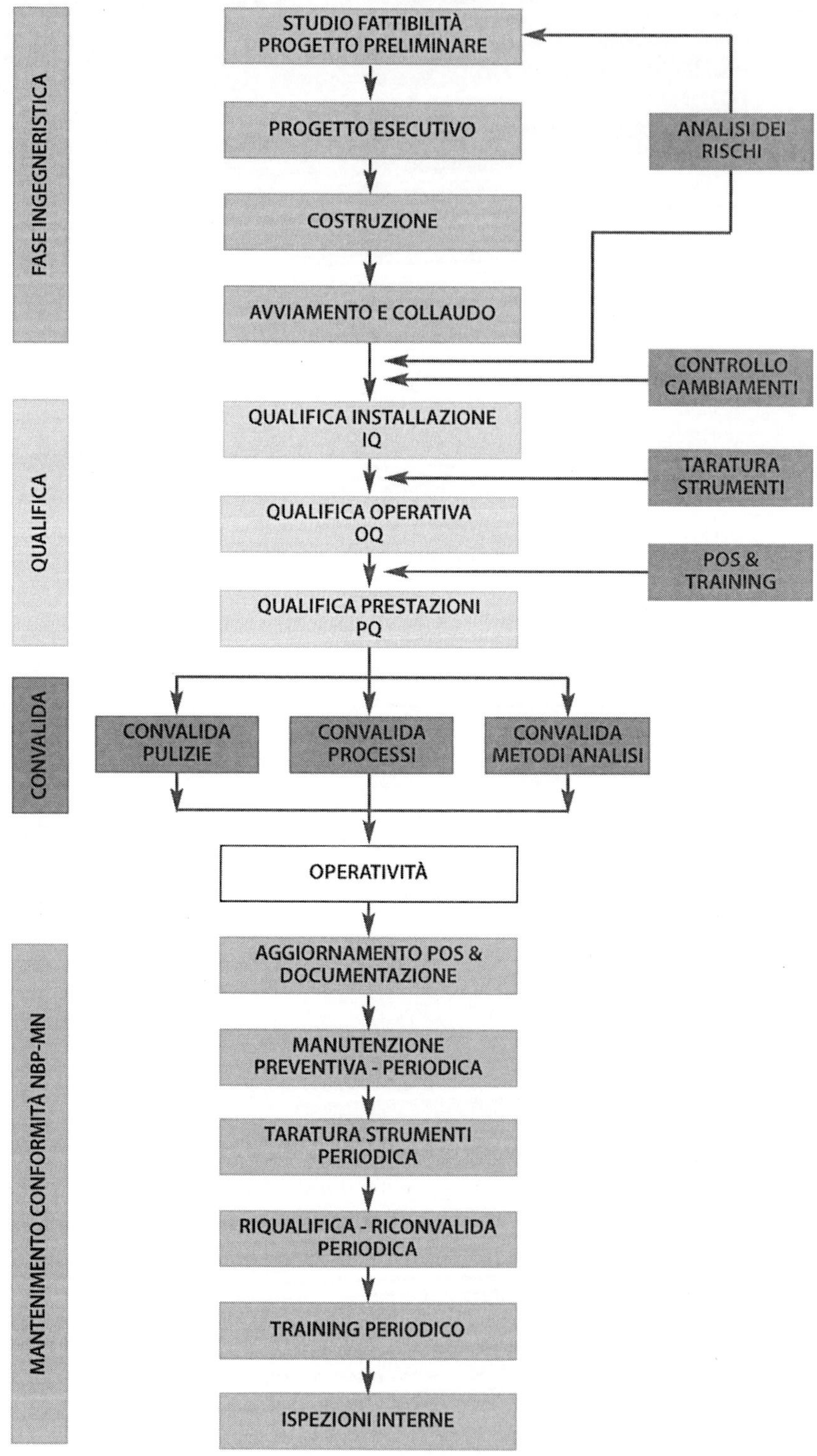

Fig. 8.1 Diagramma temporale delle attività di progettazione e convalida

Tabella 8.1 Differenti approcci di qualifica

Matrice di qualifica		
Attività / Impianto	**Approccio minimale**	**Approccio completo**
Piano di verifica funzionale	–	X
Isolatore / Celle di contenimento	X	X
Sistema di condizionamento HVAC	X	X
Pass box	X	X
Cappe LAF / Biohazard	X	X
Frazionatori e moduli di sintesi	X	X
Ambienti e struttura (architettonico)	–	X
Piano di taratura strumentazione	–	X
Taratura strumentazione	X	X

Alla luce di quanto sopra, è necessario pertanto eseguire in prima istanza (fase 1, allo start-up) le seguenti attività.

a. *Realizzazione di un piano di verifica funzionale per la struttura*
b. *Qualifica degli ambienti e delle apparecchiature tipiche per la medicina nucleare*:
   - isolatore/celle di contenimento
   - sistema di condizionamento HVAC
   - pass box
   - cappe LAF/Biohazard
   - frazionatori e moduli di sintesi
   - ambienti e struttura (architettonico)
c. *Verifica delle tarature degli strumenti critici e piano di taratura*

L'approccio sopra riportato è da considerare omnicomprensivo in rapporto alle NBP, in termini sia di attività sia di sistemi. Chiaramente, possono anche essere ipotizzati approcci differenti a seconda delle produzioni di radiofarmaci previste.

Il principio fondamentale che può essere applicato in questo caso è quello tipico dell'analisi del rischio, che permette di classificare i processi in base alla loro criticità, a partire da quelli meno critici (per esempio, preparazione kit) fino ad arrivare a quelli che con un grado di rischio potenzialmente maggiore (per esempio, preparazioni estemporanee, incluse le marcature cellulari).

Mediante questo approccio, è possibile riassumere in una tabella (Tabella 8.1) le attività da eseguire in funzione delle varie produzioni; tali attività dovrebbero essere comunque sempre contestualizzate in relazione alle specificità di ogni singola struttura e affrontate con una metodologia di analisi del rischio.

8.2 Piano di verifica funzionale

Il processo di accreditamento si basa sul riconoscimento che le attività della medicina nucleare siano condotte garantendo la qualità del prodotto finito e rispettando le norme di pertinenza in vigore; per tali ragioni, si reputa indispensabile non solo la qualifica della struttura e delle apparecchiature, ma anche la gestione complessiva del processo di accreditamento in qualità. L'idea di una gestione globale dell'unità di Medicina Nucleare è la base su cui si sviluppano le NBP-MN, per cui risulta essenziale la messa a punto di un piano strategico di qualifica della struttura. Tale idea di gestione di qualità globale pianificata, è ormai consolidata in tutti gli ambiti associati ai prodotti farmaceutici (in ottica ISO, come NBP o GMP).

In linea con questa strategia, l'approccio al progetto prevede la realizzazione di un documento di impostazione (*piano di verifica funzionale/qualifica*), la cui struttura sarà in linea con l'Annex 15 delle Good Manufacturing Practices (GMP) europee [2] mantenendone lo spirito e lo scopo.

> All validation activities should be planned. The key elements of the validation programme should be clearly defined and documented in a validation master plan (VMP) or equivalent documents.

Il piano di verifica funzionale/qualifica va inteso, quindi, come il documento che descrive gli approcci e la metodologia per la qualifica e la convalida di sistemi, attrezzature, processi e ogni altro elemento critico relativo al progetto in questione. Tale documento dovrà permetterà di definire:
- razionali e approccio di verifica, valutandone l'impatto organizzativo e il costo;
- criticità di quanto può essere oggetto di verifica;
- ruoli e responsabilità per ciascuna attività di verifica e per le diverse funzioni coinvolte.

Il piano potrà comprendere, indicativamente, le seguenti sezioni:

a. *Parte introduttiva e descrittiva della struttura*
b. *Definizione della strategia di qualifica e delle responsabilità connesse*
c. *Riferimenti normativi*
d. *Sistemi da qualificare e relative modalità*
e. *Periodicità della qualifica/riqualifica*

8.3 Qualifica di ambienti e apparecchiature

La qualifica dovrà essere eseguita sui sistemi, sulle apparecchiature e sui servizi "critici" che hanno o che possono avere un impatto diretto sulla qualità, purezza ed efficacia dei medicinali. Tutte le prove e verifiche da eseguire dovranno avvenire con modalità stabilite in appositi protocolli di qualifica, che saranno redatti in accordo a quanto stabilito dalle vigenti normative nazionali e internazionali (per esempio, ISO 14644 [3, 4] per le aree classificate). Per le apparecchiature di produzione, riportiamo di seguito un esempio di tabella di qualifica da considerarsi di riferimento per le attività.

La *qualifica dell'installazione* (IQ) ha lo scopo di verificare sul campo che tutti i componenti di un sistema siano quelli dettagliati nelle specifiche tecniche, che siano correttamente installati, identificati ecc. Si deve verificare, inoltre, che il sistema sia dotato di documentazione tecnica, informazioni e/o identificazioni sufficienti per poter essere preso in carico dai sistemi di gestione e controllo (produzione, manutenzione, qualità ecc.).

Tabella 8.2 Matrice di qualifica

Apparecchiature/Impianti: protocolli					
Descrizione	**TAR**	**IQ**	**OQ**	**PQ**	**Micro**
Isolatore/Celle di contenimento	X	X	X	(+)	(+)
Sistema di condizionamento e ambienti	X	X	X	(+)	(+)
Pass box ventilati	X	X	X	(+)	(+)
Cappe LAF/Biohazard	X	X	X	X	X
Frazionatori e moduli di sintesi	X	X	X	X	–
Finiture e struttura (architettonico)	X	X	–	–	–

X attività necessaria, (+) solo per aree classificate, – non applicabile.

La *qualifica operativa* (OQ) ha lo scopo di dimostrare che il sistema in oggetto e tutti i suoi componenti funzionino in accordo alle specifiche e risultino in grado di provvedere al controllo dei parametri operativi, negli intervalli previsti dall'utilizzatore in funzione dei propri processi.

La *qualifica prestazionale* (PQ) ha lo scopo di dimostrare che il sistema in oggetto sia in grado di operare, in modo continuo e riproducibile, in conformità alle specifiche previste dal processo.

Per questa fase, sarà verificato che tutti i sistemi critici forniscano le adeguate prestazioni e condizioni ambientali (per esempio cappe) necessarie per l'espletamento delle produzioni stesse; tale attività sarà completata dalla susseguente fase di convalida dei processi produttivi (per esempio, Media Fill) in accordo a quanto richiesto dall'Annex 1 delle GMP europee [5]:

> In operation classification may be demonstrated during normal operations, simulated operations or during media fills as worst-case simulation is required for this. EN ISO 14644-2 provides information on testing to demonstrate continued compliance with the assigned cleanliness classifications.

Nella Tabella 8.2 è riportato un riepilogo indicativo delle attività di qualifica da svolgere per le varie fasi con i test applicabili.

8.3.1 Qualifica dell'installazione

All'interno dei protocolli di IQ (dedicati per tipologia di sistemi) sarà verificata la conformità con i requisiti di installazione del costruttore e dell'utente; tali protocolli presenteranno, indicativamente, i test descritti di seguito.

Parti generali

- *Approvazione* Sezione nella quale sono identificati e devono apporre le proprie firme i membri del personale preposti all'approvazione del documento (sia "in bianco", prima dell'esecuzione, sia nello stato "eseguito").

- *Scopo, Obiettivo, Modalità della convalida, Riferimenti normativi e Responsabilità* Sezioni nelle quali sono stabiliti gli obiettivi del protocollo, le linee guida per la sua esecuzione e i riferimenti utilizzati per la redazione del documento (normativa, standard e linee guida applicabili ecc.), nonché le responsabilità dei vari enti coinvolti nella convalida.
- *Descrizione del sistema* Sezione dedicata alla descrizione completa ed esaustiva del sistema sottoposto a convalida, sia come parte generale sia come sistema di controllo. Sono altresì indicate le utenze necessarie al funzionamento dell'apparecchiatura.

Parti esecutive

- *Verifica della documentazione dell'apparecchiatura* Verifica della documentazione esistente sul sistema e della sua applicabilità.
- *Verifica dell'inserimento dell'apparecchio nel piano di taratura* Verifica dell'identificazione della strumentazione critica e della presenza di un eventuale piano di gestione delle attività di taratura.
- *Verifica dell'installazione del sistema* Identificazione e verifica dei principali componenti del sistema, tracciandone le caratteristiche principali. Per il sistema di controllo si valuta l'installazione dei vari componenti hardware e software (se applicabile) e dell'interfaccia operatore.
- *Verifica delle utilities* Identificazione e verifica delle utilities necessarie al corretto funzionamento del sistema.

Va sottolineato che all'interno del protocollo di IQ relativo agli ambienti/condizionamenti potrebbe essere valutata, nell'ipotesi di un approccio completo, la conformità degli ambienti e delle finiture a quanto riportato nelle specifiche; in particolare, la sezione avrà lo scopo di:

- assicurare che i disegni e la documentazione "in revisione finale" rappresentino fedelmente l'installazione dei componenti architettonici del reparto in esame;
- evidenziare e documentare che il reparto sia costruito in accordo con le specifiche approvate, le raccomandazioni dei costruttori e le appropriate normative.

8.3.2 Qualifica operativa

All'interno dei protocolli di OQ sarà verificato il corretto funzionamento dei parametri e operatività critiche del sistema. Le parti esecutive dei protocolli di Operational Qualification variano molto a seconda delle tipologie di sistema da qualificare e saranno personalizzate con test per la verifica delle funzionalità critiche delle singole apparecchiature; riportiamo alcuni esempi, di tipo indicativo, per tipologia di apparecchiatura.

Isolatore/Celle di contenimento

- *Verifica degli allarmi del sistema* Viene testata la funzionalità degli allarmi del processo, il prodotto e il sistema verificandone le modalità di intervento, quelle di ripristino e gli effetti generati dall'allarme stesso.
- *Verifica dell'integrità dei filtri HEPA e della pressione differenziale* Viene testata l'integrità e la tenuta dei filtri HEPA installati sul sistema con metodo fotometrico; contestualmente viene verificato il differenziale di pressione tra monte e valle del filtro.

- *Verifica della pressione differenziale operativa* Viene verificato il corretto bilanciamento del sistema, in termini di pressioni differenziali e conseguenti flussi d'aria in condizioni operative.
- *Verifica della tenuta delle guarnizioni* Viene verificata la corretta tenuta delle guarnizioni attraverso un test di tenuta pressione del sistema; il test è applicabile sia per la parte superiore dell'apparecchiatura sia per quella inferiore.
- *Verifica della portata dell'aria e dei ricambi orari* Viene verificata la potenzialità del sistema in termini di portata d'aria e conseguenti ricambi orari.
- *Verifica della contaminazione particellare "at rest"* Viene verificato, su singolo run, il grado di contaminazione particellare del sistema in assenza di attività.

Per un approccio più completo, è opportuno eseguire anche le seguenti verifiche.

- *Verifica dell'interfaccia operatore del sistema e delle pagine grafiche* Viene testata la funzionalità dei dispositivi di interfaccia operatore per ogni singola unità e, contemporaneamente, la rispondenza alle specifiche delle pagine grafiche delle interfacce.
- *Verifica del tempo di decay e recovery* Viene verificato il tempo che impiega il sistema a uscire dalle condizioni di specifica conseguentemente a una apertura del vano di accesso e del tempo di rientro in condizioni operative al riavvio. Il test è ripetuto solo per le aree critiche.

HVAC e pass box

- *Verifica dell'integrità dei filtri HEPA* Viene testata l'integrità e la tenuta dei filtri HEPA installati sul sistema, con metodo fotometrico.
- *Verifica della portata dell'aria e dei ricambi orari* Viene verificata la potenzialità del sistema di condizionamento, in termini di portata d'aria e conseguenti ricambi orari nella clean room.
- *Verifica della pressione differenziale e dei flussi d'aria tra i locali* Viene verificato il corretto bilanciamento del sistema in termini di pressioni differenziali e conseguenti flussi d'aria tra i locali.
- *Verifica della contaminazione particellare "at rest"* Viene verificato il grado di contaminazione particellare della clean room in assenza di attività. Il test sarà eseguito a scopo informativo su un run.
- *Verifica del corretto andamento del flusso d'aria nella zona a flusso unidirezionale (pass box)* Si verifica che all'interno dell'area di lavoro del pass box il flusso d'aria non presenti punti morti e/o riflussi. Il test ha inoltre l'obiettivo di verificare che l'aria esterna alla cappa non penetri all'interno dell'area di lavoro.

Per un approccio più completo, è opportuno eseguire anche le seguenti verifiche.

- *Verifica del tempo di decay e recovery* Viene verificato il tempo di uscita dalle condizioni di specifica relative alla contaminazione particellare e al suo rientro in classe.
- *Verifica degli allarmi critici del sistema* Viene testata la funzionalità degli allarmi ritenuti critici per il processo, il prodotto e il sistema, verificandone le modalità di intervento, quelle di ripristino e gli effetti generati dall'allarme stesso (se applicabile).
- *Verifica del comportamento durante le cadute di tensione e successivamente al ripristino* Il test consiste nel togliere tensione al sistema verificando che, al momento del ripristino, il comportamento dello stesso sia conforme a quanto riportato nelle specifiche e/o manuali d'uso.

Cappe LAF/Biohazard

- *Verifica dell'integrità dei filtri HEPA* Viene testata l'integrità e la tenuta dei filtri HEPA installati sul sistema, con metodo fotometrico.
- *Verifica della velocità dell'aria* Viene verificata la potenzialità del sistema in termini di portata d'aria, in modo da dimostrare la laminarità e il corretto bilanciamento del sistema.
- *Verifica del corretto andamento del flusso d'aria nella zona a flusso unidirezionale* Si verificare che, all'interno dell'area di lavoro della cappa, il flusso d'aria non presenti punti morti e/o riflussi. Il test ha inoltre l'obiettivo di verificare che l'aria esterna alla cappa non penetri all'interno dell'area di lavoro.
- *Verifica della contaminazione particellare "at rest"* In questo test viene verificato il grado di contaminazione particellare della cappa, in assenza di attività.

Per un approccio più completo, è opportuno eseguire anche le seguenti verifiche.

- *Verifica degli allarmi critici del sistema* Viene testata la funzionalità degli allarmi ritenuti critici per il processo, il prodotto e il sistema, verificandone le modalità di intervento, quelle di ripristino e gli effetti generati dall'allarme stesso (se applicabile).
- *Verifica del comportamento durante le cadute di tensione e successivamente al ripristino* Consiste nel togliere tensione al sistema verificando che, al momento del ripristino, il comportamento dello stesso sia conforme a quanto riportato nelle specifiche e/o manuali d'uso.

Moduli di riempimento/sintesi

- *Verifica degli allarmi critici del sistema* Viene testata la funzionalità degli allarmi ritenuti critici per il processo, il prodotto e il sistema, verificandone le modalità di intervento, quelle di ripristino e gli effetti generati dall'allarme stesso (se applicabile).
- *Verifica della funzionalità pompe e linee* Deve essere testata la funzionalità delle pompe di alimentazione/dosaggio e di tutti i dispositivi di controllo in funzione delle linee e valvole presenti, contemplando anche un test di pressione delle linee stesse.
- *Verifica del volume di riempimento* Viene testata la funzionalità della apparecchiature, in termini di accuratezza e ripetibilità del volume di riempimento, per mezzo di un opportuno placebo a densità similare. Il test dovrà essere ripetuto ai volumi di riempimento minimo, medio e massimo per almeno tre ripetizioni per dare una valenza statistica di ripetibilità.
- *Verifica della movimentazione automatica* Deve essere testata la funzionalità delle movimentazioni automatiche in modo da dimostrare che tutti i componenti siano correttamente manipolati, senza rotture o danneggiamenti e che vengano posizionati nelle giuste sedi (per esempio, flaconi nel piombo).

Per un approccio più completo, è opportuno eseguire anche le seguenti verifiche.

- *Verifica del comportamento durante le cadute di tensione e successivamente al ripristino* Consiste nel togliere tensione al sistema verificando che, al momento del ripristino, il comportamento dello stesso sia conforme a quanto riportato nelle specifiche e/o manuali d'uso.
- *Verifica dell'interfaccia operatore del sistema e delle pagine grafiche* Viene testata la funzionalità dei dispositivi di interfaccia operatore per ogni singola unità e, contemporaneamente, la rispondenza alle specifiche delle pagine grafiche delle interfacce.

8.3.3 Qualifica delle prestazioni

All'interno dei protocolli di PQ sarà verificata la qualità delle prestazioni necessarie all'utente finale, mediante la "sfida" del sistema in condizioni produttive; tale fase è sostanzialmente riconducibile alle verifiche delle aree classificate attraverso i seguenti test, similari per tutti i sistemi di protezione e condizionamento ambientale (celle, isolatori, HVAC, pass box, cappe eccetera).

- *Verifica della contaminazione particellare "in operational"* Si verifica il grado di contaminazione particellare dell'area classificata in presenza o simulazione di attività.
- *Verifica della contaminazione microbica dell'aria con modalità dinamica* Il monitoraggio dell'aria in modalità dinamica viene effettuato utilizzando un campionatore d'aria che permette l'esposizione di una piastra agarizzata sterile preriempita con TSA (Tryptic Soy Agar) a un volume d'aria di 1 m^3.
- *Verifica della contaminazione microbica dell'aria con modalità statica* Il monitoraggio dell'aria in modalità statica viene effettuato utilizzando piastre a sedimentazione del diametro di 90 mm. Tali piastre vengono esposte per 4 ore, in modo da permettere la sedimentazione sul terreno di coltura TSA (Tryptic Soy Agar).
- *Verifica della contaminazione microbica delle superfici* Il controllo microbiologico delle superfici viene effettuato utilizzando piastre di 55 mm agarizzate tipo "Contact Plate" sterili, preriempite con TSA (Tryptic Soy Agar) contenenti disattivante.

8.4 Verifica della taratura della strumentazione

8.4.1 Piano di taratura

Nel panorama di queste produzioni il processo di misura è considerato altamente critico, in quanto il valore di una grandezza fisica può direttamente influenzare la qualità del prodotto. Questo principio è chiaramente enunciato sia nelle GMP europee [6] sia nelle NBP-MN [1], che recitano:

> Gli strumenti di processo e misura (incluse le loro parti informatizzate) considerati critici per la qualità del radiofarmaco [...] devono essere periodicamente controllati e calibrati secondo programmi di uso e manutenzione (Capitolo 5: Laboratorio e attrezzature).

Pertanto, occorre definire un piano di taratura della strumentazione critica che impatta sulla qualità del prodotto. Il suddetto piano costituirà la base delle iniziali e future attività di verifica della taratura e conterrà, indicativamente, i seguenti dati salienti:

a. Identificazione univoca della strumentazione
b. Caratterizzazione delle catene di misura in termini di:
   - tipologia della catena di misura
   - ampiezza della scala/risoluzione
   - range operativi
c. Intervallo di verifica della taratura
d. Procedure di verifica della taratura
e. Periodicità delle verifiche.

8.4.2 Verifica della taratura della strumentazione critica

La verifica della taratura della strumentazione critica deve essere eseguita utilizzando la strumentazione di riferimento regolarmente sottoposta a verifica dell'allineamento presso centri SIT (Sistema Italiano di Taratura) e corredata di certificazione, in accordo a quanto previsto dalle normative di riferimento (NBP-MN). Solitamente, la verifica di taratura dovrà essere effettuata preventivamente o contestualmente alle attività di riqualifica e può essere demandata all'esterno, previo mantenimento delle caratteristiche sopra indicate; anche se la responsabilità del controllo rimane formalmente del responsabile della struttura di Medicina Nucleare. Le operazioni di taratura e i risultati dovranno essere documentati in apposti report, completi sia dal punto di vista tecnico sia da quello di qualità formale.

8.5 Riqualifica

Lo scopo del processo di riqualifica è monitorare i propri sistemi produttivi attraverso la ripetizione di test di qualifica, in modo da valutare nel tempo lo stato e le prestazioni del sistema. I test da ripetere saranno quindi quelli che forniscono un'indicazione sullo stato del sistema attraverso l'acquisizione di dati e parametri "critici" per il processo.

Le attività di riqualifica devono essere impostate nel rispetto delle normative applicabili e sono necessarie per mantenere lo *stato qualificato*; la mancanza di uno dei fattori schematizzati in Fig. 8.2 potrebbe portare a un abbassamento della qualità della struttura rilevabile nelle ispezioni di routine.

Come per la prima qualifica, occorre programmare e gestire tali attività: se presente, il piano di prima qualifica può contenere uno specifico capitolo per la gestione delle riqualifiche periodiche; in caso contrario, può essere implementata una specifica procedura di riqualifica.

Un'indicazione delle scadenze di riqualifica, in riferimento ai controlli periodici sulla contaminazione particellare per le aree classificate, è chiaramente fornita dalla norma ISO 14644-2 [4], come riportato in Tabella 8.3. Tale normativa fornisce inoltre un'ipotesi di pianificazione delle attività di riqualifica, riassunta in Tabella 8.4.

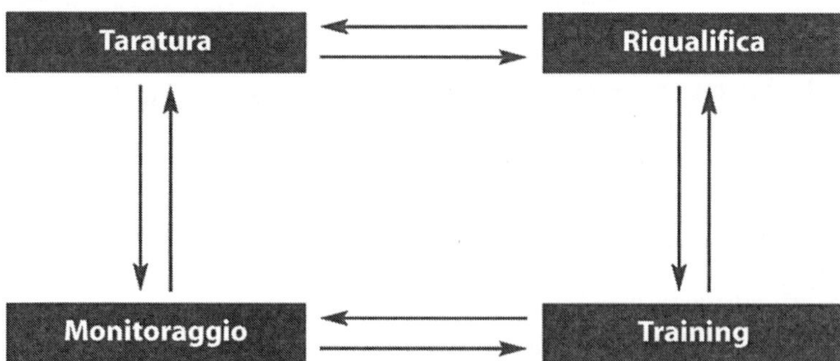

Fig. 8.2 Fattori critici di mantenimento

Tabella 8.3 Frequenze di riqualifica: verifica della contaminazione particellare

Classificazione	Massimo intervallo temporale	Metodo
≤ISO Classe 5	6 mesi	Annex B in ISO 14644-1:1999
> ISO Classe 5	12 mesi	Annex B in ISO 14644-1:1999

Nota: La verifica della contaminazione particellare viene in genere eseguita in condizioni operative, ma può anche essere condotta "at rest", in accordo con la classificazione ISO assegnata.
(Traduzione da ISO 14644-2)

Tabella 8.4 Tempistiche delle attività di riqualifica

Tempistica	Descrizione attività
Iniziale	– Implementazione protocolli riqualifica – Implementazione SOP di riqualifica (se non presente gestione nel piano iniziale)
Semestrale	– Monitoraggio particellare e microbiologico aree classificate A e B – Monitoraggio particellare e microbiologico cappe
Annuale	– Riqualifica aree classificate e non – Riqualifica cappe – Riqualifica pass box – Riqualifica frazionatori – Verifica della taratura della strumentazione

8.5.1 Step1 – iniziale

L'attività di redazione protocolli sarà necessaria solamente il primo anno (una tantum). Per le eventuali successive attività di riqualifica semestrali o annuali, saranno riutilizzati i protocolli già preparati. In quest'ottica, è consigliabile prevedere dei protocolli modulari, soprattutto nelle parti di reportistica ed esecutive, in modo da avere una migliore gestione dei dati di riqualifica con un limitato sforzo di tempo e risorse.

Nel caso si renda necessaria la redazione di una procedura operativa standard (POS) di riqualifica, questa dovrà gestire e formalizzare il processo di riqualifica per armonizzarlo all'interno del sistema di qualità della struttura. Tale documento identificherà, per i diversi sistemi, le attività e i singoli test da eseguire con le conseguenti scadenze di riqualifica, identificando le associate responsabilità e gli approcci operativi (interni o esterni).

8.5.2 Step2 – semestrale

Le attività semestrali sono imperniate sui monitoraggi delle aree a maggiore criticità (aree A e B) e delle cappe, ove vi sia comunque prodotto esposto; pertanto, si può ipotizzare di ripetere i seguenti test critici.

- Verifica della contaminazione particellare.
- Verifica della contaminazione microbica dell'aria con modalità dinamica.
- Verifica della contaminazione microbica dell'aria con modalità statica.
- Verifica della contaminazione microbica delle superfici.

Tabella 8.5 Test annuali da eseguire per tutte le classificazioni

Parametro	Massimo intervallo temporale	Metodo
Volume[a] o velocità del flusso d'aria	12 mesi	ISO 14644-3: –clause B.4
Pressione differenziale dei locali[b]	12 mesi	ISO 14644-3: –clause B.5

Nota: Questi test possono essere normalmente eseguiti in condizioni sia operative sia "at rest", in accordo con la classificazione ISO assegnata.

[a] Il volume del flusso d'aria può essere determinato con tecniche di misura della velocità o del volume.

[b] Questo test non si applica alle clean zones non completamente compartimentate

(Traduzione da ISO 14644-2)

8.5.3 Step3 – annuale

Le attività annuali sono imperniate sui test resi obbligatori dalla norma EN ISO 14644-2 [4] (Tabella 8.5); tali test forniscono prova del mantenimento della funzionalità dell'apparecchiatura attraverso la misurazione di un parametro critico.

Isolatore/Celle di contenimento

- Verifica dell'integrità dei filtri HEPA e della pressione differenziale.
- Verifica della pressione differenziale operativa.
- Verifica della tenuta delle guarnizioni.
- Verifica della portata dell'aria e dei ricambi orari.

HVAC e pass box

- Verifica dell'integrità dei filtri HEPA.
- Verifica della portata dell'aria e dei ricambi orari.
- Verifica della pressione differenziale e dei flussi d'aria tra i locali.

Cappe LAF/Biohazard

- Verifica dell'integrità dei filtri HEPA.
- Verifica della velocità dell'aria.
- Verifica del corretto andamento del flusso d'aria nella zona a flusso unidirezionale.

Moduli di riempimento/sintesi

- Verifica della funzionalità pompe e linee.
- Verifica del volume di riempimento.
- Verifica della movimentazione automatica.

All'atto della riqualifica annuale, vista la concomitanza con quella semestrale, dovranno essere ripetuti i test di conta particellare e microbica, in questo caso non solamente per le aree critiche, ma per tutte le aree classificate, come previsto dalla 14644-2 [4], con scadenza obbligatoria ogni 12 mesi.

Bibliografia

1. Farmacopea Ufficiale della Repubblica Italiana, XII ed. Norme di Buona Preparazione dei Radiofarmaci per Medicina Nucleare
2. EudraLex - The rules governing medicinal products in the European Union. Volume 4 - EU Guidelines for good manufacturing practices (GMP) for medicinal products for human and veterinary use Annex 15: Qualification and validation (July 2001) http://ec.europa.eu/health/files/eudralex/vol-4/pdfs-en/v4an15_en.pdf
3. International Organization for Standardization. ISO 14644 Cleanrooms and associated controlled environments – Part 1: Classification of air cleanliness.
4. International Organization for Standardization. ISO 14644 Cleanrooms and associated controlled environments – Part 2: Specification for testing and monitoring to prove continued compliance with ISO 14644-1
5. EudraLex - The rules governing medicinal products in the European Union. Volume 4 - EU Guidelines for good manufacturing practices (GMP) for medicinal products for human and veterinary use Annex 1: Manufacture of sterile medicinal products (revision November 2008) http://ec.europa.eu/health/files/eudralex/vol-4/2008_11_25_gmp-an1_en.pdf
6. EudraLex - The rules governing medicinal products in the European Union. Volume 4 - EU Guidelines for good manufacturing practices (GMP) for medicinal products for human and veterinary use Chapter 3.41: Premises and equipment http://ec.europa.eu/health/files/eudralex/vol-4/pdfs-en/cap3_en.pdf

Celle e frazionatori: aspetti tecnologici e mantenimento dell'asepsi

9

A. Trerè, D. Calì

Indice dei contenuti

9.1 Introduzione

La preparazione dei radiofarmaci deve essere effettuata in idonei ambienti all'interno delle unità di Medicina Nucleare, mediante strumentazioni atte a evitare che siano compromessi i requisiti base di qualità, sicurezza ed efficacia del medicinale radioattivo.

Per garantire la qualità dei radiofarmaci e ottenere costantemente medicinali conformi alle specifiche, è necessaria la creazione di un sistema di assicurazione di qualità e la dotazione di idonee attrezzature progettate per garantire sia il mantenimento dell'asepsi [1] sia la protezione degli operatori: questi sistemi si dividono in precise categorie a seconda del tipo di radiofarmaco da preparare (semplice o estemporaneo):

- cappe schermate a flusso laminare e biohazard;
- isolatori schermati;
- frazionatori automatici di dose.

Tutte queste attrezzature devono essere:

- progettate nel rispetto della normativa vigente nazionale ed europea;
- installate in locali classificati idonei;
- adeguatamente mantenute e convalidate;
- impiegate in modo corretto da operatori competenti, sulla base di procedure operative standard (POS) condivise e validate.

La qualità nella preparazione dei radiofarmaci. Giovanni Lucignani (a cura di)

Tabella 9.1 Rischio microbiologico delle preparazioni radiofarmaceutiche e relative attrezzature e aree di lavoro

Tipo di preparazione	Caratteristiche della preparazione	Tipo di attrezzatura	Classe del locale
Preparazione semplice	Preparazioni a minor rischio microbiologico	Cappa a flusso laminare di classe A	D
Preparazione estemporanea	Preparazione ad alto rischio microbiologico	Cappa a flusso laminare di classe A	B
Preparazione estemporanea	Preparazione ad alto rischio microbiologico	Isolatore Sterile	D

Se le condizioni sopra elencate sono rispettate, queste attrezzature rappresentano vere e proprie barriere, che riducono i rischi derivanti dalle radiazioni ionizzanti (impedendo la diffusione di elementi radioattivi e la contaminazione dell'operatore e dell'ambiente esterno) e allo stesso tempo garantiscono la qualità del prodotto radiofarmaceutico (prevenendo contaminazioni esterne e crociate e assicurando il mantenimento dell'asepsi).

Prima di analizzare ogni tipologia di attrezzatura è necessario identificare per quale tipo di preparazione farmaceutica ciascuna di esse è idonea: la Tabella 9.1 presenta una sintesi delle tipologie e delle condizioni di impiego delle attrezzature trattate di seguito.

9.2 Cappe schermate a flusso laminare e biohazard di classe A

La cappa schermata a flusso laminare è un'apparecchiatura dotata di una zona operativa, nella quale avvengono le manipolazioni in regime di ventilazione a flusso laminare, e di un telaio di supporto, ambedue adeguatamente schermati.

La ventilazione all'interno dell'area di lavoro è caratterizzata da un flusso unidirezionale verticale formato da filetti di aria sterile (filtrata con appositi sistemi), paralleli tra loro e aventi la stessa velocità, generalmente di 0,45 m/sec ± 20%.

L'aria si muove verticalmente dall'alto verso il piano di lavoro evitando la formazione di vortici; una volta raggiunta la superficie di manipolazione, viene in parte espulsa e in parte ricircolata.

L'aria viene aspirata dall'esterno e filtrata attraverso filtri assoluti, di tipo HEPA (High Efficiency Particulate Air), la cui funzione è quella di prevenire la contaminazione particellare e microbiologica dell'area di lavoro nella quale l'operatore effettua le preparazioni radiofarmaceutiche. I filtri HEPA sono costituiti da fogli di microfibre di vetro ripiegati più volte per aumentare la superficie filtrante. L'efficienza di tali filtri è rappresentata dalla capacità di trattenere particelle di 0,3 micrometri di diametro secondo la norma EN 1822-1 [2].

Le cappe sono inoltre equipaggiate con:

- vano contenente uno o più generatori di ^{99m}Tc, con accesso sul piano di lavoro;
- vano contenente la camera del calibratore di dose per la misura dell'attività in siringa e in flacone, con accesso sul piano di lavoro;
- vano per alloggiare il contenitore rifiuti, con accesso sul piano di lavoro.

Esse sono inoltre dotate di schermature di protezione da radiazioni: la scelta del materiale schermante e del suo spessore dipende dal tipo e dall'energia del nuclide emettitore di cui il radiofarmaco è composto.

Tali schermature sono normalmente localizzate:

- sul piano di lavoro;
- nella zona dei filtri;
- nel telaio di supporto della cappa;
- attorno alla camera di ionizzazione del calibratore di dose, normalmente posizionata sotto il piano di lavoro;
- attorno all'area dei generatori di ^{99m}Tc, anch'essa posizionata sotto il piano di lavoro.

Le cappe a flusso laminare garantiscono principalmente la protezione del preparato da contaminazioni microbiologiche, ma non la totale protezione dell'operatore e dell'ambiente di lavoro dalla contaminazione radioattiva. Per questo motivo, nell'ambito delle preparazioni radiofarmaceutiche semplici, vengono adottate cappe schermate di sicurezza biologica, dette anche cappe biohazard, che garantiscono la protezione sia dell'operatore sia dell'ambiente di lavoro; queste cappe sono provviste di apertura frontale che permette l'ingresso di aria, sono caratterizzate da un flusso laminare verticale sul piano di lavoro, mentre l'aria in ingresso e in uscita è filtrata con filtro HEPA. Quando la cappa viene messa in funzione, l'aria dell'ambiente viene aspirata dalla griglia posta alla base dell'apertura frontale, scorre sotto il piano di lavoro e dopo il passaggio attraverso filtro HEPA è immessa dall'alto nella camera di lavoro.

La Fig. 9.1 riporta due esempi di cappe biohazard. Il flusso laminare è comune sia alle normali cappe a flusso laminare sia alle cappe biohazard; per quanto riguarda la percentuale di aria ricircolata, nelle cappe biohazard più comunemente utilizzate il 70% dell'aria

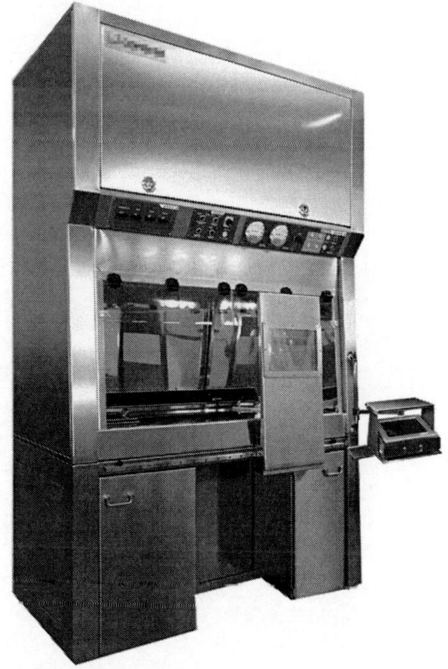

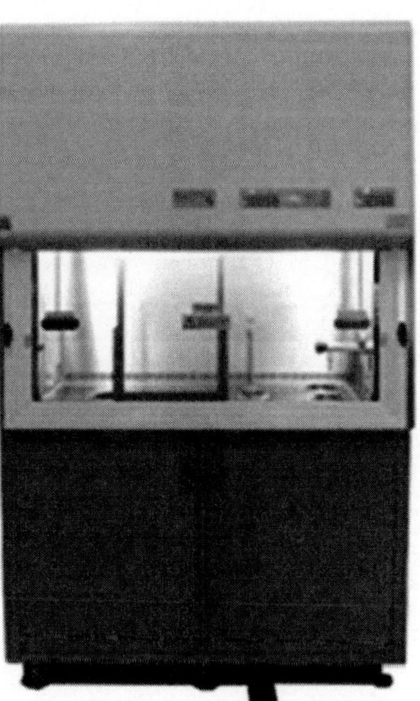

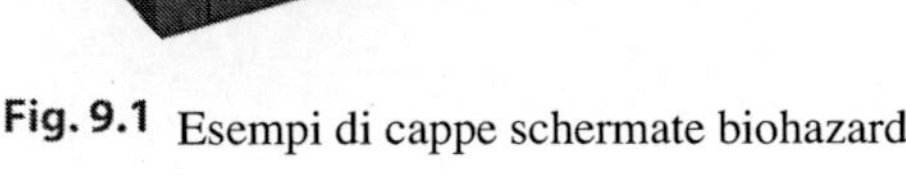

Fig. 9.1 Esempi di cappe schermate biohazard

contenuta nella cappa viene ricircolato, mentre il 30 % viene espulso. Essendo venuta a contatto con sostanze radioattive, l'aria espulsa, prima di essere convogliata all'esterno, è filtrata mediante filtro HEPA e filtro a carboni attivi (questo secondo filtro ha la funzione di bloccare eventuali elementi radioattivi aeriformi).

Sia nelle cappe a flusso laminare, sia in quelle biohazard, l'inserimento delle mani dell'operatore avviene direttamente attraverso l'apertura frontale, permettendo una notevole libertà di movimento, ma allo stesso tempo non bloccando l'eventuale introduzione di contaminanti, biologici e particellari, che possono compromettere il grado di contaminazione dell'area di lavoro e, di conseguenza, la sterilità del preparato. Inoltre, le cappe di sicurezza biologica non proteggono le mani dell'operatore in caso di versamenti di materiale radioattivo, punture, tagli o altri incidenti derivanti da errori tecnici durante il lavoro.

Per agevolare comunque l'operatività dell'utilizzatore, limitando quelle operazioni manuali che possono aumentare la probabilità di irraggiamento, contaminazione radioattiva (per l'operatore) e biologica (per il radiofarmaco), le moderne cappe schermate sono dotate di automatismi quali:

- elevatore automatico per l'introduzione della siringa di radiofarmaco all'interno della camera del calibratore;
- sistema automatico di scelta del generatore di ^{99m}Tc stoccato da eluire;
- sistema di sollevamento del generatore presso l'area di lavoro.

Inoltre l'area di lavoro è liscia, priva di asperità e composta di materiale facilmente decontaminabile (acciaio inossidabile di tipo AISI 316). Al fine di soddisfare l'ergonomia del processo, la posizione di ogni elemento necessario alla manipolazione (eluitore, calibratore, zona rifiuti) è facilmente raggiungibile dall'operatore. Infine i bordi dell'area di lavoro sono opportunamente rialzati, per evitare eventuali travasi di liquidi nelle zone sottostanti (Fig. 9.2).

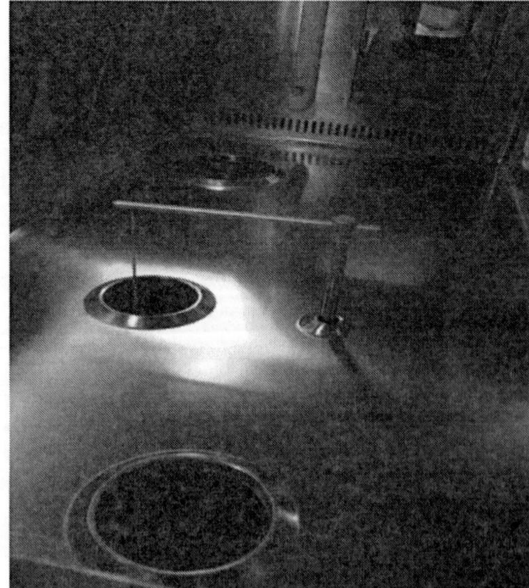

Fig. 9.2 Piano di lavoro di una cappa schermata biohazard

9.3
Isolatori schermati

Le preparazioni dei radiofarmaci estemporanei presentano un alto rischio microbiologico e devono, pertanto, essere effettuate in una cappa a flusso laminare di classe A all'interno di un ambiente di classe B o in un isolatore sterile all'interno di un ambiente di classe D. Poiché la gestione e il mantenimento di un ambiente di classe B sono assai complessi e costosi, la preparazione dei radiofarmaci all'interno di un isolatore sterile risulta la soluzione più pratica e funzionale.

La scelta di lavorare con isolatori sterili è infatti determinata dall'esigenza di aumentare la sicurezza del mantenimento della sterilità del prodotto radiofarmaceutico (manipolato) durante le operazioni di preparazione, riducendo la principale fonte di contaminazione che è costituita dall'operatore stesso. L'isolatore sterile – che è dotato di una precamera di interfaccia tra la zona sterile e l'esterno – permette di ridurre notevolmente il livello di classificazione dell'ambiente di lavoro nel quale è installato; pertanto gli isolatori sterili possono essere collocati in un ambiente di classe D [3].

A differenza delle cappe a flusso laminare o biohazard, l'isolatore per la manipolazione di radiofarmaci (Fig. 9.3) crea una barriera fisica completa tra ambiente esterno e zona

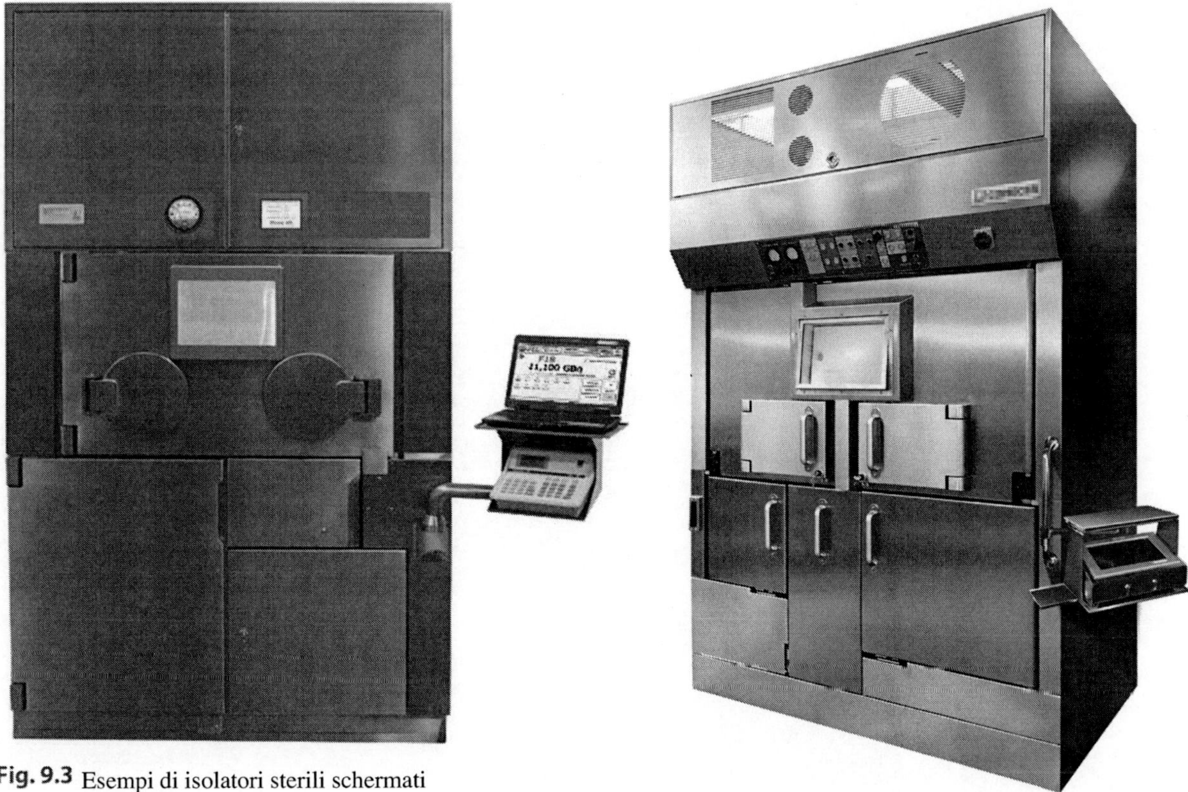

Fig. 9.3 Esempi di isolatori sterili schermati

di lavoro, essendo dotato di un'area di manipolazione totalmente chiusa, a tenuta d'aria e ventilata mediante flusso laminare su tutto il piano di lavoro (Fig. 9.4). L'isolatore è principalmente composto da:

- area di lavoro in classe A;
- precamere di introduzione ed estrazione materiale in classe B.

In particolare, il sistema di ventilazione dell'area di lavoro è composto da:

- filtro HEPA in ingresso;
- sistema di ventilazione che ricircola l'aria e la spinge attraverso il filtro HEPA sull'area di lavoro;
- griglie di ripresa dell'aria sul piano di lavoro con conseguente ricircolo d'aria attraverso un'intercapedine dietro l'area di lavoro;
- filtro laminare e a carboni attivi in uscita (circa il 20% dell'aria è estratto dall'area di lavoro, mediante un ventilatore di estrazione dedicato, e allontanato attraverso il condotto di espulsione sul quale è installato in uscita il sistema di filtraggio).

Oltre alla sterilità, il sistema di ventilazione dell'isolatore garantisce la tenuta d'aria, una costante pressione negativa all'interno dell'area di lavoro e la sicurezza in caso di incidente dovuto alla fuoriuscita di liquido radioattivo. Inoltre, la ventilazione laminare della camera sterile è dotata di un sistema elettronico di autoregolazione della velocità dell'aspiratore, per garantire un flusso laminare verticale costante al variare delle condizioni di contorno (come movimentazione repentina dei guanti, variazione improvvisa della pressione interna, difetto di tenuta del box, perdita delle guarnizioni).

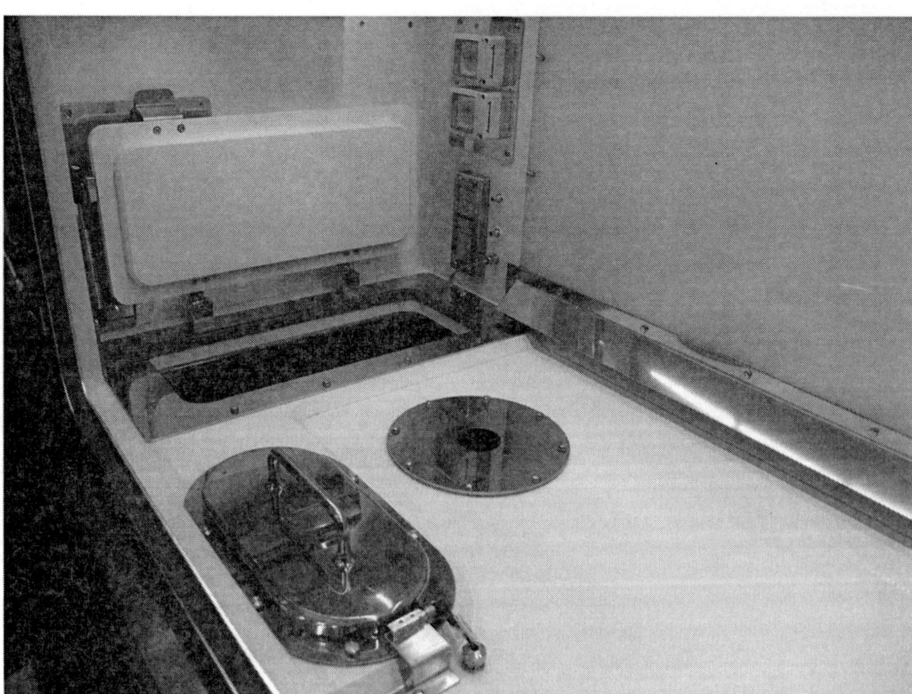

Fig. 9.4 Piano di lavoro di un isolatore schermato

La cella è dotata di parete frontale, schermata con lastra di piombo; sulla porta è installata la finestra con vetro piombato, di dimensioni tali da assicurare la visione ottimale dell'intera zona di lavoro.

Aprendo il portello schermato, si ha accesso a un pannello in materiale plastico chiudibile a tenuta sul box interno (Fig. 9.5): questo pannello è dotato di flange sulle quali sono montati guanti fissi che permettono un'agevole manipolazione all'interno dell'area di lavoro, in condizioni di tenuta d'aria e di sicurezza per l'operatore sia in presenza di radioattivo sia "a freddo". Quando la parete frontale piombata è chiusa, è possibile accedere con le mani all'area sterile di lavoro mediante grazie a oblò schermati e incernierati, montati in corrispondenza delle flange per guanti.

Il pannello frontale in materiale plastico viene mantenuto chiuso a tenuta attraverso una guarnizione gonfiabile, che è montata sulla cornice della finestra frontale dell'area di lavoro e si estende per tutto il perimetro del pannello: a guarnizione gonfia, l'apertura del pannello è inibita e la tenuta del box di lavoro è garantita.

Il pannello frontale in materiale plastico viene mantenuto costantemente chiuso e la sua apertura è possibile solo durante le fasi di pulizia e manutenzione interna permettendo il completo accesso alla camera interna. Questa operazione non è contemplata durante la preparazione dei radiofarmaci, nella quale è necessario mantenere l'asepsi ed evitare ogni introduzione diretta di materiale potenzialmente contaminante.

L'inserimento e l'estrazione di qualsiasi materiale all'interno dell'area di lavoro possono avvenire, infatti, solo attraverso passapreparati ad accesso frontale. Questi sistemi, comunemente chiamati precamere, garantiscono un percorso rigoroso nel passaggio di materiali ed evitano che si crei un diretto contatto tra l'ambiente interno in classe A e l'ambiente esterno in classe D.

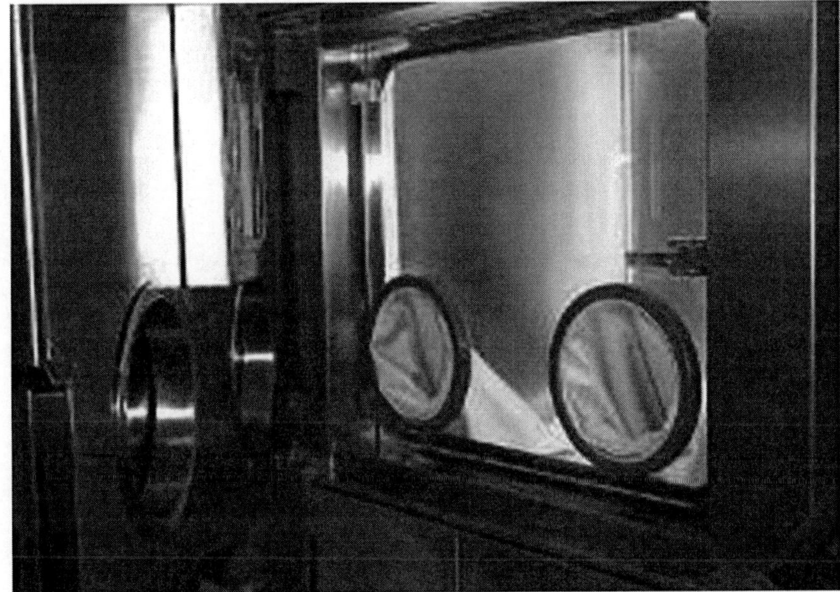

Fig. 9.5 Pannello a tenuta con accesso a guanti fissi per la manipolazione "a freddo"

Tutte le precamere sono dotate di:

- portello frontale schermato, per l'accesso dall'esterno, dotato di guarnizione gonfiabile perimetrale che assicura la chiusura a tenuta;
- camera intermedia interna, dotata di filtro HEPA di ingresso e di filtro HEPA di uscita, collegato al sistema di estrazione dell'aria dell'isolatore, per garantire il continuo lavaggio dell'aria interna e il raggiungimento della classe B di contaminazione particellare;
- foro di accesso sul piano di lavoro, dotato di portello equipaggiato anch'esso con guarnizione gonfiabile perimetrale che assicura la chiusura a tenuta (Fig. 9.6).

La logica di inserimento del materiale prevede:

- sgonfiaggio automatico della guarnizione del portello frontale della precamera e conseguente apertura del portello;
- introduzione del materiale all'interno della precamera (previa sua decontaminazione con agenti biocidi dedicati);
- chiusura del portello e gonfiaggio automatico della guarnizione;
- tempo di attesa, atto a garantire il completo lavaggio della camera e il raggiungimento della classe B;
- sgonfiaggio della guarnizione del portello della precamera interno all'area di lavoro;
- apertura del portello interno e conseguente introduzione del materiale nell'area sterile mediante l'ausilio dei guanti fissi montati sulla parete frontale.

Per garantire rigorosamente questa sequenza, le precamere sono dotate di un sistema di interblocco che impedisce la contemporanea apertura dei portelli e la conseguente compromissione delle condizioni di asepsi all'interno dell'area sterile.

L'isolatore per preparazione di radiofarmaci è equipaggiato almeno con:

- una precamera per lo stoccaggio, la selezione e il sollevamento automatico in area di lavoro dei generatori di tecnezio (Fig. 9.7) o dei contenitori da trasporto in piombo;
- una precamera per l'inserimento di flaconi, siringhe e kit monouso e l'estrazione di siringhe schermate riempite con radioattivo.

Oltre a essere adeguatamente schermato nella zona di lavoro per soddisfare i requisiti radioprotezionistici delle preparazioni di radiofarmaci, l'isolatore presenta: sotto il piano

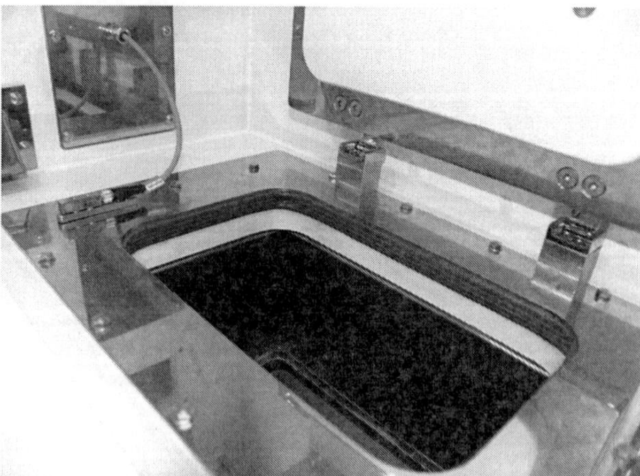

Fig. 9.6 Guarnizione gonfiabile del portello interno di una precamera

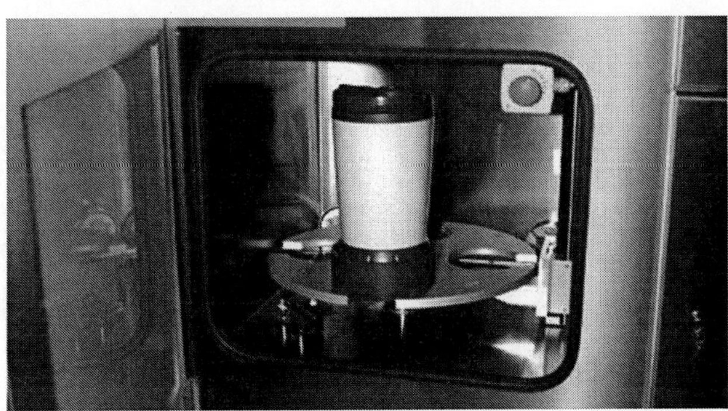

Fig. 9.7 Precamera per generatori di tecnezio

di lavoro un area schermata per l'alloggiamento della camera del calibratore di dose; sul piano di lavoro un sistema per l'inserimento automatico della siringa di radiofarmaco all'interno della camera del calibratore. Infine, l'isolatore è equipaggiato con un vano schermato per l'alloggiamento dei bidoni di rifiuti.

La superficie interna dell'area di lavoro e delle precamere è realizzata in acciaio inox di tipo AISI 316 o in materiale plastico facilmente decontaminabile; è priva di asperità e di soluzioni di continuità. Al fine di soddisfare l'ergonomia del processo, la posizione di ogni elemento necessario alla manipolazione (eluitore, calibratore, zona rifiuti) è facilmente raggiungibile dall'operatore. Infine i bordi dell'area di lavoro sono opportunamente rialzati, per evitare eventuali travasi di liquidi nelle zone sottostanti.

I più moderni isolatori sono infine dotati un'interfaccia utente per la gestione totale del sistema, che viene condotta tramite un unico pannello operatore, che elimina ogni altro strumento di controllo dell'isolatore, come pulsanti o interruttori. Il sistema può inoltre conservare e memorizzare tutti gli eventi e gli allarmi relativi all'isolatore in file incorruttibili, ma recuperabili dall'operatore. Il pannello operatore consente infine di gestire più livelli di password di accesso, conformemente alla normativa.

9.4 Frazionatori di dose

I frazionatori automatici consentono una veloce e sicura dispensazione di dosi in siringa schermata o in flacone: si tratta di strumenti fondamentali per la preparazione dei radiofarmaci (in particolari di quelli PET), che da un lato agevolano e supportano l'attività degli operatori, dall'altro garantiscono il rispetto delle prescrizioni delle Norme di Buona Preparazione dei Radiofarmaci per Medicina Nucleare [4]. Infatti questi strumenti:

- proteggono l'operatore poiché rendono automatico il processo del frazionamento della dose, che effettuato manualmente comporterebbe alte esposizioni di mani e corpo;
- limitano l'intervento manuale dell'operatore, riducendo la possibilità che fonti di contaminazione biologica vengano a contatto con il prodotto radiofarmaceutico sterile;
- in molti casi sono interfacciati a sistemi computerizzati che permettono la tracciabilità delle dosi preparate, nell'ambito di un sistema di assicurazione di qualità.

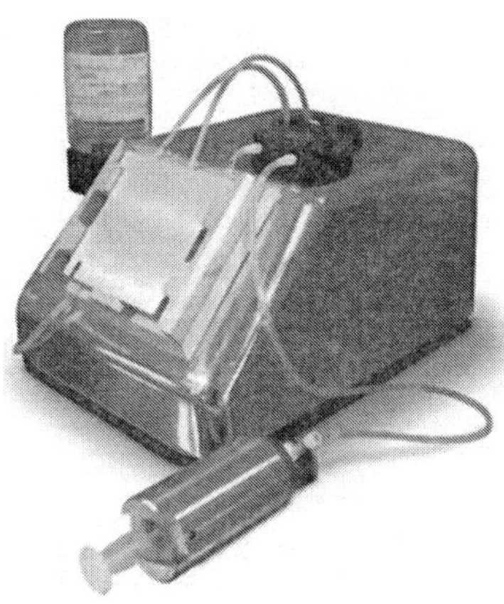

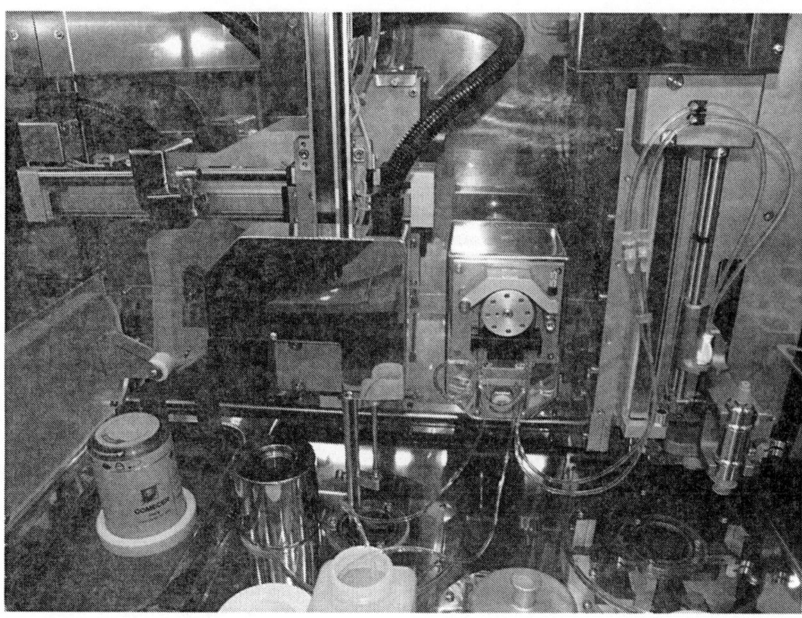

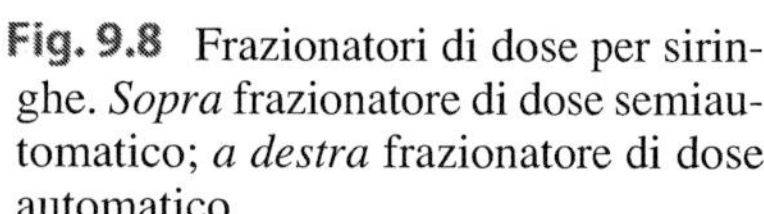

Fig. 9.8 Frazionatori di dose per siringhe. *Sopra* frazionatore di dose semiautomatico; *a destra* frazionatore di dose automatico

I comuni sistemi di dispensazione sono alloggiati all'interno della camera di lavoro in classe A degli isolatori sterili. Hanno dimensioni ridotte e forme smussate per non alterare la laminarità del flusso dell'isolatore (Fig. 9.8): inoltre sono dotati di kit monouso sterili che garantiscono l'asepsi durante il processo di frazionamento.

Grazie a sistemi a valvole e pompe di precisione il frazionatore esegue automaticamente il seguente processo:

- riempie la siringa o il flacone con l'attività richiesta dall'utente (calcolata all'ora di iniezione) e la misura tramite il calibratore di attività;
- aggiunge, se necessario, il quantitativo di soluzione fisiologica richiesto per ottenere il volume impostato;
- fornisce via software le indicazioni su attività e volume in siringa e su attività e volume residui nel flacone;
- stampa e archivia su file i dati relativi al paziente, all'attività misurata, al volume e all'orario di preparazione e di somministrazione.

La programmazione della dose per paziente viene impostata mediante il software di gestione cui il frazionatore è connesso: tale operazione velocizza il processo di preparazione della dose rispetto all'approccio manuale e garantisce una maggiore sicurezza e tracciabilità del valore di dose realmente dispensato al paziente.

Oltre a stampare etichette relative a ogni dose preparata, l'interfaccia di gestione del frazionatore svolge altre fondamentali funzioni: in particolare, integra un dettagliato database dei pazienti, memorizza tutti gli eventi e gli allarmi, conserva le statistiche sui lotti di produzione; tutti i dati sono protetti da un sistema di crittografia che ne impedisce la corruzione o la cancellazione.

9.5 Isolatori schermati per le marcature cellulari

Questo tipo di isolatori è destinato alle operazioni di marcatura di cellule ematiche autologhe con radioisotopi gamma emittenti: questa preparazione ad alto rischio microbiologico deve essere effettuata in un ambiente in grado di garantire e mantenere la massima sterilità e contemporaneamente la massima sicurezza per l'operatore [4].

L'isolatore sterile per marcature cellulari (Fig. 9.9) ha caratteristiche analoghe a quelle degli isolatori per preparazioni radiofarmaceutiche; in particolare è dotato di:

- area di manipolazione in classe A, a flusso laminare su tutto l'ambiente di lavoro, dotata di due ampie flange guanti sul pannello frontale, che montano guanti fissi adatti all'agevole manipolazione;
- precamera laterale ad ampia area per l'introduzione e l'estrazione dei materiali, in classe B, a tenuta mediante guarnizioni sui portelli e interbloccata, dotata di flange per guanti sul pannello frontale idonee alla preparazione dei monouso e dei campioni biologici prima dell'ingresso nell'area di lavoro attraverso il portello scorrevole laterale e un vassoio scorrevole (Fig. 9.9);
- seconda precamera (opzionale) in classe B, a tenuta mediante guarnizioni e interbloccata, comunicante con l'area sterile mediante portello interbloccato: una seconda precamera risulta utile per l'estrazione del materiale, garantendo un flusso di lavoro rigoroso e strutturato (precamera d'ingresso → area di lavoro → precamera d'uscita); può inoltre contenere una centrifuga.

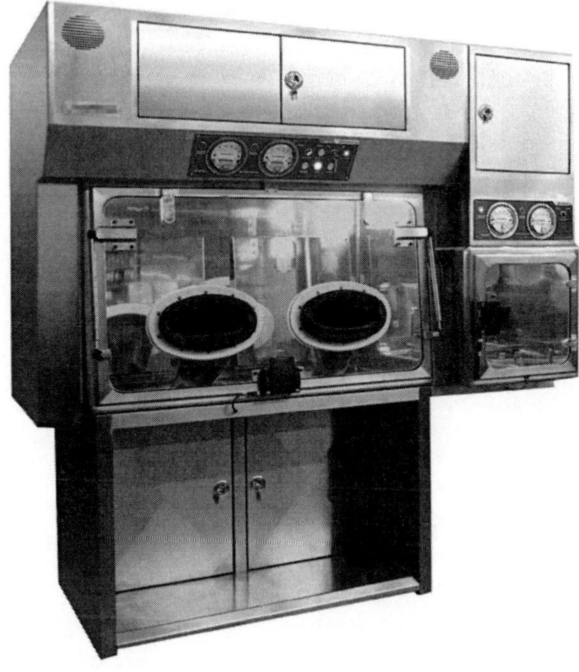

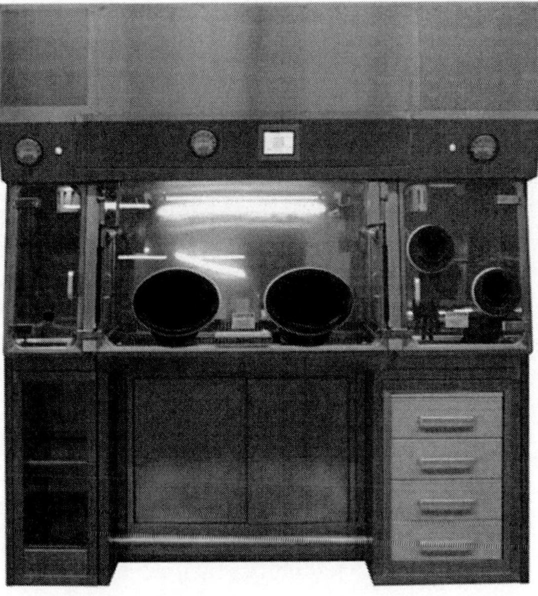

Fig. 9.9 Esempi di isolatori per marcature cellulari.

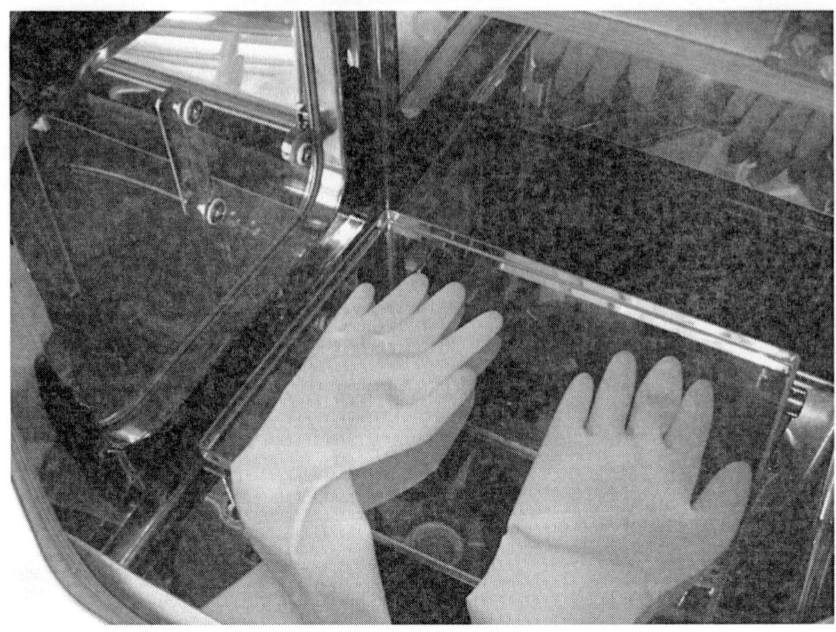

Fig. 9.10 Interno di un isolatore per marcature cellulari

La preparazione dei prodotti avviene in condizioni di tenuta d'aria, sotto flusso laminare e con gradiente di pressione tra precamere di introduzione/estrazione e camera di lavoro. In tal modo è assicurata un'alta qualità dell'aria e un elevato grado di sterilità dell'ambiente di lavoro sia durante la manipolazione sia durante i trasferimenti, semplificando la classificazione (classe D) del locale che contiene l'isolatore: l'inserimento e l'estrazione dei materiali avviene, infatti, senza alterare la sterilità all'interno della camera di lavoro, in quanto le precamere di ingresso e di uscita si trovano a pressione negativa rispetto alla camera di lavoro: in questo modo, in fase di apertura del portello di collegamento tra precamera e camera di lavoro si ha movimento di aria dalla camera alla precamera e non in senso inverso.

Anche la logica di apertura e di chiusura dei portelli contribuisce a garantisce il mantenimento della qualità dell'aria all'interno della camera di lavoro: il sistema di interblocco, dotato di timer regolabile permette:

- l'apertura dei portelli esterni delle precamere solo se i portelli interni sono chiusi;
- l'apertura dei portelli interni delle precamere solo se i portelli esterni sono chiusi e dopo un tempo preimpostato di ventilazione delle precamere tale da garantire un numero di ricambi dell'aria interna della precamera sufficiente per creare un ambiente in classe B.

La protezione degli operatori è garantita dalla totale separazione tra ambiente esterno e area di lavoro sterile, dal sistema di ventilazione (che fa sì che le manipolazioni nell'area di lavoro avvengano in regime di pressione negativa e in condizioni di tenuta d'aria), dalle superfici facilmente decontaminabili e dall'ampia finestra schermata della camera sterile.

Il pannello frontale dell'area in classe A è in vetro, incernierato e chiuso a tenuta mediante guarnizione gonfiabile a giro sul perimetro della cornice del vano; esso è costruito in modo da permetterne una facile e completa apertura verso l'alto durante le procedure di pulizia all'interno dell'isolatore.

La superficie interna dell'area di lavoro e delle precamere, in acciaio inox di tipo AISI 316, è priva di asperità e di soluzioni di continuità e presenta bordi rialzati attorno ai fori delle precamere. La superficie della camera sterile può alloggiare un calibratore di dose

Una caratteristica importante degli isolatori per marcature cellulari è l'ergonomia (Fig. 9.10): l'area di lavoro e il campo visivo sono ampi, la posizione dei portelli laterali e degli elementi necessari alla manipolazione è facilmente raggiungibile dalle mani degli operatori mediante guanti fissi, infine è contemplata la possibilità di lavorare seduti, appoggiando i piedi su un apposito supporto esterno.

Bibliografia

1. EudraLex - The rules governing medicinal products in the European Union. Volume 4 - EU Guidelines for good manufacturing practices (GMP) for medicinal products for human and veterinary use Annex 1: Manufacture of sterile medicinal products (revision November 2008) http://ec.europa.eu/health/files/eudralex/vol-4/2008_11_25_gmp-an1_en.pdf
2. European Committee for Standardization. EN 1822-1 High efficiency air filters (EPA, HEPA and ULPA) – Part 1: Classification, performance testing, marking
3. Farmacopea Ufficiale della Repubblica Italiana, XII ed. Norme di Buona Preparazione dei Radiofarmaci per Medicina Nucleare
4. Linee guida per l'applicazione delle norme di buona preparazione dei radiofarmaci in medicina nucleare. In: Conferenza permanente per i rapporti tra lo Stato, le Regioni e le Province autonome di Trento e di Bolzano. Accordo 28 ottobre 2010: Accordo tra il Governo e le Regioni e le Province autonome di Trento e di Bolzano sul documento relativo a "Linee guida per l'applicazione delle norme di buona preparazione dei radiofarmaci in medicina nucleare". Allegato sub A

Strumenti e metodi per la verifica della purezza radionuclidica dei radiofarmaci

10

A. Savi, M. Brambilla, G. Pedroli

Indice dei contenuti

10.1 Identificazione e purezza dei radionuclidi

Le monografie della European Pharmacopoeia inerenti i controlli di qualità dei principali radiofarmaci utilizzati in medicina nucleare hanno introdotto test specifici per l'identificazione e la valutazione sia dell'isotopo del radiofarmaco sia di altri isotopi presenti come contaminanti [1, 2].

10.1.1 Identificazione

Un radionuclide è generalmente identificato dal suo tempo di dimezzamento oppure dalla natura e dall'energia della radiazione emessa.

Per l'identificazione di un radionuclide mediante il tempo di dimezzamento è necessario determinare la curva di decadimento dell'attività presente nel radiofarmaco:

$$N(t) = N_0 \, e^{-\lambda t} \quad (1)$$

La misura della curva di decadimento può essere eseguita mediante una camera a ionizzazione (calibratore di attività) oppure con rivelatori a scintillazione (tipicamente a cristalli di ioduro di sodio attivato al tallio) o a semiconduttori (tipicamente al germanio iperpuro). La sorgente scelta deve essere misurata a intervalli di tempo dipendenti dalla emivita dell'isotopo considerato senza variare la geometria di acquisizione (stesso contenitore, stessa distanza dal rivelatore ecc.).

Il grafico ottenuto – considerando in ascissa il tempo a cui si sono eseguite le misure e in ordinata il valore di attività misurato (espresso in Bq o conteggi a seconda dello strumento utilizzato) – consente di determinare la costante di decadimento λ e da questa il tempo di dimezzamento $T_{1/2}$ mediante la relazione

$$T_{1/2} = \ln\frac{2}{\lambda} \tag{2}$$

Tale valore non deve differire di ± 5% dal valore teorico [1].

Anche la determinazione della natura della radiazione emessa e della sua energia consente di identificare univocamente l'isotopo d'interesse.

Tra i vari metodi disponibili per determinare l'energia della radiazione, la European Pharmacopoeia suggerisce l'utilizzo di strumentazione che consente di stabilire la distribuzione energetica della radiazione emessa (spettrometria) oppure di tecniche che prevedono la costruzione di curve di attenuazione.

La spettrometria è principalmente utilizzata per l'identificazione di isotopi che emettono radiazioni γ o X. Lo spettrometro gamma consente di determinare la distribuzione energetica dei fotoni emessi: i dati ottenuti sono espressi come numero di conteggi acquisiti in funzione dell'energia delle radiazioni emesse (spettro). L'analisi dello spettro, con la determinazione dei picchi di emissione, consente l'identificazione del radionuclide e anche eventualmente della sua attività. Con tale strumento è possibile, mediante misure ripetute, calcolare anche il tempo di dimezzamento in quanto i conteggi acquisiti in corrispondenza dei picchi diminuiscono al diminuire dell'attività in relazione al decadimento fisico dell'isotopo.

Il metodo che prevede la costruzione di curve di attenuazione è utilizzato per radioisotopi emettitori puri di particelle β^-. Esso consente di determinare il coefficiente di attenuazione massico (μ_m) della radiazione emessa, che è specifico per un dato radionuclide. In questo caso si effettua la misura della radiazione emessa dalla sorgente, mantenendo la stessa geometria di acquisizione, interponendo tra la sorgente e il rivelatore almeno 6 differenti spessori di alluminio con un intervallo compreso tra 10 a 200 mg/cm^2. Il grafico ottenuto, ponendo in ascissa la massa per unità di area degli schermi di alluminio e in ordinata il logaritmo dei valori misurati, deve essere di tipo lineare. Il coefficiente di attenuazione massico (μ_m) espresso in mg/cm^2, è calcolato utilizzando la formula:

$$\mu_m = \frac{\ln(A_1) - \ln(A_2)}{(m_1 - m_2)} \tag{3}$$

dove:

m_1 e m_2 sono le masse per unità di area rispettivamente del più leggero e del più pesante schermo di alluminio

A_1 e A_2 sono i valori delle misure corrispondenti.

Il coefficiente di attenuazione massico così ottenuto non deve differire più del 10% rispetto a quello ottenuto con una soluzione standard dello stesso radionuclide con gli stessi assorbitori [1].

10.1.2 Purezza radionuclidica

Questo parametro è definito come il rapporto, espresso in termini percentuali, tra l'attività del radionuclide di interesse e l'attività totale presente nel radiofarmaco. Infatti, come noto, la presenza di radionuclidi contaminanti di caratteristiche fisiche, farmacocinetiche, radiobiologiche (quali per esempio tempo di dimezzamento fisico e biologico, tipo ed energia delle radiazioni emesse) diverse da quelle del radionuclide principale può determinare una diversa distribuzione della radioattività somministrata e può causare un aumento non giustificato della dose assorbita, oltre che un deterioramento della qualità diagnostica dell'immagine.

Le monografie della European Pharmacopoeia prescrivono i limiti in termini percentuali dell'attività del radioisotopo di interesse per ogni specifico contaminante e in generale fanno riferimento a due test da effettuare prima e dopo la somministrazione del radiofarmaco al paziente.

Il primo (*Test A*) prevede normalmente l'acquisizione, mediante l'utilizzo di uno spettrometro gamma, di uno spettro delle radiazioni emesse da un'aliquota del campione in esame e la semplice verifica che lo spettro acquisito non differisca da quello ottenuto con una soluzione standard di cui è nota la purezza radionuclidica. Tale confronto è necessario in quanto nello spettro possono essere comunque presenti picchi in corrispondenza di energie non direttamente riferibili all'isotopo in esame, ma relativi ai meccanismi di interazione della radiazione con il rivelatore (retrodiffusione, picchi somma ecc.) e alla presenza della radiazione di fondo.

A titolo di esempio, si osservi la successiva Fig. 10.1a che presenta lo spettro di una soluzione pura di ^{18}F ottenuta con un rivelatore a semiconduttore. Si noti la forma dello spettro, composto da una regione a basse energie, che rappresenta la diffusione Compton, e il picco energetico a 511 keV che rappresenta il picco fotoelettrico (cioè l'energia di emissione dei fotoni γ provenienti dalla sorgente). Nello stesso spettro, inoltre, sono ben evidenti altri due picchi, ciascuno dei quali è prodotto dalle interazioni di due fotoni che avvengono nel rivelatore a distanza di tempo così breve tra loro da essere rilevate come un unico evento: il picco a 1022 keV è dovuto alla somma di due fotoni da 511 keV, mentre il picco a 684 keV è dovuto alla somma di un fotone a 511 keV e di un fotone che ha subito un'interazione Compton con il materiale che circonda il rivelatore e viene retrodiffuso verso il rivelatore stesso.

Il secondo test (*Test B*) prevede ancora l'effettuazione della misura dello spettro delle radiazioni emesse da un'aliquota del campione in esame (eventualmente lo stesso campione utilizzato per il test effettuato prima della somministrazione al paziente) dopo un periodo di tempo tale che l'attività dell'isotopo di interesse sia trascurabile (24 ore dopo la produzione per il ^{18}F; 48-96 ore dopo l'eluizione dal generatore per il ^{99m}Tc). Lo scopo di questo test è consentire la rilevazione e la quantificazione dei radioisotopi contaminanti con lunga emivita.

In particolare, nel caso in cui in un radiofarmaco emettitore di positroni siano presenti radionuclidi contaminanti anch'essi emettitori di positroni (per esempio, impurezze di ^{13}N nella produzione di ^{18}F, o viceversa), nello spettro gamma sarà rilevata soltanto l'emissione dei fotoni γ a 511 keV; in casi come questo, la determinazione dell'andamento dei conteggi nel tempo può consentire di valutare la presenza e la percentuale di eventuali radioisotopi contaminanti.

10.2 Strumentazione

10.2.1 Calibratore di attività

I calibratori di attività sono in generale costituiti da una camera a ionizzazione "a pozzetto". Sono utilizzati nella pratica clinica per misurare l'attività da somministrare al paziente e hanno caratteristiche tali da garantire misure di attività da pochi kBq a diverse decine di GBq con una precisione del 3-5 %. Va sottolineata la dipendenza della riproducibilità della misura dalla geometria di acquisizione (distanza sorgente-campione, materiale e spessore del campione); si raccomanda quindi di utilizzare per misure ripetute sempre lo stesso flacone o la stessa siringa posizionati, per quanto possibile nello stesso modo.

I calibratori di attività sono parte fondamentale nel processo diagnostico e terapeutico e nella determinazione della dose al paziente e quindi, in accordo con il DLgs 187/00 [3], sono soggetti a controlli di qualità che prevedono la valutazione dell'accuratezza, della linearità e della stabilità di risposta [4-5].

- *Accuratezza* Valuta la concordanza tra i valori di attività misurati e l'attività di campioni di riferimento noti. L'accuratezza deve essere verificata utilizzando sorgenti calibrate di radionuclidi le cui emissioni siano simili a quelle dei radionuclidi normalmente utilizzati (per esempio: ^{57}Co per ^{99m}Tc e ^{68}Ge; ^{137}Cs per ^{18}F). Si raccomanda l'utilizzo di sorgenti con un'accuratezza certificata del valore di attività <3%. Il valore medio trovato con una serie di misurazioni non deve differire di più del 5% dall'attività certificata della sorgente. Per questo tipo di controlli, è consigliata una frequenza semestrale.
- *Linearità di risposta* Valuta la risposta dello strumento nell'intervallo di attività utilizzate in medicina nucleare. La linearità viene verificata misurando una sorgente di attività pari alla più alta attività utilizzabile e ripetendo tale misura più volte nel tempo seguendo il decadimento della sorgente fino ad arrivare a pochi kBq. Il range di linearità è quello in cui l'attività misurata non differisce più del 5% dall'attività attesa. Per questo tipo di controlli, è consigliata una frequenza annuale.
- *Stabilità di risposta* Questa valutazione ha lo scopo di assicurare che le letture del calibratore di attività non varino nel tempo. Il test viene effettuato misurando una sorgente a tempo di dimezzamento medio-lungo (per esempio: ^{137}Cs, ^{133}Ba, ^{57}Co). La misura non dovrebbe variare più del 5% rispetto alle misurazioni di riferimento eseguite alla data dell'installazione dell'apparecchiatura. Per questo tipo di controlli, si raccomanda una frequenza giornaliera.

10.2.2 Strumenti di misura per spettrometria gamma

Lo spettrometro gamma è un sistema strumentale in grado di rivelare la radiazione gamma emessa da una sorgente radioattiva determinando la distribuzione dell'energia depositata all'interno del rivelatore in seguito all'interazione dei fotoni gamma con il rivelatore stesso. Infatti gli impulsi elettrici prodotti dal sistema di rivelazione presentano un'ampiezza proporzionale all'energia ceduta dal fotone al rivelatore e vengono classificati in predeterminati intervalli di energia (canali) in funzione della loro ampiezza, consentendo di ottenere uno spettro delle ampiezze dei segnali e quindi dell'energia ceduta dai fotoni al rivelatore. L'analisi di uno spettro gamma fornisce quindi le informazioni necessarie alla determinazione qualitativa e quantitativa dei radionuclidi emettitori che hanno dato origine allo spettro.

I rivelatori più indicati per la misura dei raggi γ sono quelli a stato solido: a scintillazione o a semiconduttore. Tra i rivelatori a scintillazione i più utilizzati sono quelli a cristalli di ioduro di sodio attivato al tallio, NaI(Tl), tra i rivelatori a semiconduttore quelli a germanio iperpuro, HPGe. Gli scintillatori NaI(Tl) accoppiati a fotomoltiplicatori dimostrano un'elevata efficienza di rivelazione ma una bassa risoluzione energetica (7-8% a 662 keV), mentre i rivelatori HPGe hanno un'efficienza di rivelazione inferiore rispetto a quelli a scintillazione, ma una migliore risoluzione energetica (0,15% a 1,33 MeV).

La Fig. 10.1 mostra lo spettro di una sorgente di ^{18}F ottenuto, rispettivamente, con un rivelatore a semiconduttore (Fig. 10.1a) e con uno a scintillazione (Fig. 10.1b): si nota la diversa risoluzione energetica del picco di 511 keV: il rivelatore HPGe mostra un picco energetico molto più stretto di quello mostrato dal rivelatore NaI(Tl).

Le loro diverse caratteristiche fanno sì che i rivelatori a scintillazione e quelli a semiconduttore siano impiegati in condizioni e per scopi differenti. La buona risoluzione di un rivelatore HPGe permette la separazione di eventi molto vicini energeticamente, e quindi l'analisi di spettri complessi ottenuti dalla misura effettuata su campioni contenenti uno o più radionuclidi, che decadano emettendo molti fotoni anche a energie vicine tra loro (per esempio, analisi di campioni incogniti). L'elevata efficienza di un rivelatore NaI(Tl) viene utilizzata per misurare l'attività di campioni contenenti radionuclidi noti, ma di bassa intensità. Quindi nel caso si conosca la natura delle contaminazioni l'utilizzo di sistemi basati su rivelatori NaI(Tl) può essere una buona soluzione con costi contenuti.

Per diminuire il numero di conteggi di fondo, i rivelatori vengono schermati mediante strutture di materiale opportuno (il più comunemente usato è il piombo). La Fig. 10.2 mostra il medesimo spettro di fondo acquisito rispettivamente con un rivelatore a semiconduttore (Fig. 10.2a) e con uno a scintillazione (Fig. 10.2b): sono particolarmente evidenti i picchi dovuti agli isotopi naturali ^{40}K e ^{214}Bi.

L'entità dei conteggi di fondo determina la minima attività rilevabile (MDA "minimum detectable activity"), parametro che permette di stimare la minima attività di un certo nuclide in un dato campione, con un determinato rivelatore e un prefissato tempo di misura. I limiti delle percentuali di contaminanti previsti dalle monografie sono veramente molto restrittivi, per esempio per il ^{99m}Tc viene indicato un valore pari allo 0,1% per contaminazioni di ^{99}Mo, e 0,01 % per altre impurezze. Quindi la determinazione della MDA risulta di particolare importanza nella valutazione dei contaminanti in quanto le attività che devono essere misurate sono dell'ordine di decine di Bq.

Per poter utilizzare lo spettrometro per l'identificazione dei radionuclidi presenti in un campione e la valutazione della loro attività, è necessaria la taratura in energia e in efficienza dello strumento. La taratura in energia corrisponde alla relazione che intercorre tra canale (ampiezza dell'impulso) ed energia ceduta dalla radiazione al rivelatore; tipicamente tale relazione è lineare. La taratura in efficienza corrisponde invece alla quantificazione della risposta del rivelatore in termini di numero di eventi rivelati in funzione dell'energia della radiazione stessa; tipicamente tale relazione, al contrario

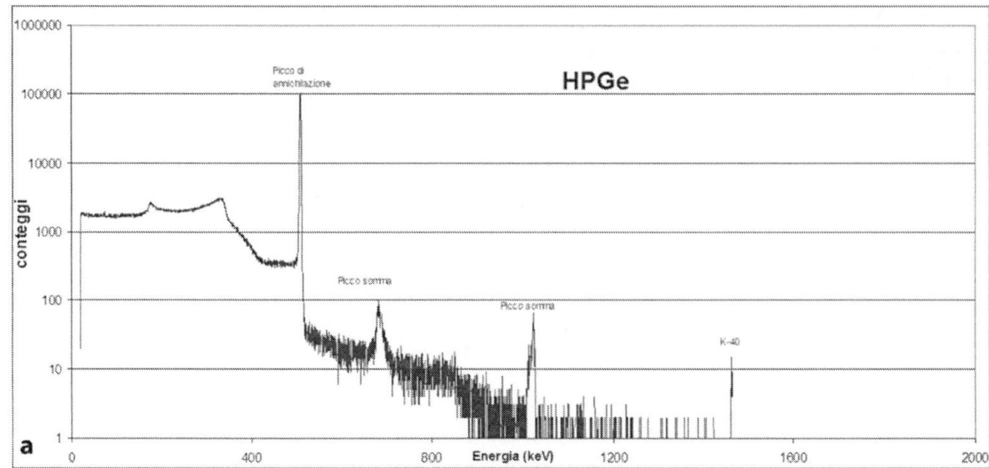

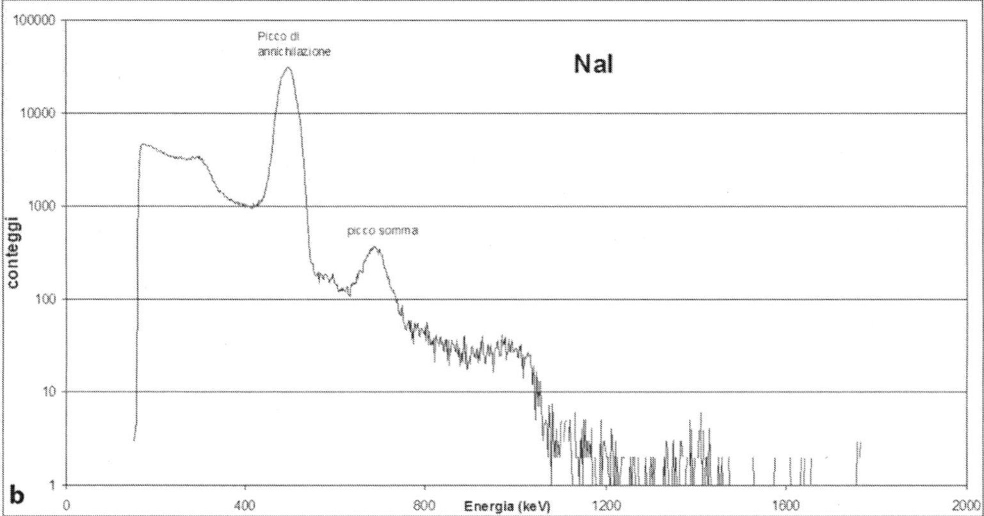

Fig. 10.1 Campioni di ^{18}F acquisiti rispettivamente con un rivelatore a semiconduttore HPGe (**a**) e con un rivelatore a scintillazione NaI(Tl) (**b**)

della taratura in energia, viene interpolata con un polinomio. Entrambe le tarature devono essere eseguite utilizzando sorgenti radioattive che emettono fotoni γ di energia e percentuale di emissione note (come ^{152}Eu, che emette fotoni di diversa energia, con diversa percentuale di emissione, in un intervallo compreso tra 121 keV e 1400 keV). Per i controlli di qualità su questo tipo di strumenti, si consiglia la verifica delle tarature in energia ed efficienza da eseguire semestralmente.

I controlli di qualità cui si fa riferimento in questa breve trattazione – identificazione del radionuclide e purezza radionuclidica – vanno effettuati solo su quelle preparazioni

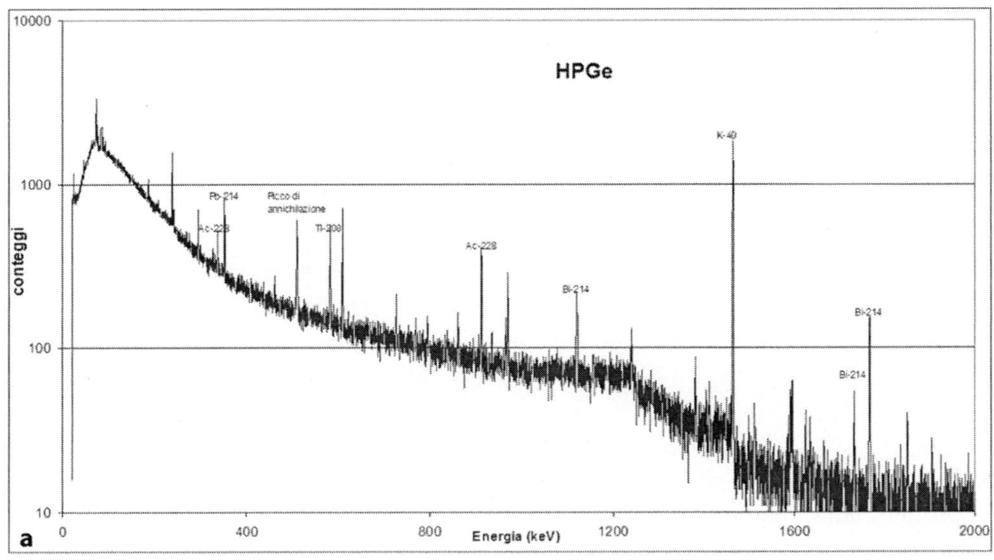

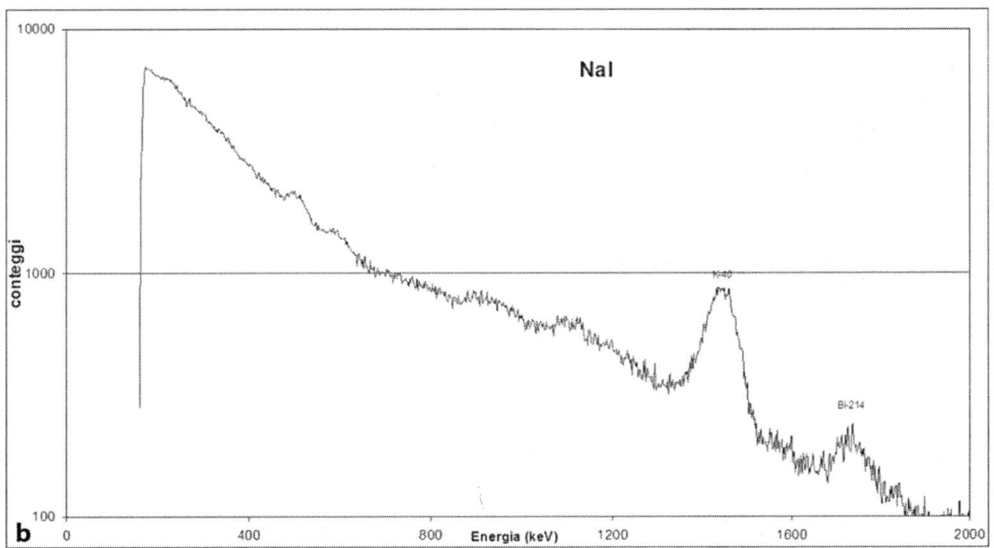

Fig. 10.2 Spettro del fondo naturale di radiazione gamma presente in un laboratorio dove sono posizionati: un rivelatore a semiconduttore HPGe (**a**) e uno a scintillazione NaI(Tl) (**b**). Ambedue i rivelatori erano schermati con uno strato di piombo spesso 5 cm

che utilizzano isotopi prodotti in loco da ciclotroni oppure provenienti da generatori (^{99}Mo/^{99m}Tc; ^{81}Rb/^{81m}Kr; ^{68}Ge/^{68}Ga; ^{82}Sr/^{82}Rb; ^{113}Sn/^{113m}In; ^{87}Y/^{87m}Sr; ^{132}Tc/^{132}I).

Di seguito sono riportati due esempi di protocolli di misura per il Fluoro-18 (qualora sia prodotto in loco) e per il generatore ^{99}Mo/^{99m}Tc.

10.2.3 Fluoro-18

Identificazione dell'isotopo

- *Strumentazione* Calibratore di attività
- *Acquisizione* Effettuare la misura dell'attività di un campione di radiofarmaco per almeno 3 volte da 0 a 30 minuti. Tale controllo deve essere effettuato prima dell'iniezione al paziente.
- *Analisi* Interpolare i dati ottenuti con una funzione esponenziale e calcolare il tempo di dimezzamento.
- *Limiti di accettabilità* Il valore del tempo di dimezzamento rilevato deve essere compreso entro ± 5% del valore teorico.

N.B. Nei radiofarmaci a base di ^{18}F può essere presente il radiocontaminante ^{13}N ($T_{½}$ = 13 minuti). In caso di non conformità della misura, quindi, si consiglia di ripeterla consentendo il completo decadimento di tale radioisotopo. La medesima procedura può essere applicata a tutti i radioisotopi variando l'intervallo della misura in funzione del tempo di dimezzamento del radioisotopo d'interesse.

Purezza radionuclidica

Premessa I contaminanti, che possono essere presenti nel radiofarmaco dipendono dai materiali di cui è costituito il target e dalle caratteristiche del fascio di particelle utilizzato per la produzione del radioisotopo. Il test A può essere anche considerato come test di identificazione dell'isotopo.

- *Strumentazione* Strumento per spettrometria gamma a scintillazione
- *Acquisizione* ***Test A***. Un campione di [^{18}F]FDG con attività tale da garantire un tempo morto di conteggio inferiore al 5%. Acquisizione di 5 minuti, da terminare prima della somministrazione al paziente.
  Test B. Da eseguire 24 dopo, o comunque dopo il completo decadimento di ^{18}F. Campione di [^{18}F]FDG attività pari a 110 MBq circa (misurata alla fine del bombardamento). A titolo di esempio si può utilizzare l'attività residua proveniente dai controlli di purezza radiochimica. Acquisizione di 2 ore.
- *Analisi* ***Test A***. Verifica qualitativa dello spettro energetico (assenza di picchi diversi dal picco a 511 keV e dai picchi somma).
  Test B. Verificare che nello spettro sia presente solo la radioattività dovuta alla radiazione di fondo. In caso di rivelazione di picchi anomali nel campione di [^{18}F]FDG, effettuare una valutazione quantitativa dell'attività dei radiocontaminanti presenti. A volte l'effettuazione di tale analisi quantitativa richiede la misura con un rivelatore con migliore risoluzione energetica (rivelatore a semiconduttore) [6].
- *Limiti di accettabilità* Il valore ottenuto dalla valutazione quantitativa di eventuali radiocontaminanti presenti non deve essere superiore all'1% dell'attività di ^{18}F.

10.2.4 Tecnezio-99m

Identificazione dell'isotopo

Procedura analoga a quella descritta per il Fluoro-18.

Purezza radionuclidica

Premessa Nel caso dei generatori occorre valutare la purezza radionuclidica dell'eluato, in questo caso la contaminazione di molibdeno nella soluzione eluita di ^{99m}Tc, e i contaminanti che sono associati alla modalità di produzione del generatore stesso, per esempio ^{103}Ru e ^{131}I per quanto riguarda la produzione di ^{99}Mo per fissione nucleare. La determinazione di tali contaminanti richiede necessariamente una spettrometria gamma con rivelatori a stato solido a elevata risoluzione energetica per riuscire a quantificare l'attività eventualmente presente di ^{131}I a causa dell'interferenza dei fotoni emessi a 366 keV da ^{99m}Mo. Occorre notare, tuttavia, che la qualità del molibdeno è controllata e certificata dal produttore del generatore; inoltre dati di letteratura [7] riportano per questi generatori livelli di contaminazione molto inferiori alla soglia stabilita dalla Farmacopea, per cui non si ritiene necessario l'introduzione di un controllo sistematico della presenza di queste impurezze radionuclidiche. Il contenuto di ^{99}Mo nell'eluato può invece variare, anche in relazione alle condizioni specifiche di utilizzo del generatore, e la sua determinazione può quindi evidenziare eventuali problemi. Si tratta dunque di quantificare solo la presenza di ^{99}Mo, il cui spettro presenta un solo picco a 740 keV, ben distinguibile anche con un rivelatore a bassa risoluzione energetica, quale lo spettrometro NaI(Tl).

- *Strumentazione* — ***Test A***. Calibratore di attività e schermo di piombo di spessore pari a 6 mm.
  Test B. Un sistema di rivelazione a scintillazione in grado di registrare gli spettri energetici, per esempio gamma-counter o spettrometro NaI(Tl).
- *Acquisizione* — ***Test A***. Doppia misura con il calibratore d'attività del flacone dell'eluato, immediatamente dopo la sua produzione, senza e con uno schermo di piombo dello spessore di 6 mm, in grado di arrestare pressoché completamente i fotoni emessi da ^{99m}Tc senza modificare significativamente l'intensità del fascio di fotoni emessi da ^{99}Mo. Il test deve essere terminato prima della somministrazione al paziente.
  Test B. Acquisire uno spettro di un campione dell'eluato lasciato decadere 48-96 ore per consentire la rilevazione delle impurezze radionuclidiche. Acquisizione di almeno 2 ore.
- *Analisi* — ***Test A***. Calcolare il rapporto percentuale tra l'attività di ^{99}Mo (misura con schermo) e di ^{99m}Tc (misura senza schermo).
  Test B. Controllo visivo dello spettro. Se fosse presente il picco a 740 keV di ^{99}Mo procedere a quantificare l'attività riportando i valori misurati, dopo opportuna correzione per il decadimento, all'ora e al giorno dell'iniezione ai pazienti.
- *Limiti di accettabilità* — Per ambedue i test, il valore trovato non deve essere superiore allo 0,1%.

10.3 Responsabilità e profili professionali

La verifica della purezza radionuclidica dei radiofarmaci è parte integrante del processo di ottimizzazione di una procedura medico-nucleare e della valutazione dell'attività somministrata e della dose assorbita dai pazienti (DLgs 187/00); le apparecchiature utilizzate a tale scopo rientrano, di conseguenza, tra le attrezzature radiologiche soggette al programma di garanzia della qualità (art. 8 del DLgs 187/00), allo stesso modo del calibratore di attività.

Pertanto la responsabilità dell'effettuazione della verifica della purezza radionuclidica e del controllo delle apparecchiature utilizzate a tale scopo è del responsabile dell'impianto radiologico (Medico Nucleare), che si deve avvalere, per quanto di competenza, dell'esperto in Fisica Medica.

Le competenze dell'esperto in Fisica Medica riguardano:

- la messa a punto della tecnica di misura;
- il controllo di qualità delle attrezzature impiegate a tale scopo.

L'effettuazione delle misure rientra invece nel processo organizzativo della struttura e pertanto dipende dalle modalità organizzative e dalle dotazioni di ciascuna struttura. Essa in ogni caso però deve essere condotta da personale in possesso della necessaria preparazione sia teorica, che pratica, individuato dal responsabile generale, secondo quanto stabilito dalle Norme di Buona Preparazione dei Radiofarmaci in Medicina Nucleare [8].

Bibliografia

1. European Pharmacopoeia, 7th edn. Radiopharmaceutical preparations (0125)
2. European Pharmacopoeia, 7th edn. Fludeoxyglucose (^{18}F) injection (1325)
3. Decreto Legislativo 26 maggio 2000, n. 187 (Attuazione della Direttiva 97/43/Euratom in materia di protezione sanitaria delle persone contro i pericoli delle radiazioni ionizzanti connesse a esposizioni mediche)
4. Elsinga P, Todde S, Penuelas I et al (2010) Guidance on current good radiopharmacy practice (cGRPP) for the small-scale preparation of radiopharmaceuticals. Eur J Nucl Med Mol Imaging 37:1049-1062
5. International Atomic Energy Agency (2008) Operational Guidance on Hospital Radiopharmacy: a Safe and Effective Approach. IAEA, Vienna
6. Savi A, Pepe A, Minotti MG et al (2009) Quality control of [F-18]FDG radionuclide purity: proposal of protocol. Q J Nucl Med 53:117
7. Marengo M, Aprile C, Bagnara C et al (1999) Quality control of ^{99}Mo/^{99}Tcm generators: results of a survey of the Radiopharmacy Working Group of the Italian Association of Nuclear Medicine (AIMN). Nucl Med Commun 20:1077-1084
8. Farmacopea Ufficiale della Repubblica Italiana, XII ed. Norme di Buona Preparazione dei Radiofarmaci per Medicina Nucleare

Sterilità e asepsi: metodologie, convalide e verifiche

11

A.L. Viglietti, L. Uccelli, N. Rutigliani, M. Santimaria

Indice dei contenuti

11.1 Introduzione

L'obiettivo delle Norme di Buona Preparazione dei Radiofarmaci per Medicina Nucleare (NBP-MN) [1] è assicurare la qualità delle preparazioni radiofarmaceutiche.

La sterilità, requisito indispensabile per l'iniettabilità, non è garantita dalla sola esecuzione del test sul prodotto finito, bensì dalla costante osservanza delle NBP-MN. Queste, infatti, raccomandano che la preparazione dei radiofarmaci venga eseguita in locali idonei dedicati e da personale adeguatamente addestrato, seguendo delle procedure operative standard, impiegando attrezzature e materiali di appropriata qualità e, infine, applicando tecniche idonee per il contenimento o l'eliminazione dei microrganismi - queste ultime sottoposte a validazione e verifica periodica.

La criticità dei processi eseguiti in condizioni asettiche impone, innanzitutto, un'adeguata pianificazione delle attività di pulizia, finalizzate a rimuovere possibili agenti inquinanti (particelle o microrganismi) in grado di compromettere la qualità finale del prodotto.

Le attività di pulizia, quindi, rappresentano una parte fondamentale del processo produttivo di un farmaco sterile e per questo motivo, deve essere prestata particolare attenzione alle modalità operative che devono essere seguite per la pulizia dei locali, per la disinfezione delle attrezzature e per la pianificazione dei controlli periodici finalizzati a verificare che la modalità operativa adottata sia efficace.

Il presente capitolo si propone di richiamare alcuni concetti teorici importanti e di suggerire semplici modalità di verifica per tenere sotto controllo il processo di preparazione.

11.2 Requisiti dei radiofarmaci: sterilità e apirogenicità

Prima di poter essere somministrato, un radiofarmaco deve soddisfare determinati requisiti di qualità, la verifica dei quali viene condotta attraverso i seguenti controlli di qualità:

- *test chimico-fisici*, che ne garantiscono la qualità in termini di purezza chimica, radiochimica, radionuclidica ecc.;
- *test biologici*, che ne garantiscono la qualità farmaceutica in termini di sterilità e apirogenicità.

L'obiettivo di tali test è evidenziare eventuali non conformità sul prodotto finale prima della somministrazione al paziente. Alcuni test possono essere completati prima del rilascio della preparazione; altri, sebbene indispensabili, prevedono invece la verifica del risultato analitico solo successivamente alla somministrazione, a causa dei lunghi tempi di analisi.

Poiché la formulazione principale per i radiofarmaci è quella iniettabile (la somministrazione endovenosa è prevalente in medicina nucleare), essi devono obbligatoriamente essere sterili e apirogeni. Tali requisiti sono spesso legati tra loro, in quanto le sostanze pirogene sono generalmente tossine di origine batterica.

Il pirogeno più importante è l'endotossina, un componente della parete cellulare dei batteri gram negativi rilasciato durante la rigenerazione o la lisi della parete cellulare; se somministrata per via parenterale, l'endotossina può generare mediatori endogeni di febbre in seguito all'attivazione dei globuli bianchi, in particolare monociti e macrofagi; la presenza di endotossine potrebbe denunciare quindi una proliferazione batterica, La termoresistenza delle endotossine batteriche ha dato non pochi problemi alla produzione di iniettabili in campo farmaceutico; infatti, i processi di sterilizzazione che garantiscono l'assenza di microrganismi vivi, non assicurano l'assenza di residui di corpi cellulari, capaci di provocare innalzamento di temperatura corporea (pirogeni).

I requisiti di sterilità e apirogenicità devono essere garantiti al momento della somministrazione al paziente; particolare attenzione deve essere posta, quindi, dagli operatori in tutte le fasi della preparazione e durante tutte le manipolazioni del prodotto, quali trasferimento in contenitori chiusi, miscelazioni, suddivisione nei contenitori finali e diluizioni, fino all'atto di frazionamento della singola dose di radiofarmaco.

Anche se per natura emette radiazioni, il radiofarmaco non è autosterilizzante; per assicurarne la sterilità è necessario che le tecniche di allestimento utilizzate siano tali da escludere ogni contaminazione microbica all'interno del prodotto finito.

Come già ricordato, i tempi di esecuzione del test per la verifica della sterilità delle soluzioni radiofarmaceutiche sono incompatibili con i tempi di utilizzo del farmaco: i risultati di tali test, infatti, si ottengono solo dopo che il radiofarmaco stesso è decaduto, e quindi molto tempo dopo la sua somministrazione al paziente. Solo un'adeguata pianificazione delle modalità operative adottate e la verifica delle stesse può garantire che il prodotto sia effettivamente sterile. Infatti, come indicato dalla European Pharmacopoeia [2]:

> The sterility of a product cannot be guaranteed by testing: it has to be assured by the application of a suitably validated production process. (§ 5.1.1)

In altre parole, la sterilità e l'apirogenicità di un radiofarmaco sono requisiti che devono essere "costruiti" a priori. In tale ottica i controlli analitici – in alcuni casi obbligatori (preparazioni estemporanee) e in altri facoltativi (preparazioni da kit), dei quali verrà comunque dettagliata la modalità operativa – sono senz'altro un'utile conferma, ma costituiscono soltanto un corollario rispetto all'attenzione che globalmente gli operatori devono porre all'intero processo.

Il termine "sterilità" ha un significato ben preciso e vuol dire "privo di microrganismi". Poiché, come noto, in natura è normalmente presente un'enorme quantità di microrganismi, occorre presumerne la presenza in tutti gli ambienti; partendo da questo concetto è chiaro che l'unica possibilità per garantire la sterilità finale di un prodotto consiste nel minimizzare il più possibile il rischio di contaminazione microbica attraverso l'adozione di misure preventive e di comportamenti adeguati.

Le tecniche di lavorazione in asepsi sono, appunto, finalizzate a prevenire l'accesso di microrganismi, siano essi patogeni o meno, in substrati sterili o sterilizzati e nelle preparazioni di cellule marcate. Il mantenimento delle condizioni di asepsi durante una qualunque fase del processo di lavorazione, anche se eseguita in automatico, è intrinsecamente dipendente dalle condizioni dell'ambiente di lavoro che deve essere microbiologicamente controllato. Le modalità operative che garantiscano l'asepsi, devono essere adottate in fase di eluizione dei generatori portatili, di ricostituzione di kit liofilizzati, nelle eventuali fasi di diluizione e frazionamento eccetera. Alcuni esempi di modalità operativa asettica sono rappresentati dall'utilizzo di solo materiale sterile e apirogeno (monouso e sconfezionato al momento dell'uso), dall'applicazione di disinfettanti idonei sui tappi in gomma dei contenitori prima della loro perforazione, dall'accurata igiene delle mani e dall'adeguata vestizione del personale.

11.3 Aspetti di gestione e verifiche nel processo di preparazione e manipolazione

Alla luce di quanto sopra esposto, risulta dunque chiaro che la sterilità e l'apirogenicità di un radiofarmaco possono essere garantite esclusivamente applicando un processo di produzione o di manipolazione adeguatamente studiato e convalidato. Un simile processo prevede una serie di attività correlate tra loro, per esempio attività di pulizia, flusso di materie prime e attività operative. Ciascuna di queste attività dovrà essere oggetto di procedura al fine di minimizzare il rischio di riscontrare una non conformità sulla qualità del prodotto finito.

Tali attività, inoltre, devono sempre essere opportunamente documentate.

Aspetti importanti nella costruzione di un processo di preparazione o manipolazione, in grado di garantire la qualità del prodotto finito, sono i seguenti:

- gestione del personale
- gestione della documentazione
- gestione di locali e attrezzature
- gestione delle materie prime
- verifica periodica dei parametri critici
- verifica di processo.

11.3.1 Gestione del personale

Il personale cui viene affidato un ruolo all'interno del processo deve essere opportunamente formato e convalidato, al fine di valutare se esso opera in conformità con quanto richiesto dalle normative o con quanto stabilito dalle procedure operative standard adottate nell'unità di Medicina Nucleare. Periodicamente devono essere previste attività di riconvalida. Nel caso in cui vengano identificate delle non conformità in fase di convalida o riconvalida periodica , deve essere previsto un adeguato *re-training*.

11.3.2 Gestione della documentazione

Tutte le attività correlate alla preparazione di un radiofarmaco devono essere specificate nei dettagli all'interno di procedure operative standard che tengano conto anche dell'aspetto relativo all'asepsi. Anche i metodi relativi all'esecuzione di test analitici devono essere adeguatamente descritti e registrati.

11.3.3 Gestione di locali e attrezzature

I locali adibiti alla preparazione o alla manipolazione di radiofarmaci devono rispondere alle caratteristiche tecniche e architettoniche minime richieste per ospitare tali attività. Per esempio, una corretta gestione dei locali e delle attrezzature prevede: accesso ai locali consentito esclusivamente al personale autorizzato; possibilità di predisporre un flusso logico delle attività di produzione, al fine di evitare contaminazioni crociate di prodotti e materie prime; disponibilità di vestiboli adeguati; presenza di sistemi di condizionamento e filtraggio dell'aria; presenza di finiture confacenti alla classe microbiologica richiesta. I locali e le attrezzature, inoltre, devono essere sottoposti periodicamente sia a procedure di manutenzione, sia a procedure di disinfezione.

11.3.4 Gestione delle materie prime

La qualità dei materiali utilizzati per la preparazione di un radiofarmaco sterile deve essere rapportata al processo di produzione utilizzato. Se il prodotto che si sta preparando deve essere sterilizzato terminalmente, è sufficiente utilizzare materie prime a contaminazione controllata per evitare il verificarsi di non conformità sul prodotto finito. Se il prodotto non deve essere sterilizzato terminalmente ma preparato in condizioni asettiche, si dovranno utilizzare esclusivamente materie prime sterili certificate dal fornitore.

La qualifica del fornitore e/o la sottoscrizione di un accordo tecnico di qualità possono ritenersi strumenti utili per tenere sotto controllo la qualità dei materiali acquistati. Può accadere, per esempio, che un fornitore di materie prime decida di modificare il proprio processo produttivo per ragioni economiche o per esigenze logistiche; è dunque lecito richiedere, all'interno dell'accordo tecnico, una comunicazione ufficiale prima che tale modifica venga implementata, poiché è sempre necessario valutare l'impatto di ogni modifica sulla qualità del prodotto finito.

11.3.5 Verifica periodica dei parametri critici

La verifica periodica dei parametri critici è di fondamentale importanza. I principali obiettivi di questi controlli sono i seguenti.

1. Verificare che sussistano le condizioni ambientali idonee per poter preparare o manipolare un farmaco (per esempio controllare le pressioni dei locali classificati, la contaminazione microbiologica/particellare e la tenuta di sistemi di isolamento). I dati relativi ai suddetti controlli vanno registrati sui fogli di lavorazione specifici del lotto in preparazione;
2. Verificare che i parametri indicati al punto 1 non subiscano nel tempo derive positive o negative verso i limiti di specifica. Raccogliere periodicamente tali dati in un report consente di osservare il *trend* di ciascun parametro offrendo un utile strumento di verifica del *validated production process*. Nel caso in cui si dovessero riscontrare derive del sistema, si adotteranno azioni correttive atte a invertire il *trend*.

11.3.6 Verifica di processo

La verifica di processo deve essere eseguita a conclusione delle attività suddette per accertare che la strumentazione, gli operatori e i locali siano idonei alla preparazione di un farmaco sicuro ed efficace. Il Media Fill test (vedi paragrafo 11.7) rappresenta un esempio di verifica di processo delle condizioni asettiche di lavoro e dunque della conformità complessiva delle aree/attrezzature di lavoro e dell'operatività del personale preposto.

11.4
I cinque gradi della pulizia

Le NBP-MN suddividono le preparazioni radiofarmaceutiche in due principali categorie, definendo anche le caratteristiche minime dei locale di preparazione.

1. Le preparazioni che hanno più alto rischio microbiologico (ripartizioni asettiche, manipolazioni di prodotti sterili, preparazioni che non possono essere sottoposte a sterilizzazione terminale) devono avvenire con procedure asettiche all'interno di un'apposita cappa a flusso laminare di classe A, posta in locale di classe B, o di un isolatore che garantisca un ambiente sterile, posto in una zona di classe D.

2. Le preparazioni a minor rischio (quelle per le quali è possibile la sterilizzazione terminale) possono avvenire in cappe a flusso laminare di classe A, in un locale di classe D.

Le preparazioni che hanno più alto rischio microbiologico richiedono maggiori attenzioni. Tutte le preparazioni che non possono essere sterilizzate terminalmente, a causa dell'instabilità termica della soluzione, devono essere eseguite con tecniche di lavorazione in asepsi, cioè in grado di prevenire la presenza di microrganismi all'interno del prodotto manipolato. Occorre dunque garantire necessariamente, in tutte le fasi di produzione o di manipolazione, condizioni di asepsi, cioè l'assenza di microrganismi. A tale fine, le fasi critiche da prendere in considerazione sono le seguenti:

- disinfezione dei locali di lavoro;
- disinfezione/biodecontaminazione della cappa e/o dell'isolatore;
- disinfezione/biodecontaminazione dei materiali inseriti all'interno della cappa e/o dell'isolatore;
- disinfezione degli aghi presenti su generatori di radionuclidi;
- disinfezione dei setti in gomma prima della perforazione;
- attività operative di produzione o manipolazione.

La disinfezione assume quindi un ruolo predominante all'interno delle procedure eseguite per ottenere l'asepsi. Come indicato dalle NBP-MN [1]:

> La pulizia e la disinfezione degli ambienti sono importanti ai fini di eliminare e mantenere sotto controllo gli inquinanti microbici. Gli ambienti devono essere puliti e disinfettati con regolarità giornaliera, la zona di lavoro (cappa o isolatore) deve essere pulita e disinfettata sia all'inizio che alla fine della preparazione, secondo apposite procedure. I disinfettanti utilizzati devono essere a largo spettro di azione utilizzati a rotazione per impedire fenomeni di resistenza, dedicati, opportunamente sterilizzati per gli ambienti di grado A/B. Nelle procedure devono essere stabiliti i tempi massimi tra la fine della produzione e la pulizia. Eventuali diluizioni dei disinfettanti devono essere preparate e utilizzate subito. Per una valutazione dell'efficacia delle procedure di pulizia e disinfezione, si raccomandano opportune verifiche microbiologiche (per esempio mediante tamponi o piastre da contatto). Le attrezzature pulite devono essere conservate in modo da evitare fenomeni di ricontaminazione. Prima della lavorazione successiva occorre verificare l'assenza degli agenti di pulizia e disinfezione. (§11)

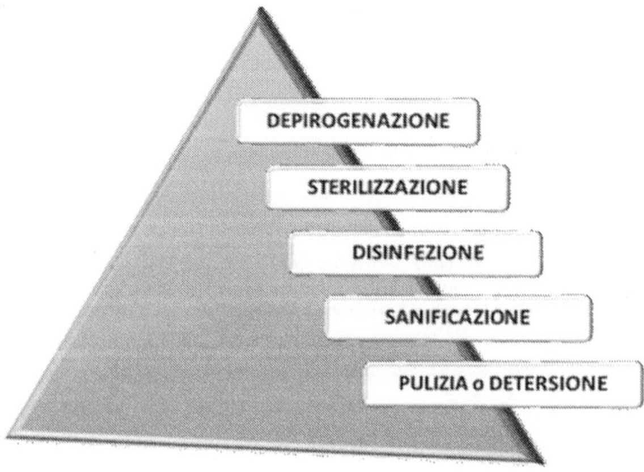

Fig. 11.1 Schema dei cinque gradi di pulizia

Come sottolineato dalla normativa, la scelta appropriata di prodotti per la disinfezione rappresenta un passaggio di fondamentale importanza per il raggiungimento delle condizioni di asepsi. I prodotti di pulizia vanno scelti in base al grado di contaminazione massima richiesta per l'ambiente in cui vengono utilizzati. In Fig. 11.1 sono rappresentati i diversi gradi di pulizia raggiungibili a partire dalla detersione fino alla depirogenazione.

Ciascun gradino della piramide prevede determinati criteri di accettazione ottenibili con processi o prodotti aventi appropriate caratteristiche.

Pulizia e detersione In questa fase si procede alla rimozione fisica di particelle visibili a occhio nudo e si richiede l'utilizzo di prodotti detergenti di comune impiego. Questa fase è molto importante poiché consente la rimozione dei biofilm organici all'interno dei quali i microrganismi trovano rifugio.

Sanificazione Questa fase prevede la riduzione delle forme batteriche vegetative su superfici inanimate o su tessuti viventi.

Disinfezione In questa fase occorre utilizzare prodotti che garantiscano l'abbattimento della carica microbica vegetativa di almeno 10^4 unità per i batteri (attività battericida) e di almeno 10^3 unità per lieviti e muffe (attività fungicida); l'abbattimento richiesto per la carica microbica quiescente (spora) di almeno 10^3 unità (attività sporicida). È preferibile eseguire la disinfezione di superfici utilizzando in rotazione prodotti con attività battericida (cadenza giornaliera) e prodotti con attività sporicida (cadenza quindicinale) per evitare che possano instaurarsi fenomeni di resistenza microbica.

Sterilizzazione In questa fase si procede ad abbattere di 10^6 unità, attraverso prodotti e trattamenti sterilizzanti e biodecontaminanti, una popolazione di spore sottoposta alla loro azione. La European Pharmacopoeia contempla, tra i trattamenti autorizzati: la sterilizzazione in autoclave (vapore saturo e a secco); la sterilizzazione attraverso radiazioni ionizzanti (dose assorbita dal materiale > 25 kGy); la sterilizzazione mediante somministrazione di gas; la sterilizzazione per filtrazione (poro del filtro 0,22 μm). Quest'ultima tecnica può essere utilizzata solo se i prodotti sottoposti al trattamento non sono termicamente stabili. Tutti i trattamenti sopra citati devono essere qualificati prima di poter essere utilizzati. (Sebbene siano fonte di radiazioni ionizzanti, i radiofarmaci non possono essere considerati soluzioni autosterilizzanti per via della bassa dose assorbita da un microrganismo eventualmente presente all'interno della soluzione, di gran lunga inferiore alla soglia di 25 kGy indicata dalla European Pharmacopoeia.)

Depirogenazione In questa fase si procede con l'impiego di calore secco a temperature superiori di 220 °C per un tempo sufficiente a garantire un abbattimento, in termini di concentrazione, di 10^3 endotossine batteriche resistenti al calore.

Tutti i prodotti disinfettanti, utilizzati in ambienti critici, devono essere sottoposti a due test di convalida: test in vitro e test sulle superfici. Il *test in vitro* consiste nell'inserire in una provetta contenente il prodotto disinfettante una concentrazione nota di microrganismo; questo test consente di verificare i tempi di contatto richiesti dal prodotto per consentire una riduzione di vitalità di $R \geq 10^5$ per i batteri, $R \geq 10^4$ per le muffe e $R \geq 10^3$ per le spore. Il *test sulle superfici*, invece, consiste nel mettere a contatto il prodotto disinfettante con una concentrazione nota di microrganismo direttamente su campioni di superfici presenti nell'unità di Medicina Nucleare (per esempio plexiglass, vetro, rivestimento melaminico, acciaio inox e PVC). Entrambi i test devono confermare il tempo di contatto suggerito dal fornitore per ottenere l'effetto richiesto.

Le sostanze disinfettanti maggiormente utilizzate sono le seguenti:
- *a effetto battericida*: sali di ammonio quaternari, biguanide, fenoli e alcoli;
- *a effetto sporicida*: diossido di cloro, ipoclorito di sodio, acido peracetico e acqua ossigenata.

Vale la pena ricordare che l'utilizzo di cloro attivo non stabilizzato (ipoclorito di sodio) potrebbe danneggiare le finiture degli arredi e gli strumenti in acciaio inox.

11.5 Saggio di sterilità

Come recita la Farmacopea Ufficiale [3]:

> L'assicurazione di sterilità all'interno di ciascuna unità compresa in un complesso di elementi soggetti a un processo di sterilizzazione non può essere garantita né dimostrata. L'inattivazione di microrganismi mediante mezzi fisici o chimici segue una legge esponenziale; pertanto sussiste sempre una probabilità statistica quantunque piccola che un microorganismo possa sopravvivere al processo di sterilizzazione. (§5.1.1)

La probabilità statistica in questo ambito viene misurata attraverso un parametro denominato SAL (Sterility Assurance Level) o, in italiano, LAS (livello di assicurazione di sterilità). Le normative ritengono accettabile un valore di SAL non superiore a 10^{-6}, corrispondente alla probabilità di trovare 1 unità contaminata su 1.000.000. Questo concetto conferma quanto precedentemente detto, ovvero che la sterilità di un prodotto non può essere garantita dai controlli di qualità al termine del processo produttivo, ma deve essere il processo produttivo stesso a offrire elevate garanzie. Il criterio di accettazione per il test di sterilità è perentorio: *zero colonie contaminanti*. Le due metodiche previste per l'esecuzione del test – filtrazione su membrana e inoculo diretto – sono descritte in dettaglio dalla European Pharmacopoeia [4], che si esprime in maniera molto netta a favore del primo metodo, meno soggetto a problemi di interferenza del prodotto.

Il test di sterilità deve essere eseguito in condizioni ambientali appropriate utilizzando attrezzature opportunamente convalidate. A tale scopo possono essere utilizzate cappe a flusso laminare di classe A, installate in ambienti sterili di classe B, o isolatori installati in locali di classe D. Tra le due opzioni, l'isolatore risulta più comodo e sicuro poiché elimina l'interazione diretta tra operatore e prodotto evitando la possibilità di contaminazioni e quindi falsi positivi.

Prima di eseguire il test occorre verificare che siano state eseguite le seguenti attività.

- *Convalida del ciclo di biodecontaminazione* Nel caso in cui si utilizzi l'isolatore, occorre convalidare preventivamente il ciclo per la biodecontaminazione del carico. Questa convalida prevede l'identificazione dei parametri di ciclo ottimali per ottenere l'abbattimento di 10^6 spore di *Geobacillus stearothermophilus* seminate su supporti in acciaio (bioindicatori). Durante la convalida, inoltre, si deve dimostrare la non interferenza del gas biodecontaminante sul prodotto da testare; questa attività viene eseguita inoculando il prodotto con ceppi microbici certificati ATCC, sottoponendo il materiale al ciclo di biodecontaminazione e verificando al termine la sopravvivenza dei ceppi. L'obiettivo è verificare che il gas biodecontaminante non abbatta contaminanti eventualmente presenti nel prodotto generando così un test cosiddetto "falso negativo".

- *Verifica dei terreni di coltura* Il test di sterilità deve essere eseguito utilizzando i terreni colturali Fluid thioglycollate medium (FTM o THG) e Soya-bean casein digest medium (TSB o SCD) sui quali siano stati preventivamente verificati sterilità e fertilità. La sterilità del terreno viene verificata incubando un campione rappresentativo del lotto di FTM alla temperatura di 32,5±2,5 °C e un campione rappresentativo del lotto di TSB alla temperatura di 22,5±2,5 °C per un periodo di 14 giorni senza riscontrare nessuna crescita microbica (evidenziata da intorbidimento del terreno colturale). La fertilità viene verificata su un campione rappresentativo del lotto di FTM inoculando per ciascun flacone 100 UFC dei microrganismi *Clostridium sporogenes*, *Pseudomonas aeruginosa*, *Staphylococcus aureus* e incubando i campioni a 32,5±2,5 °C per non più di tre giorni riscontrando un evidente intorbidimento del terreno a fine periodo. La fertilità su un campione rappresentativo del lotto di terreno TSB viene verificata inoculando per ciascun flacone 100 UFC dei microrganismi *Aspergillus brasiliensis*, *Bacillus subtilis*, *Candida albicans* e incubando i campioni a 22,5±2,5 °C per tre o cinque giorni, a seconda che si tratti di batteri o funghi, riscontrando un evidente intorbidimento del terreno a fine periodo. I terreni colturali possono essere preparati come descritto in Farmacopea o acquistati da produttori certificati purché soddisfino i suddetti test di verifica.
- *Convalida del metodo analitico* L'obiettivo dell'attività è verificare che il prodotto da testare non abbia effetto batteriostatico o fungistatico su eventuali microorganismi contaminanti presenti, uccidendoli o rallentando fortemente la loro crescita. Tale fenomeno potrebbe infatti rendere la contaminazione non visibile all'occhio dell'analista al termine del periodo di incubazione, generando un falso negativo. La convalida del metodo viene eseguita su un nuovo prodotto, o su prodotti già convalidati se vi è un cambiamento nelle condizioni di preparazione. Il saggio può essere condotto adottando la tecnica di filtrazione su membrana oppure inoculando direttamente nel terreno il campione da esaminare. La convalida viene eseguita su un numero definito di campioni appartenenti a 3 lotti di produzione. Alcuni di questi campioni vengono volutamente contaminati con microorganismi certificati ATCC al fine di generare i seguenti gruppi:
  1. prodotto + terreno + contaminante;
  2. prodotto + terreno;
  3. terreno + contaminante.

  Dopo 5 giorni di incubazione alle temperature di elezione del terreno colturale, si deve verificare la formazione di una torbidità confrontabile tra campioni appartenenti ai gruppi 1 e 3. Dopo 14 giorni di incubazione alle temperature di elezione del terreno colturale, i campioni del gruppo 2 – controlli negativi – devono risultare sterili.

Dopo aver eseguito le suddette verifiche, è possibile sottoporre il prodotto al saggio di sterilità che deve essere eseguito utilizzando la stessa metodica analitica e gli stessi materiali utilizzati in fase di convalida, al fine di garantire la veridicità del risultato analitico. Il prodotto viene suddiviso nei due terreni mediante filtrazione o inoculo diretto. I campioni contenenti terreno FTM vengono incubati a 32,5±2,5 °C per 14 giorni, mentre i campioni contenenti terreno TSB vengono incubati a 22,5±2,5 °C per 14 giorni. Durante l'intera sessione analitica vengono eseguiti campionamenti microbiologici per sedimentazione e, al termine della sessione, vengono eseguiti campionamenti da contatto su superfici e guanti di lavoro. Durante ciascun test della stessa sessione analitica, invece, viene eseguito un campionamento microbiologico dinamico (1 m^3 di aria) atto a riscontrare una eventuale contaminazione ambientale legata all'attività. L'ultimo test di sterilità della sessione analitica, definito controllo negativo, si effettua su terreno di coltura senza prodotto. I campioni vanno letti a intervalli frequenti durante il periodo di incubazione per riscontrare eventuali non conformità. Nel caso in cui il prodotto stesso generi intorbidimento del terreno tale da non poter riscontrare una potenziale contaminazione, è possibile prelevare, al termine dei 14 giorni di incubazione, 1 mL dal saggio e riseminarlo in terreno fresco prolungando l'incubazione di ulteriori 4 giorni. Se al termine dei 14 giorni il test non mostra torbidità, il prodotto verrà considerato sterile. Se al termine dei 14 giorni il test mostra torbidità, il prodotto verrà considerato non sterile.

Qualora il risultato sia non conforme, è possibile dichiarare il test non valido nei seguenti casi:

- i dati del monitoraggio ambientale mostrano una contaminazione microbica;
- la procedura di analisi non è stata eseguita correttamente;
- viene riscontrata crescita microbica nei controlli negativi;
- la crescita della specie contaminante può essere inequivocabilmente associata a un materiale o a una specifica tecnica utilizzata durante l'esecuzione del test.

Se il saggio è dichiarato non valido, può essere ripetuto e, se nessuna crescita microbica è riscontrata nel test replicato, il prodotto viene considerato sterile. Invece, se viene nuovamente riscontrata crescita microbica, il prodotto viene considerato non sterile.

Nel caso in cui il test eseguito su un radiofarmaco già iniettato nel paziente risulti non sterile, viene disposto il blocco delle attività di preparazione dell'unità di Medicina Nucleare e avviata un'investigazione. Verrà presa in esame tutta la documentazione relativa al lotto prodotto, risultato non conforme, al fine di individuare la causa dell'evento deviante. Verranno avvertite le autorità sanitarie competenti e attivati i protocolli clinici per la salvaguardia della salute dei pazienti coinvolti. Questa situazione limite evidenzia l'importanza della tracciabilità documentale.

11.6 Saggio dei pirogeni e delle endotossine batteriche

Come si legge nella Farmacopea Ufficiale [5]:

> Il saggio dei pirogeni consiste nel misurare l'aumento della temperatura corporea causato nel coniglio dall'iniezione endovenosa di una soluzione sterile delle sostanza da esaminare. (§2.6.8)

Tra le diverse sostanze pirogeniche, le endotossine rappresentano quelle con più alta attività tossica, per questo motivo vengono talvolta utilizzate come riferimento per la verifica della pirogenicità in generale.

La Farmacopea Ufficiale specifica infatti che, in assenza di particolari evidenze, al test per i pirogeni è da preferire il test delle endotossine batteriche, poiché si ritiene possa meglio cautelare la salute del paziente [6]:

> Il saggio per le endotossine è usato per rivelare o quantificare, mediante un lisato di amebociti di limulo (*Lymulus polyphemus* o *Tachypleus tridentatus*), le endotossine che derivano dai batteri Gram negativi. (§2.6.14)

Le endotossine batteriche sono macromolecole lipopolisaccaridiche generate dallo sfaldamento della parete cellulare di batteri gram negativi. Se somministrata per via parenterale, l'endotossina attiva la produzione di citochine da parte di monociti e macrofagi che provocano l'innalzamento di temperatura corporea. La presenza di endotossine denuncia quindi una proliferazione di batteri Gram negativi nelle materie prime utilizzate, nell'ambiente o sulla superficie delle attrezzature; la termoresistenza di queste sostanze rende il trattamento a caldo eseguito per l'ottenimento della sterilità non efficace per la loro eliminazione; solo il processo di depirogenazione risulta efficace a tale scopo.

L'obiettivo del saggio delle endotossine batteriche è stabilire se la concentrazione di endotossina nel prodotto in esame superi o meno il valore limite previsto dalla Farmacopea. La European Pharmacopoeia [7], fornisce alcune linee guida per il calcolo del limite di endotossine di seguito indicate:

$$\text{Endotoxin limit: } K/M$$

dove:
K è il limite della dose pirogenica di endotossina per kg di massa corporea;
M è la massima dose raccomandata di prodotto per kg di massa corporea. (Se il prodotto è somministrato a intervalli frequenti o infuso in continuo, M rappresenta la dose totale somministrata in 1 ora.)

Il limite di dose pirogenica (K) richiesto per i radiofarmaci è di 2,5 IU/kg di massa corporea. Per una persona adulta del peso di 70 kg, la quantità massima di endotossina somministrabile per dose di radiofarmaco è quindi pari a 175 IU. Per radiofarmaci destinati alla somministrazione intratecale, il limite è ridotto a 0,2 IU/kg di massa corporea.

Per il test delle endotossine batteriche la Farmacopea prevede tre diverse tecniche di analisi: tecnica Gel Clot; tecnica turbidimetrica; tecnica cromogenica.

- *Tecnica Gel Clot* Questa tecnica prevede l'utilizzo di lisato e soluzione test e può essere un test sia quantitativo (identifica numericamente la concentrazione di endotossina), sia limite (identifica solo se la soluzione ha un valore superiore o inferiore al limite). Il test dà luogo alla formazione di gel nel caso in cui la soluzione contenga una quantità di endotossina superiore al valore di sensibilità del lisato (λ); la formazione del gel è dovuta all'attivazione di una cascata enzimatica che vede come ultimo step l'attivazione della coagulasi che trasforma il coagulogeno in coagulo.

- *Tecnica turbidimetrica* Questa tecnica prevede l'utilizzo di lisato e soluzione test. Il test è quantitativo e utilizza o il metodo cinetico o il metodo "end-point". Il metodo cinetico consiste nella misura del tempo necessario affinché la reazione raggiunga un predeterminato valore di torbidità; il metodo "end-point", invece, misura la torbidità della soluzione al termine di un determinato periodo di incubazione. La formazione di torbidità deriva dall'interazione ionica dei composti insolubili formatisi dopo scissione della proteina coagulogeno per azione dell'enzima coagulasi.

- *Tecnica cromogenica* Questa tecnica prevede l'utilizzo di lisato, peptide cromogenico e soluzione test. Il test è quantitativo e utilizza o il metodo cinetico o il metodo "end-point". Il metodo cinetico consiste nella misura del tempo necessario affinché la reazione raggiunga un predeterminato valore di assorbanza; il metodo "end-point", invece, misura l'assorbanza dovuta al cromoforo al termine di un determinato periodo di incubazione. L'attivazione dell'enzima coagulasi, attivato dalla presenza di endotossina, scinde il peptide cromogenico portando alla formazione di para-nitro-anilina.

Secondo la European Pharmacopoeia, nel caso in cui il test per le endotossine batteriche venga prescritto dalla monografia senza specificare nessuno dei metodi sopra indicati, la tecnica Gel Clot (test limite) va considerata come metodo di riferimento.

A titolo esemplificativo si riportano le modalità operative utili per l'esecuzione della tecnica Gel Clot. Al fine di evitare falsi positivi tutto il materiale utilizzato nel test (puntali, tubi, acqua per le diluizioni) deve essere certificato come privo di pirogeni. Prima di eseguire il test sul prodotto da analizzare devono essere eseguite le seguenti verifiche:

a. conferma della sensibilità del lisato;
b. identificazione della MVD del prodotto (Massima Diluizione Valida);
c. verifica di eventuali fattori di interferenza.

a. *Conferma della sensibilità del lisato* Il test consente di confermare, attraverso l'esecuzione di una curva di calibrazione, la sensibilità del lisato. Il test deve essere eseguito preparando 4 repliche delle seguenti concentrazioni di endotossina: 2λ, λ, $\lambda/2$, $\lambda/4$, dove λ rappresenta la sensibilità del lisato. Le soluzioni di endotossina preparate vengono distribuite (100 μL) nei tubi da test (contenitori in vetro) a cui è stata precedentemente addizionata una aliquota di 100 μL di lisato; dopo incubazione di 60 minuti a 37 ± 1 °C, la sensibilità del lisato è confermata se la media dei risultati positivi ottenuti risulta essere compresa tra 2λ e $\lambda/2$.

b. *Identificazione della MVD del prodotto* Nel caso in cui si ritenga funzionale eseguire una diluizione del prodotto, eseguita per ridurre eventuali fenomeni di interferenza, bisogna individuare il fattore di diluizione in maniera tale da non superare il valore di MVD. L'MVD viene calcolato dividendo la concentrazione di endotossina massima somministrabile per la sensibilità del lisato (λ). Per un radiofarmaco somministrato per via parenterale e venduto in confezioni da 10 mL, la concentrazione limite di endotossina è pari a 17,5 IU/mL; utilizzando un lisato con sensibilità di 0,06 IU/mL l'MVD sarà pari a 17,5 IU/mL : 0,06 IU/mL = 291,6.

c. *Verifica di eventuali fattori di interferenza* Il test consente di verificare l'eventuale presenza di fattori che vanno a interferire con il lisato amplificando o inibendo il meccanismo di reazione lisato-endotossina e portando alla formazione di eventuali "falsi positivi" o "falsi negativi". Vengono allestite le seguenti soluzioni:
   A. prodotto (4 repliche)
   B. prodotto + endotossina 2λ, λ, $\lambda/2$, $\lambda/4$ (4 repliche per ciascuna concentrazione)
   C. acqua + endotossina 2λ, λ, $\lambda/2$, $\lambda/4$ (2 repliche per ciascuna concentrazione)
   D. acqua (2 repliche)

   Il test risulta conforme se:
   - tutte le repliche delle soluzioni A e D sono negative (nessun gel);
   - le repliche della soluzione C confermano la sensibilità del lisato;
   - la sensibilità del lisato determinata utilizzando la soluzione B è compresa tra 2λ e $\lambda/2$.

   Nel caso in cui vengano rilevate delle interferenze, occorre eliminarle mediante procedure quali la modifica del pH, l'ulteriore diluizione del campione (senza superare MVD) oppure blandi trattamenti termici. Bisogna considerare sempre che tali procedure devono mantenere inalterato il contenuto di endotossine del campione.

Al termine di tutti questi controlli sarà possibile eseguire il test sul prodotto verificando, al termine dell'incubazione, la presenza o assenza di gel ruotando la provetta di 180°.

11.7 Media Fill test

Il Media Fill test rappresenta lo stadio finale della convalida di processo relativa alla preparazione del farmaco in condizioni asettiche e deve essere eseguito solo al termine delle prove di qualifica di tutti gli elementi coinvolti nel processo (locali, attrezzature, utenze ecc.). In medicina nucleare il test viene eseguito per:

- la convalida microbiologica dei processi di marcatura e frazionamento di preparazioni radiofarmaceutiche asettiche, ottenute mediante kit o materiale autologo del paziente;
- la convalida di processi di frazionamento di preparazioni pronte per l'uso e preparazioni estemporanee da ciclotrone.

Nelle Figg. 11.2-11.5 è rappresentata, a titolo di esempio, una simulazione dell'allestimento di una preparazione radiofarmaceutica.

La prova di simulazione deve riprodurre nel modo più fedele possibile il processo utilizzato routinariamente. Deve, cioè, avvenire negli stessi ambienti, con gli stessi strumenti e con il medesimo personale impiegato. Al fine di salvaguardare la sicurezza dei pazienti, evitando il rischio di contaminazioni, l'esecuzione del test va fatta in orari diversi da quelli della attività giornaliera e le superfici venute a contatto con il terreno colturale devono essere pulite e disinfettate a fine prova.

Riguardo alla simulazione di processi in asepsi, le linee guida AFI [8] suggeriscono di simulare tutte le fasi di processo normalmente eseguite e, in particolare, le situazioni potenzialmente a rischio di contaminazione microbica per il prodotto.

> È quindi necessario, in primo luogo, effettuare un'analisi critica dell'intero processo produttivo. L'analisi deve concludersi con la definizione di un piano di convalida comprendente un elenco degli eventuali interventi consentiti e delle situazioni maggiormente sfidanti da simulare nel corso del Media Fill [...] È importante sottolineare che solo le attività e le condizioni operative strettamente necessarie devono essere consentite e inserite nel programma di convalida per essere simulate nel corso del Media Fill. Infatti, il Media Fill non deve essere usato per giustificare pratiche non necessarie, che possano comportare rischi ingiustificati di contaminazione microbica del prodotto lavorato. [8]

Il test deve essere eseguito seguendo quanto indicato all'interno del Foglio di Lavorazione o del Protocollo di Convalida redatto dalle figure responsabili dell'unità di Medicina Nucleare sulla base del piano di convalida suddetto.

Le linee guida AFI [8] specificano che "particolare cura dovrà essere posta nella registrazione degli interventi programmati (descrizione, ora, durata e identificazione del flacone manipolato durante l'intervento)", dunque il documento deve riportare i dati relativi al numero di flaconi riempiti e di eventuali flaconi rotti o scartati per difetti compromettenti la chiusura. Laddove possibile, è consigliabile che la simulazione venga eseguita in presenza della figura referente per la qualità, la quale è tenuta a verificare la correttezza delle operazioni svolte. Durante l'esecuzione della simulazione, è consigliato il monitoraggio microbiologico ai fini di una eventuale investigazione in caso di test non conforme. L'accuratezza della simulazione deve essere garantita da una durata complessiva delle attività di Media Fill confrontabile con quella del processo di preparazione e/o frazionamento di routine.

I contenitori devono essere trasparenti, per consentire una corretta ispezione visiva a fine prova, e di dimensioni adatte all'inserimento degli stessi nei contenitori schermati e nei vani dedicati all'interno di strumenti/attrezzature utilizzati nella pratica preparativa. Di norma deve essere impiegato un terreno sterile non selettivo e ad ampio spettro di crescita microbica come il Soybean Casein Digest (TSB o SCD), di cui deve essere verificata la sterilità e la fertilità prima della simulazione. La Linea Guida prescrive inoltre che "l'uso di terreni alternativi, come per esempio Fluid Thioglycollate Medium (FTM o THG), può essere giustificato qualora, per motivi particolari, vi sia la necessità di verificare l'assenza di microorganismi microaerofili o anaerobi [...]. L'utilizzo di gas inerti (per esempio, azoto) deve essere evitato nella fase di riempimento delle unità o come fluido di pressurizzazione nei contenitori di raccolta e nelle apparecchiature, in quanto questi gas, in combinazione con un terreno non selettivo come TSB, possono inibire la crescita dei microrganismi aerobi". Il volume di terreno presente nei campioni al termine del test deve essere tale da consentire il contatto del terreno con tutta la superficie interna del contenitore, inclusa la chiusura, e da rendere visibile una eventuale contaminazione microbica (per esempio, il volume consigliato per flaconi da 10 mL non deve essere inferiore a 2 mL).

In fase di convalida iniziale si suggerisce di eseguire non meno di tre prove consecutive per ciascun operatore. Come richiesto dalla normativa, il test deve essere periodicamente ripetuto con frequenza almeno semestrale. Tutto il personale direttamente coinvolto nella preparazione asettica deve partecipare alla simulazione poiché considerata uno strumento indispensabile di verifica al termine del periodo di addestramento. Il personale, al termine della simulazione, deve conservare in maniera adeguata i flaconi contenenti il terreno prima di incubarli o inviarli al laboratorio microbiologico esterno per la valutazione. Poiché il numero di unità è estremamente ridotto, il risultato tassativo per un Media Fill test è rappresentato da *zero unità contaminate*. La presenza di una unità contaminata determina un risultato non conforme e richiede, oltre che un'indagine sulle cause, l'applicazione di un'azione correttiva e la ripetizione della convalida iniziale. Tutte le unità contaminate, qualora evidenziate, devono essere soggette a indagine. I contaminanti devono essere identificati, ove possibile, cercando di individuarne la probabile origine (ambientale, umana o altro). Le indagini e le azioni correttive a seguito di risultati non conformi devono essere documentate e devono concludersi con la stesura di un rapporto approvato dalle funzioni responsabili. L'indagine deve essere volta a identificare e a rimuovere le cause della contaminazione. Se l'indagine porta all'individuazione di una o più cause specifiche, si dovranno intraprendere e documentare le appropriate azioni correttive. Nel caso in cui non si giunga all'individuazione di una causa, invece, occorrerà riconvalidare il processo mediante l'esecuzione di tre Media Fill test consecutivi. Ai controlli dovranno partecipare necessariamente gli stessi operatori che hanno partecipato alla prova conclusasi con esito non conforme.

Il Media Fill test deve essere *ripetuto* se:

- i terreni di coltura non superano il saggio di fertilità finale e ciò viene attribuito a un errore del Laboratorio microbiologico (per esempio errata temperatura di incubazione);

Il Media Fill test deve essere *invalidato e ripetuto* se:

- i terreni di coltura non superano il saggio di fertilità finale e ciò non viene attribuito a un errore del laboratorio microbiologico;
- le unità ripartite non sono state conservate in condizioni adeguate;

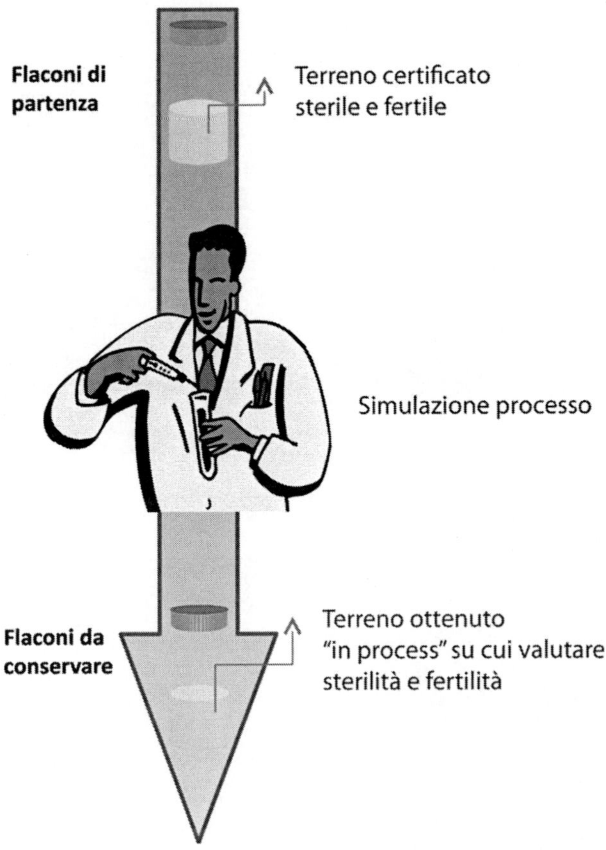

Fig. 11.2 Schema generale di un Media Fill test applicato alle preparazioni radiofarmaceutiche ottenute mediante kit. La simulazione del processo è illustrata nelle Figg. 11.3-11.5 delle pagine seguenti

- il numero di unità ripartite è inferiore al minimo prestabilito;
- si vengono a creare particolari circostanze, documentate in apposite procedure, nelle quali anche i lotti di produzione sarebbero abortiti.

In seguito a modifiche al processo produttivo, successive alla convalida iniziale e potenzialmente in grado di influire negativamente sulla qualità microbiologica della preparazione radiofarmaceutica (per esempio modifiche ai locali, alle apparecchiature critiche o ai metodi di pulizia e sanitizzazione), può diventare necessario eseguire una riconvalida straordinaria. Il numero di test da eseguire (da uno a tre) deve essere valutato di volta in volta dalle funzioni responsabili in relazione alla criticità del cambiamento. In proposito le linee guida AFI [8] indicano:

> La riconvalida straordinaria può essere richiesta a seguito di un Media Fill conclusosi con un risultato non conforme ai criteri di accettabilità e dovrebbe essere presa in considerazione anche a seguito del riscontro di risultati anomali nei monitoraggi microbiologici ambientali o nei controlli di sterilità sui prodotti finiti.

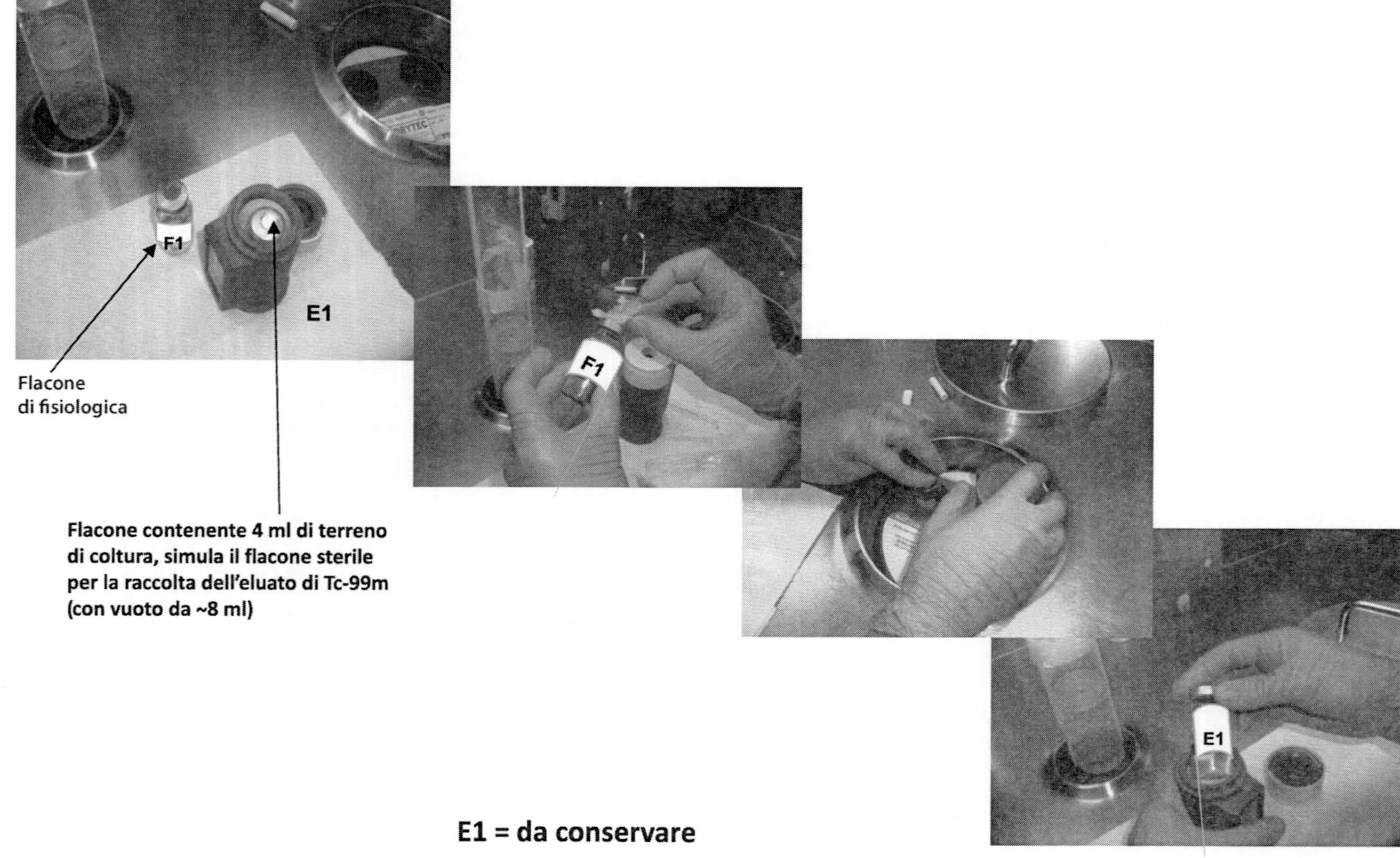

Fig. 11.3 Media Fill test. Simulazione della fase di eluizione di un generatore portatile di ^{99m}Tc

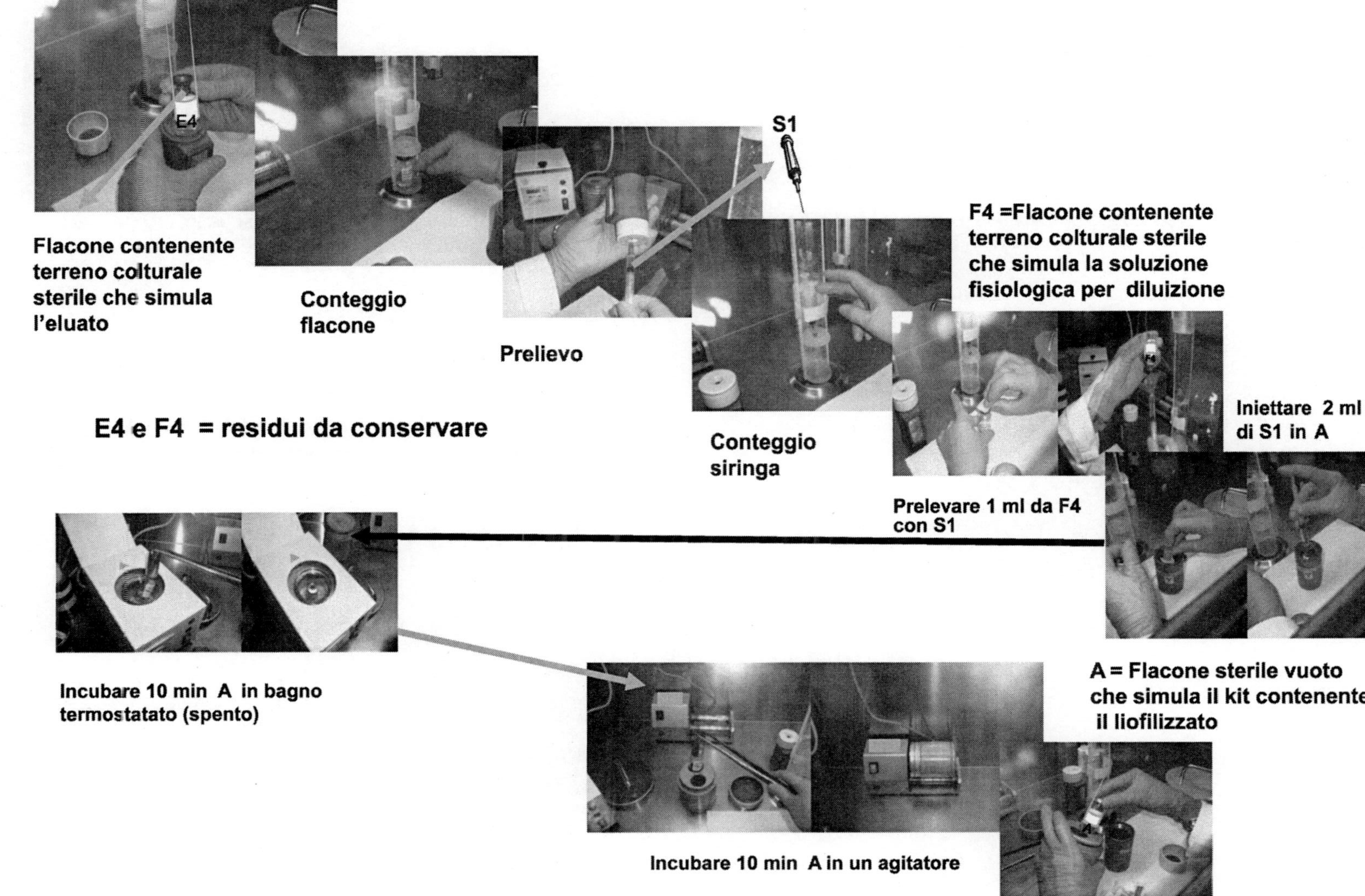

Fig. 11.4 Media Fill test. Simulazione della fase di allestimento di una preparazione radiofarmaceutica ottenuta mediante kit

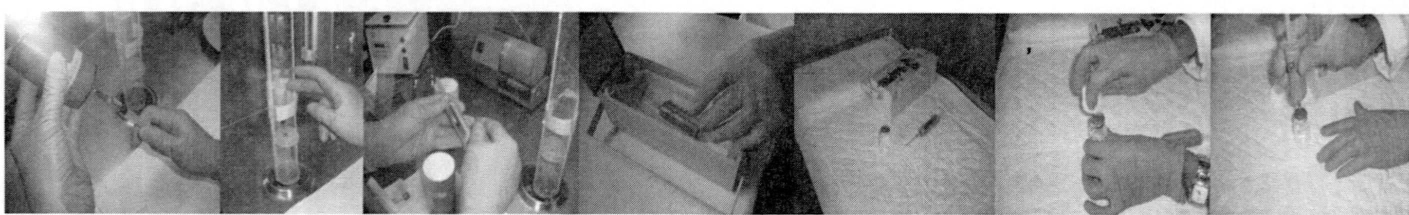

Fig. 11.5 Media Fill test. Simulazione delle fasi di frazionamento e somministrazione di preparazioni radiofarmaceutiche prodotte mediante kit

11.8
Contratti esterni

La vigente normativa (NBP-MN, §12) consente che i controlli di qualità, ivi compresi i test appena descritti, possano essere eseguiti da un laboratorio esterno a quello nel quale il radiofarmaco viene preparato (per esempio i Servizi di Microbiologia Ospedaliera o le ditte specializzate). In questo caso le singole unità di Medicina Nucleare hanno il dovere di assicurare che tali controlli siano effettuati in conformità con le Norme, mediante la stipula di precisi accordi di fornitura e periodiche visite ispettive, perché a esse è comunque affidata la responsabilità finale del rilascio del radiofarmaco per l'uso clinico. Le linee guida AFI [9] precisano:

> La qualificazione di un laboratorio terzo deve essere effettuata attraverso la valutazione diretta della struttura, dell'organizzazione, del sistema di qualità con particolare riferimento alla competenza del personale, all'idoneità delle strutture e delle attrezzature, all'adeguatezza della documentazione di qualità. [...] Il committente ha la responsabilità di valutare che il laboratorio a contratto abbia la competenza necessaria per svolgere le attività richieste.

I laboratori esterni devono disporre di un efficace sistema di qualità tale da garantire la tracciabilità delle attività eseguite sul campione dalla ricezione alla comunicazione del risultato analitico; la presenza di procedure di gestione dei fuori specifica (OOS), di controllo dei cambiamenti e della gestione degli eventi devianti è un importante parametro di valutazione. Le attrezzature utilizzate per eseguire i test analitici devono essere inserite all'interno di un piano periodico di manutenzione e calibrazione. La temperatura di lavoro degli incubatori utilizzati per test di sterilità e Media Fill deve essere monitorata in continuo. I ceppi utilizzati per le verifiche di fertilità devono essere certificati e conformi alle indicazioni di Farmacopea.

La spedizione di campioni analitici potenzialmente radioattivi deve essere attentamente valutata dalle figure di riferimento, nel rispetto della normativa vigente [10].

Bibliografia

1. Farmacopea Ufficiale della Repubblica Italiana, XII ed. Norme di Buona Preparazione dei Radiofarmaci per Medicina Nucleare
2. European Pharmacopoeia, 7th edn. § 5.1.1 Methods of preparation of sterile products
3. Farmacopea Ufficiale della Repubblica Italiana, XII ed. § 5.1.1 Metodi di preparazione di prodotti sterili
4. European Pharmacopoeia, 7th edn. § 2.6.1 Sterility
5. Farmacopea Ufficiale della Repubblica Italiana, XII ed. § 2.6.8 Pirogeni
6. Farmacopea Ufficiale della Repubblica Italiana, XII ed. § 2.6.14 Endotossine Batteriche
7. European Pharmacopoeia, 7th edn. § 5.1.10 Guidelines for using the test for bacterial endotoxins
8. AFI-Associazione Farmaceutici Industria (2005) Buone Pratiche di Fabbricazione. Linee guida AFI. Vol. II, cap. 3
9. AFI-Associazione Farmaceutici Industria (2007) Buone Pratiche di Fabbricazione. Linee guida AFI. Vol. IV, cap.2
10. Decreto Legislativo 17 marzo 1995, n. 230 (Attuazione delle Direttive Euratom 80/836, 84/467, 84/466, 89/618, 90/64, 92/3 in materia di radiazioni ionizzanti) e successive modifiche e integrazioni

Produzione e verifiche di qualità dei radiofarmaci prodotti mediante kit

12

L. Uccelli, A.L. Viglietti, A. Boschi

Indice dei contenuti

12.1 Introduzione

Le preparazioni radiofarmaceutiche ottenute per mezzo di kit, sono costituite da prodotti di origine industriale disponibili in formulazioni liofilizzate o soluzioni, sterili e apirogene, che solo al momento dell'uso vengono combinati con una soluzione contenente il radionuclide di interesse. Tutti i radiofarmaci prodotti industrialmente sono immessi sul mercato solo a seguito di valutazione e autorizzazione da parte dell'Autorità regolatoria competente, la quale autorizza anche le informazioni contenute nel Riassunto delle caratteristiche del prodotto (RCP), che è allegato al prodotto stesso e riporta anche le istruzioni di riferimento per l'allestimento e il controllo di qualità del prodotto finito.

Questi prodotti trovano impiego sia nella diagnostica sia nella terapia medico-nucleari e la loro qualità, sicurezza ed efficacia vengono assicurate mediante due diverse autorizzazioni preventive all'immissione sul mercato: l'*autorizzazione alla produzione* (AP) e l'*autorizzazione all'immissione in commercio* (AIC).

Il mantenimento di elevati standard qualitativi e di sicurezza – che consentano non solo di proteggere il paziente da ogni tipo di esposizione indebita al rischio radiologico ma anche di ottenere per esso la massima efficacia diagnostica o terapeutica – è affidato all'implementazione, all'interno delle unità di medicina nucleare di un sistema di assicurazione della qualità, che è individuato dalle Norme di Buona Preparazione dei Radiofarmaci

Tabella 12.1 Principali radiofarmaci preparati mediante kit

Struttura chimica	Settore di impiego	Acronimo
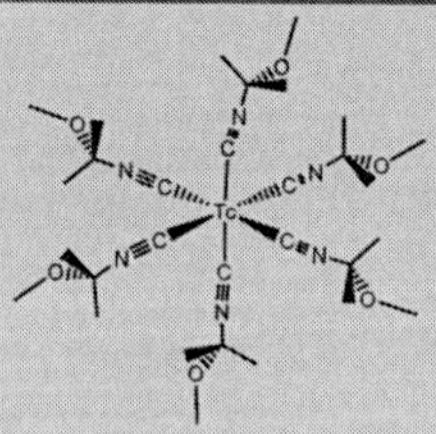	Diagnostica-Cardiologia	^{99m}Tc-Sestamibi
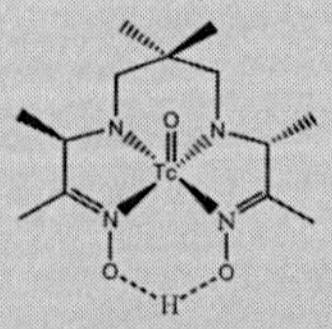	Diagnostica-Neurologia Marcature cellulari	^{99m}Tc-HMPAO
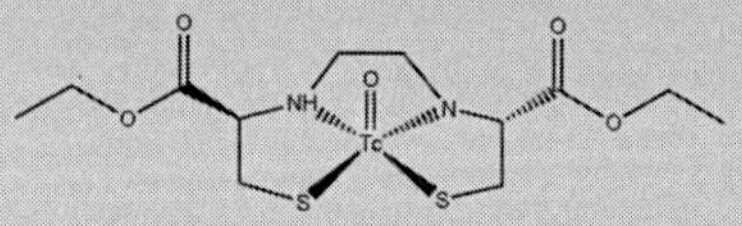	Diagnostica-Neurologia	^{99m}Tc-ECD
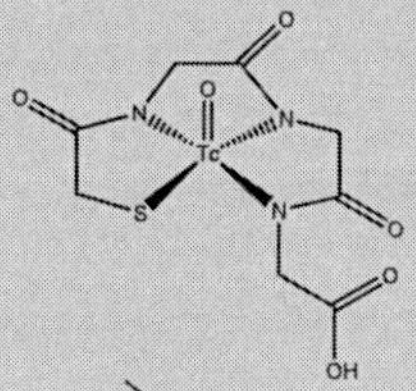	Diagnostica-Nefrologia	^{99m}Tc-MAG$_3$
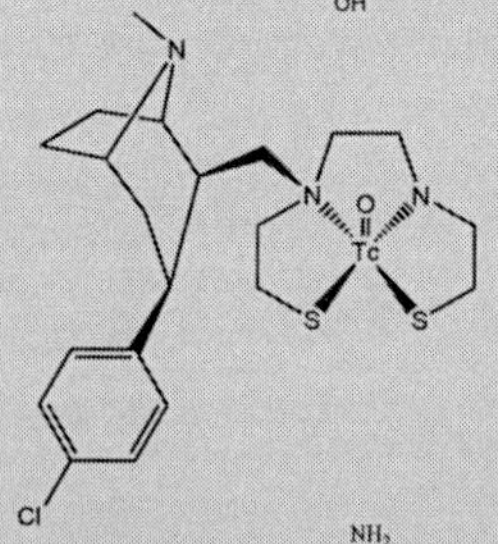	Diagnostica-Neurologia	^{99m}Tc-TRODAT1
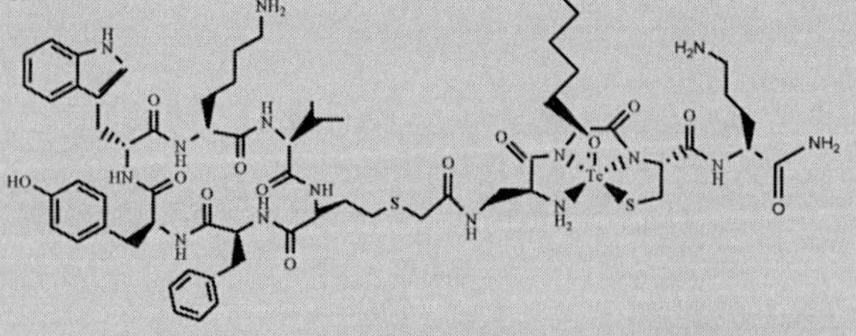	Diagnostica-Oncologia	^{99m}Tc-Depreotide
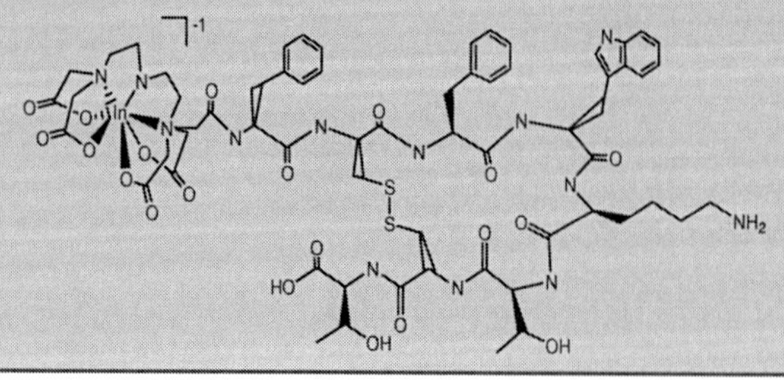	Diagnostica	^{111}In-Ocreotide

per Medicina Nucleare (NBP-MN) [1] quale unico valido strumento per tenere sotto controllo la conformità di tutti prodotti radiofarmaceutici.

In tale contesto, la garanzia di allestire prodotti di elevato standard qualitativo è subordinata a un'approfondita conoscenza, oltre che delle peculiarità dei singoli prodotti, dei relativi processi di produzione e verifiche di qualità, con particolare attenzione alle loro possibili criticità. Ciò è indispensabile per porre la necessaria attenzione sia all'atto produttivo sia a quello del controllo.

Nel processo di preparazione di questa tipologia di radiofarmaci possono essere schematicamente individuate le seguenti fasi.

1. *Produzione del radionuclide*: se è industriale (per esempio, per ^{111}In o ^{90}Y), la qualità e la sicurezza sono garantite all'origine; se avviene all'interno delle strutture (per esempio, per ^{99m}Tc), la qualità deve essere garantita dagli stessi operatori.
2. *Preparazione del radiofarmaco*: deve essere effettuata secondo le istruzioni di riferimento e può consistere nella ricostituzione del kit liofilizzato o nella combinazione di soluzioni.
3. *Controllo di Qualità* della preparazione radiofarmaceutica.
4. *Frazionamento* della preparazione radiofarmaceutica allestita o dei prodotti industriali finiti.

In Tabella 12.1 sono riportate le strutture di alcuni tra i principali radiofarmaci prodotti per mezzo di formulazioni in kit.

12.2 Produzione del radionuclide

I radionuclidi utilizzati per la preparazione di radiofarmaci ottenuti per mezzo di kit commerciali possono essere direttamente forniti in soluzione sterile, apirogena dal produttore (per esempio, $^{90}YCl_3$ o $^{111}InCl_3$), oppure essere prodotti in loco (per esempio $^{99m}TcO_4^-$) mediante eluizione di un generatore portatile.

Il prodotto – sia esso fornito dal produttore direttamente come soluzione radioattiva o come generatore – deve essere formalmente controllato al momento del ricevimento per verificarne la corrispondenza alle specifiche richieste. Nel caso in cui i requisiti non siano soddisfatti, il materiale deve essere isolato, identificato e respinto. I materiali accettati devono essere conservati in ambienti idonei, secondo le indicazioni del fornitore e secondo quanto stabilito dalle apposite procedure operative scritte adottate nella struttura. Si tratti di soluzioni di produzione industriale o di eluati ottenibili da un generatore, la garanzia del mantenimento della sterilità e dell'apirogenicità delle soluzioni manipolate, sia in fase di frazionamento sia di ricostituzione delle formulazioni "fredde", è garantita dal rispetto di adeguate modalità operative e dall'igiene delle aree di lavoro. Oltre il 90% delle preparazioni radiofarmaceutiche ottenute mediante kit è caratterizzato dalla presenza, quale radioisotopo incorporato, di ^{99m}Tc, che viene prodotto al momento dell'uso all'interno delle strutture per semplice eluizione di un generatore portatile di ^{99}Mo/^{99m}Tc. In proposito è utile richiamare qui brevemente alcuni concetti.

Il tecnezio-99m occupa ormai da decenni un ruolo di primo piano tra gli isotopi utilizzati in diagnostica grazie alle sue peculiari proprietà chimiche (l'ampio intervallo di stati di ossidazione consente la produzione di una grande varietà di complessi [2]) e fisiche

(E_{γ} = 142 keV, $T_{1/2}$ = 6,06 ore) e alla sua modalità di produzione, semplice e poco costosa. Il generatore è costituito da una colonna cromatografica di allumina sulla quale viene adsorbito il radionuclide padre ^{99}Mo nella forma chimica di ione permolibdato $[^{99}MoO_4]^{2-}$. Il radionuclide ^{99}Mo decade a ^{99m}Tc (radionuclide figlio) con un *tempo di emivita* di 67,7 ore secondo la reazione:

$$[^{99}MoO_4]^{2-} \rightarrow [^{99m}TcO_4]^{-} + \beta^{-} + \nu$$

Come conseguenza del processo di decadimento, l'anione molibdato binegativo $[^{99}MoO_4]^{2-}$ viene convertito nell'anione pertecnetato mononegativo $[^{99m}TcO_4]^{-}$, che risulta quindi meno trattenuto dal supporto solido di allumina a causa della scomparsa di una carica negativa. Facendo passare una soluzione fisiologica (NaCl 0,9%) sterile attraverso la colonna gli ioni mononegativi Cl^{-} si sostituiscono agli ioni $[^{99m}TcO_4]^{-}$ che vengono così raccolti sotto forma di $[^{99m}TcO_4]Na$ con elevatissima *purezza radiochimica*. Lo ione pertecnetato, radiofarmaco di per sè, rappresenta anche la specie chimica di partenza dalla quale possono essere preparati tutti i radiofarmaci a base di ^{99m}Tc attualmente impiegati in studi diagnostici in Medicina Nucleare: si va dal più semplice, costituito appunto da pertecnetato, per lo studio della tiroide, fino all'utilizzo di derivati dell'ocreotide marcati con ^{99m}Tc per l'imaging dei tumori neuroendocrini.

L'eluizione del generatore portatile di $^{99}Mo/^{99m}Tc$ è la fase iniziale della preparazione di qualsiasi radiofarmaco contenente il radionuclide ^{99m}Tc. Durante l'impiego, il generatore deve essere conservato in un ambiente idoneo (pulito e schermato), preferibilmente in uno specifico alloggiamento sotto la cella di manipolazione che consenta l'eluizione e il conteggio della radioattività dell'eluato direttamente sul piano di lavoro, al fine di minimizzare il pericolo di contaminazione e di irradiazione. Le operazioni di eluizione devono essere condotte adottando metodologie che consentono il mantenimento della sterilità e apirogenicità dei prodotti utilizzati e quindi dell'eluato risultante secondo quanto definito per iscritto e convalidato (Media Fill test). Particolare attenzione deve essere posta alle materie prime e ai materiali utilizzati (soluzioni e flaconi devono essere sterili, apirogeni, monouso e non scaduti) i cui numeri di lotto devono essere sempre ben identificati. Negli intervalli tra le eluizioni è necessario che eventuali aghi del generatore siano protetti seguendo le istruzioni riportate nel RCP autorizzato.

Per la sola eluizione dei generatori a secco è previsto l'inserimento per primo di un flaconcino contenente una soluzione fisiologica sterile, mentre nei generatori a umido un piccolo serbatoio di soluzione fisiologica è alloggiato all'interno; in entrambi i casi viene successivamente inserito un secondo flacone alloggiato all'interno di un contenitore schermato in piombo o tungsteno contenente un adeguato volume di vuoto. La depressione creata dal vuoto provoca lo svuotamento del flacone contenente la soluzione fisiologica sterile che, attraversando la colonna, asporta il pertecnetato che va a riempire il flacone precedentemente vuoto. Al termine dell'eluizione la colonna contiene solo ^{99}Mo, ma poiché il decadimento continua, comincia subito a formarsi ^{99m}Tc. Il processo di rigenerazione di ^{99m}Tc procede in maniera esponenziale, in circa 6 ore si rigenera il 50% di ^{99m}Tc, in 12 ore circa il 75% per arrivare a circa il 90% dopo 18 ore. Dopo circa 24 ore ^{99}Mo e ^{99m}Tc raggiungono nuovamente l'equilibrio e il generatore può essere eluito nuovamente con la massima attività di ^{99m}Tc ottenibile dalla precedente eluizione. Ovviamente, poiché nel frattempo ^{99}Mo è decaduto, non si otterrà la stessa attività del giorno prima, ma circa il 70%.

Per effettuare il calcolo teorico dell'attività eluibile da un generatore si fa riferimento all'attività nominale intesa come attività eluibile alla data di taratura. Una nuova eluizione può essere fatta anche prima delle 24 ore, in questo caso l'attività di ^{99m}Tc ottenibile dipenderà dall'attività nominale, dal fattore di decadimento di ^{99}Mo (F1) e dal fattore di crescita di ^{99m}Tc (F2) dipendente dal tempo trascorso dalla precedente eluizione. L'attività nominale e i fattori F1 e F2 sono riportati nel RCP autorizzato che accompagna il generatore. Pertanto il calcolo teorico dell'attività di ^{99m}Tc eluibile da un generatore al tempo *t* potrà essere ricavato moltiplicando l'attività nominale per i fattori F1 e F2 secondo la seguente formula

$$A(t) = A_{nominale} \times F1 \times F2$$

Il processo di eluizione giornaliera deve essere registrato in modo da poter risalire, per ciascuna preparazione radiofarmaceutica, sia al lotto del generatore sia a quello del materiale utilizzato.

Per garantire eluati di $[^{99m}TcO_4]Na$ caratterizzati da elevati standard qualitativi, questi devono possedere una serie di caratteristiche minime individuate dall'Allegato A delle NBP-MN [1]. Nell'allegato citato è infatti esplicitato che "il primo eluato ottenuto da un nuovo generatore non deve essere utilizzato per la preparazione dei radiofarmaci a base di ^{99m}Tc e le eluizioni successive devono essere effettuate a intervalli minimi di 24 ore". Queste particolari prescrizioni hanno lo scopo di ridurre al minimo la quantità dell'isotopo a lunga vita ^{99}Tc che può essere presente nell'eluato.

L'isotopo ^{99}Tc deriva sia dal decadimento del ^{99m}Tc, con tempo di dimezzamento ($t_{1/2}$) di 6,02 ore, secondo la reazione

$$^{99m}Tc \rightarrow {}^{99}Tc + \gamma$$

sia (per circa 13%) dal decadimento del ^{99}Mo, secondo la reazione

$$^{99}Mo \rightarrow {}^{99}Tc + \beta^-$$

Ciò significa che con il trascorrere del tempo aumenta la quantità di ^{99}Tc che si ritrova sulla colonna e successivamente nell'eluato del generatore sotto forma della specie $[^{99}TcO_4]^-$. Quest'ultima è chimicamente identica a $[^{99m}TcO_4]^-$, con la quale può competere per la formazione del radiofarmaco finale.

Il risultato è l'eventuale presenza nella preparazione radiofarmaceutica di una miscela di radiofarmaci di ^{99m}Tc e ^{99}Tc.

Il radionuclide ^{99}Tc decade a rutenio stabile con un tempo di dimezzamento di 10^5 anni secondo la reazione

$$^{99}Tc \rightarrow {}^{99}Ru + \beta^- + \nu$$

Dalla modalità di decadimento descritta discende che una prima possibile conseguenza della presenza di ^{99}Tc nella preparazione radiofarmaceutica è la somministrazione di una dose indebita al paziente. È utile comunque ricordare che la radioattività associata a ^{99}Tc è molto bassa – 1 μg di ^{99}Tc corrisponde a 630 Bq – e che la quantità totale di tecnezio stimata in un eluato ottenuto da un generatore da 10 GBq a 72 ore dall'ultima eluizione è di circa 0,7 μg.

La presenza di un eccesso di ^{99}Tc potrebbe inoltre essere responsabile di un valore di purezza radiochimica inferiore allo standard richiesto per alcuni preparati radiofarmaceutici. Infatti, secondo quanto appena descritto, il ^{99}Tc presente in soluzione potrebbe consumare i reagenti di reazione (riducente = $SnCl_2$) sottraendoli al ^{99m}Tc. Come conseguenza nella soluzione potrà rimanere $[^{99m}TcO_4]^-$ non reagito o si potranno formare sottoprodotti radioattivi non utili per la realizzazione di quella specifica indagine diagnostica. Attualmente, il solo prodotto commerciale per il quale è richiesto (vedi foglietto illustrativo) l'utilizzo di un eluato fresco ottenuto da un generatore eluito da non più di 24 ore è il ^{99m}Tc-HMPAO. Questa eccezione è legata alla bassa quantità di stagno cloruro diidrato nella sua formulazione (7.6 μg) che rende la sua purezza radiochimica fortemente influenzata dalle quantità di ^{99}Tc presente nell'eluato. Le altre formulazioni possiedono quantità di stagno superiori e non sembrano essere significativamente condizionate dalla presenza di ^{99}Tc presente effettivamente negli eluati [2].

I Controlli di qualità, cui periodicamente devono essere sottoposti gli eluati dei generatori, hanno come oggetto i parametri descritti di seguito.

Rilascio di molibdeno-99 nel primo eluato di ogni generatore di tecnezio-99m

L'isotopo ^{99}Mo caricato sui generatori può essere prodotto in reattore nucleare mediante irraggiamento di molibdeno stabile con neutroni (^{99}Mo da attivazione), oppure tramite separazione da altri radionuclidi provenienti dalla fissione di ^{235}U (^{99}Mo da fissione). Nel secondo caso il ^{99}Mo viene ottenuto praticamente *carrier-free* (con purezza radionuclidica del 99,99%), consentendo di ottenere ^{99m}Tc a elevata attività specifica, con conseguente riduzione dei volumi delle colonne e aumento delle concentrazioni attive nell'eluato. Oltre a ^{99}Tc, la principale impurezza radionuclidica che potrebbe essere presente nell'eluato è ^{99}Mo, seguita da taluni prodotti della fissione di ^{235}U, come ^{103}Ru, ^{131}I, ^{132}Te. Tuttavia solo ^{99}Mo è presente in quantità tale da poter essere evidenziato tramite controlli di qualità applicabili di routine.

Una metodica rapida di controllo del contenuto di ^{99}Mo negli eluati è possibile utilizzando un calibratore di attività e ripetute misure di un flacone contenente l'eluato, schermato e non schermato. Il principio della metodica si basa sulla presenza nello spettro dei fotoni emessi da ^{99}Mo, caratterizzati da picchi di energia a 740 e 780 keV, ben distinti dai 142 keV dei fotoni emessi da ^{99m}Tc. Eseguendo una misura dell'attività dell'eluato con il calibratore impostato per misure sul ^{99m}Tc, la presenza di una ridotta contaminazione di ^{99}Mo non altera in sostanza il risultato, che si può con più che buona approssimazione attribuire al ^{99m}Tc. La misura può essere quindi ripetuta impostando il calibratore per misure su ^{99}Mo e ponendo il flacone entro una schermatura in piombo di spessore tale da attenuare in modo sostanzialmente totale i fotoni da 142 keV, ma solo parzialmente quelli superiori a 700 keV. Si può così ottenere una misura che, moltiplicata per il fattore di attenuazione della schermatura per i fotoni di energia di 740-780 keV, fornisce una stima di attività di ^{99}Mo. La metodica di controllo rapido permette quindi di valutare se l'eluato rispetta i limiti previsti dalla Farmacopea e se può essere impiegato in condizioni di sicurezza per il paziente.

Resa di eluizione

La resa di eluizione di un generatore è espressa in percentuale. Viene determinata dividendo il *valore dell'attività misurato* (VM) in base al conteggio dell'eluato per il *valore dell'attività calcolato* (VC) secondo le istruzioni d'uso del generatore, e quindi moltiplicando il risultato ottenuto per il fattore 100.

Le principali cause di rendimento inferiore rispetto a quello atteso sono riconducibili agli effetti della radiolisi, al danneggiamento del letto di allumina e a problemi di natura meccanica.

Gli effetti della radiolisi sono importanti solo per i generatori a umido, nei quali l'elevato irraggiamento cui è sottoposto il residuo umido a stretto contatto con la colonna a scambio ionico può produrre radicali liberi e altre specie fortemente reattive, come H_2O_2. Tali specie possono dare luogo reazioni di ossidoriduzione, in seguito alle quali parte del ^{99m}Tc prodotto può avere livelli di ossidazione inferiori al valore 7 desiderato. A livelli di ossidazione 4 o 5, ^{99m}Tc può formare ossidi insolubili o manifestare una maggiore adesività sull'allumina, non venendo quindi eluito e dando luogo a oscillazioni nella resa di eluizione.

Il danneggiamento del letto di allumina può avere cause diverse, sia di tipo meccanico, in seguito a urti o condizioni scorrette di trasporto, sia ancora a causa dell'elevato irraggiamento dell'allumina stessa da parte delle radiazioni prodotte nel decadimento di ^{99}Mo. Tali problemi si manifestano di solito nel fenomeno detto di *channelling*, ovvero nelle creazione di discontinuità o canali nel letto di allumina. I canali finiscono per diventare una via di scorrimento preferenziale e agevolata per la soluzione eluente; in tale modo non si realizza un opportuno contatto tra l'eluente e il materiale a scambio ionico e l'attività eluita risulta inferiore all'atteso.

I problemi di natura meccanica sono generalmente rappresentati da danneggiamenti o intasamento degli aghi ai quali vanno collegati i flaconi di soluzione fisiologica per l'eluizione; tali problemi si manifestano spesso sia con un calo del rendimento di eluizione, sia con una diminuzione del volume eluito o irregolarità nel flusso dell'eluente.

Presenza di ioni alluminio

Nel caso di radiofarmaci le cui caratteristiche possano essere compromesse dalla presenza di questi ioni (quali fosfonati e nanocolloidi), la presenza di ioni alluminio nel primo eluato impiegato per la preparazione, provoca la formazione, già in soluzioni caratterizzate da pH poco inferiori alla neutralità, di precipitati che possono inglobare ^{99m}Tc. Un altro problema, a cui sono sensibili i radiofarmaci di tipo polimerico è l'inglobamento di alluminio nella struttura che evidentemente viene alterata.

La determinazione della concentrazione di ioni allumino – che possono essere rilasciati dalla colonna di allumina durante il processo di eluizione del generatore – viene effettuata utilizzando cartine indicatrici e soluzioni di ioni Al^{3+} di concentrazione nota. Il controllo, che va eseguito di routine, è molto semplice: un'aliquota di eluato viene depositata sulla cartina indicatrice vicino a una goccia di soluzione nota di alluminio (tipicamente con concentrazione di 10 ppm) depositata precedentemente sulla stessa cartina. Lo ione alluminio reagisce formando un precipitato di colore rosso. Dopo aver atteso l'asciugatura delle gocce si confronta l'intensità di colore dell'aliquota proveniente dall'eluato del generatore che deve risultare inferiore a quella dell'aliquota di alluminio di concentrazione nota. Il test offre un buon margine di sicurezza rispetto alla soglia di riferimento suggerita dalla European Pharmacopoeia (<5 ppm) [4].

I risultati di questi controlli devono essere registrati su appositi moduli costituendo così un adeguato report.

12.3 Preparazione dei radiofarmaci

Poiché, come indicato precedentemente, più del 90% dei radiofarmaci prodotti mediante kit sono caratterizzati dalla presenza dell'isotopo radioattivo ^{99m}Tc, il presente paragrafo pone l'attenzione esclusivamente a essi, rimandando per i pochi altri al dettaglio delle singole istruzioni riportate nel RCP autorizzato.

La preparazione dei radiofarmaci a base di ^{99m}Tc [5] avviene nella maggior parte dei casi in un unico step di reazione successivamente alla ricostituzione della formulazione liofilizzata, sterile e apirogena, con l'eluato, anch'esso sterile e apirogeno, ottenuto da un generatore e contenente $[^{99m}TcO_4]Na$. Le manipolazioni in asepsi necessarie per l'allestimento delle preparazioni radiofarmaceutiche devono essere condotte all'interno di adatte celle di manipolazione adeguatamente schermate e pulite adottando metodologie, convalidate (Media Fill test), che consentono di mantenere la sterilità e apirogenicità dei prodotti utilizzati e quindi del prodotto finale. Nelle formulazioni liofilizzate sono generalmente presenti: un agente complessante (legante L) che, coordinandosi con il ^{99m}Tc, dà origine al radiofarmaco; un agente riducente (generalmente $SnCl_2$), che ha la funzione di ridurre lo stato di ossidazione del tecnezio a un livello inferiore a quello del $[^{99m}TcO_4]^-$, che è pari a +7, condizione necessaria alla successiva complessazione; alcuni eccipienti (quali tamponi, antiossidanti e agenti solubilizzanti), che hanno la funzione di garantire sia la stabilità dei complessi finali sia una maggior velocità e resa di reazione. La concentrazione dei reagenti presenti nella soluzione di reazione è in eccesso rispetto a quella $[^{99m}TcO_4]^-$. Il meccanismo generale di formazione dei radiofarmaci di ^{99m}Tc implica la rimozione, in soluzione acquosa, degli atomi di ossigeno dell'anione pertecnetato con conseguente formazione di specie $Sn(OH)_n$. Lo stagno, legandosi all'ossigeno del gruppo ossidrile OH^-, allontana lo stesso dal ^{99m}Tc, rendendo quest'ultimo libero di coordinarsi al legante L per formare il complesso finale. La coordinazione del legante L stabilizza il metallo impedendo la sua riossidazione a $[^{99m}TcO_4]^-$ o l'eventuale formazione del sottoprodotto biossido di ^{99m}Tc (TcO_2) idrolizzato ridotto. Nelle pagine che seguono verranno puntualizzati alcuni aspetti relativi al processo di marcatura di specifiche molecole, ritenuti utili per meglio garantire la qualità dei radiofarmaci prodotti.

12.3.1 Radiofarmaci per lo studio della perfusione miocardica

Attualmente i radiofarmaci a base di ^{99m}Tc maggiormente utilizzati per lo studio delle patologie cardiache sono ^{99m}Tc-Sestamibi (Tabella 12.1) e ^{99m}Tc-Tetrofosmina (Fig. 12.1). Per entrambi il processo di marcatura prevede la ricostituzione di una formulazione liofilizzata con un volume di soluzione fisiologica contenente il $[^{99m}TcO_4]Na$.

Il complesso ^{99m}Tc-Sestamibi comunemente anche indicato come ^{99m}Tc-MIBI è formato da sei leganti identici 2-metossiisobutilisonitrile (MIBI) coordinati a un atomo di tecnezio centrale che si trova nel complesso finale nello stato di ossidazione +1. La formulazione liofilizzata prevede: un complesso di $Cu(MIBI)_4BF_4$, $SnCl_2 \times 2H_2O$, L-cisteina, tampone citrato e mannitolo. Il legante MIBI, caratterizzato da un elevata volatilità, viene fornito sotto forma di complesso di rame al fine di evitarne la perdita durante il processo di liofilizzazione finalizzato alla preparazione del kit "freddo". Lo stagno viene utilizzato

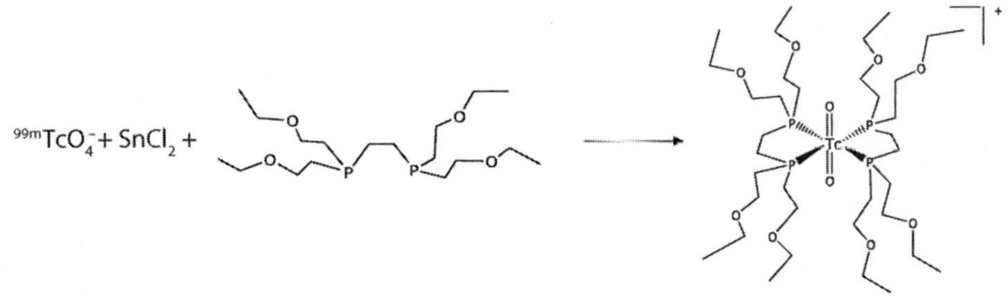

Fig. 12.1 Reazione chimica coinvolta nella preparazione di ^{99m}Tc-Tetrofosmina

come agente riducente per abbassare lo stato di ossidazione del metallo da +7 nel pertecnetato a +1 nel complesso finale. La cisteina è impiegata come agente chelante per lo stagno che, presente in eccesso nel kit, porterebbe alla sottrazione del legante MIBI alla reazione con tecnezio. Il mannitolo viene aggiunto per favorire il processo di liofilizzazione. Dopo aver introdotto, in maniera asettica, il pertecnetato nel kit così formulato, la soluzione risultante viene posta a 100 °C per 10 minuti. L'elevata temperatura è necessaria per favorire la reazione di scambio dei leganti isonitrili, che devono liberarsi dal complesso di rame per coordinare il tecnezio. Qualora la temperatura di reazione fosse inferiore il rischio è la complessazione del ^{99m}Tc, ridotto dalla presenza di stagno, nel sottoprodotto [$^{99m}TcO_2$], non rendendolo più disponibile nemmeno in un ulteriore riscaldamento.

Il complesso ^{99m}Tc-Tetrofosmina è formato da due leganti difosfinici L identici coordinati al gruppo *trans*-$[O{=}Tc{=}O]^+$ come indicato in Fig. 12.1. In questo composto il metallo si trova nello stato di ossidazione +5 e la sua carica complessiva risulta +1. A differenza del ^{99m}Tc-Sestamibi, questo radiofarmaco viene preparato a temperatura ambiente in 15 minuti dopo introduzione della soluzione di $[^{99m}TcO_4]^-$ nel kit, che contiene anch'esso in forma liofilizzata $SnCl_2 \times 2H_2O$, il legante tetrofosmina e alcuni eccipienti. La procedura di sintesi del ^{99m}Tc-Tetrofosmina presenta alcune peculiarità che possono essere facilmente individuate e che possono dare luogo a valori di purezza radiochimica del prodotto inferiori allo standard richesto. La reazione di marcatura è schematicamente descritta nella Fig. 12.1. Il problema principale che può presentarsi durante la preparazione del complesso ^{99m}Tc-Tetrofosmina riguarda la sua latente instabilità. È stato infatti dimostrato che il complesso ^{99m}Tc-Tetrofosmina non costituisce il prodotto termodinamicamente più stabile della reazione di riduzione. La reazione può procedere ulteriormente e condurre alla formazione del composto *A* mostrato in Fig. 12.2, in cui i due atomi di ossigeno del gruppo *trans*-$[O{=}Tc{=}O]^+$ vengono sostituiti da due atomi di cloro. In questo caso lo stato di ossidazione dell'atomo di tecnezio diminuisce fino a raggiungere il valore +3, sebbene la carica totale del complesso finale risulti ancora +1. La rimozione del gruppo *trans*-$[O{=}Tc{=}O]^+$ è indotta dalla presenza di un eccesso del legante difosfinico L. È noto infatti che gli atomi di fosforo tendono a combinarsi facilmente con gli atomi di ossigeno, formando il corrispondente fosfinossido. Risulta quindi evidente come la quantità del legante L costituisce un parametro critico per ottenere la produzione quantitativa del radiocomposto desiderato. Un altro parametro critico è la quantità di $SnCl_2$, che deve essere controllata al fine di evitare di l'ulteriore riduzione del centro metallico. La stabilità del complesso ^{99m}Tc-Tetrofosmina indicata in 8 ore, richiede una temperatura di 2-8 °C, per impedire il procedere della reazione che porterebbe alla formazione dei

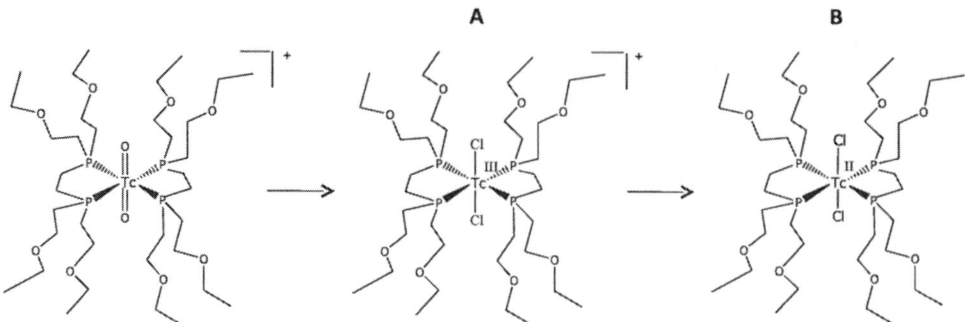

Fig. 12.2 Reazione termodinamicamente favorita nella preparazione di ^{99m}Tc-Tetrofosmina

composti riportati in Fig. 12.2. È interessante osservare che l'eventuale conversione del composto ^{99m}Tc-Tetrofosmina nel complesso ridotto *A* di Fig. 12.2 produce effetti negativi sulla localizzazione cardiaca del tracciante. È stato infatti ampiamente dimostrato in modelli animali, che dopo somministrazione del complesso *A*, esso viene rapidamente trasformato nella specie *B* riportata in Fig. 12.2. Quest'ultimo appare chimicamente identico ad *A* eccetto che per la carica, che vede lo stato di ossidazione del metallo ulteriormente ridotto a +2. Ne consegue che il composto finale non possiede più la carica positiva necessaria per assicurare la captazione da parte delle cellule del miocardio e viene rapidamente eliminato per via epatica. La qualità delle immagini cardiache risultanti appare quindi particolarmente compromessa.

12.3.2 Radiofarmaci per lo studio del sistema nervoso centrale

In base alla capacità di superare o meno la barriera ematoencefalica intatta i traccianti a tropismo cerebrale possono essere distinti in due categorie: diffusibili e non diffusibili. I traccianti non diffusibili sono ioni ovvero molecole polari (come $^{99m}TcO_4^-$, ^{99m}Tc-Sestamibi e ^{99m}Tc-DTPA), la cui localizzazione dipende da un'alterata permeabilità cerebrale; quelli diffusibili sono traccianti di perfusione che si localizzano nel tessuto cerebrale proporzionalmente al flusso ematico oppure traccianti recettoriali che, superata la barriera ematoencefalica, interagiscono selettivamente con recettori specifici. La distribuzione di questi ultimi dipende dalla concentrazione dei recettori in specifiche aree cerebrali.

I radiofarmaci commercialmente disponibili utilizzati nella diagnostica medico-nucleare come traccianti di perfusione cerebrale sono i composti ^{99m}Tc-HMPAO e ^{99m}Tc-ECD (Tabella 12.1).

Il complesso ^{99m}Tc-HMPAO è caratterizzato da un "core" di oxo-tecnezio $[^{99m}Tc{=}O]^{3+}$ coordinato dal legante tetra dentato esametilpropilenammino ossima che si lega al tecnezio utilizzando 4 atomi di azoto. La preparazione di questo tracciante avviene ricostituendo il kit liofilizzato con una soluzione fresca di pertecnetato di sodio, cioè eluita al massimo 2 ore prima, ottenuta da una colonna la cui eluizione precedente deve essere avvenuta non più di 24 ore prima. La reazione di marcatura, che avviene a temperatura ambiente, è pressoché istantanea e il radiofarmaco resta stabile per soli 30 minuti. Le particolari prescrizioni, che devono essere adottate in fase di marcatura, e che sono indicate chiaramente nel RCP allegato al kit commerciale, derivano in parte dalla particolare formulazione liofilizzata caratterizzata da una bassa concentrazione di stagno cloruro, che rende più critica la formazione del complesso in presenza dell'isotopo ^{99}Tc (eluizione fresca) e in parte alla sua ridotta stabilità che è alla base del meccanismo di ritenzione cerebrale che lo contraddistingue.

Il complesso ^{99m}Tc-ECD è costituito da un "core" di oxo-tecnezio che presenta il metallo nello stato di ossidazione +5, coordinato al legante tetra dentato ECD (dimero etilcisteinato). La reazione con pertecnetato sodico di tale legante, in presenza della specie riducente $SnCl_2$ e di alcuni eccipienti (mannitolo, tampone fosfato, EDTA) da origine a un composto neutro e lipofilico in grado di attraversare la barriera ematoencefalica intatta. La ritenzione nel tessuto cerebrale avviene in seguito a idrolisi enzimatica (esterasi) dei gruppi esteri che caratterizzano la molecola. L'instabilità in soluzione del legante impone per esso una formulazione a due flaconi indicati con *A* e *B*. La coordinazione al tecnezio prevede la deprotonazione dei due gruppi tiolici –SH e del gruppo amminico -NH_2 del legante ECD, tale fenomeno viene favorito a pH non inferiori a 6. D'altra parte il legante non può essere liofilizzato a pH superiori a 6 a causa della conseguente idrolisi dei gruppi esteri che lo caratterizzano e che risulta favorita a pH neutro o alcalino. È importante che l'idrolisi di questi gruppi, con la conseguente formazione di specie più idrofile, avvenga in vivo dopo l'iniezione al paziente e non durante il processo di marcatura. Per questi motivi la marcatura prevede l'introduzione di pertecnetato sodico nel flacone *B* contenente tampone fosfato impiegato per favorire la coordinazione al metallo. Successivamente il flacone *A* – contenente il legante liofilizzato a pH acido (2,5-3), $SnCl_2$ e alcuni eccipienti – viene ricostituito introducendo un quantitativo noto di soluzione fisiologica iniettabile, poi un'aliquota della soluzione risultante viene prelevata da *A* e introdotta nel flacone *B* per permettere, in 30 minuti a temperatura ambiente, la formazione del complesso finale ^{99m}Tc-ECD. È quindi indispensabile, per assicurare elevati standard qualitativi, dell'assoluto rispetto della sequenza delle operazioni da eseguire, così come prescritta dal RCP autorizzato.

12.3.3 Radiofarmaci per l'apparato osteoarticolare

I composti organici caratterizzati dal legame P-C-P sono chiamati fosfonati e sono utilizzati come leganti per la preparazione di traccianti per l'apparato osteoarticolare. Attualmente il radiofarmaco più utilizzato è il ^{99m}Tc-MDP. La struttura di questa categoria di complessi è difficilmente determinabile; per il ^{99m}Tc-MDP, le indagini condotte mediante diffrattometria a raggi X, hanno permesso di ipotizzare una struttura polimerica del tipo $[Tc\text{-}MDP(OH)]_n$.

La procedura di marcatura prevede di introdurre pertecnetato di sodio nel kit contenente in forma liofilizzata il legante MDP, $SnCl_2$ e acido paramminobenzoico. La quantità di stagno presente in questo kit è significativamente maggiore rispetto agli altri kit tecneziati. Il ruolo dello stagno in questi composti è particolarmente importante non solo perché svolge la funzione di agente riducente. È stato infatti ipotizzato che lo ione Sn^{4+} che si forma durante la reazione di ossido-riduzione, necessaria alla formazione del complesso finale, sia in grado di formare specie polimeriche Tc-MDP-Sn-MDP di varie dimensioni, tutte affini per il tessuto osseo. Nel kit, l'acido paramminobenzoico viene utilizzato come agente antiossidante al fine di evitare la degradazione a pertecnetato del ^{99m}Tc-MDP in quanto i difosfonati sono caratterizzati da una certa instabilità. Ciò consente di limitare la quantità di ione stannoso presente nel kit, riducendo il pericolo di formazione di stagno idrossido colloidale.

12.3.4 Radiofarmaci per lo studio dell'apparato urinario

Il composto ^{99m}Tc-DMSA (Tabella 12.1) è utilizzato come tracciante per la scintigrafia renale statica. La struttura chimica del complesso non è ben definita. Nella preparazione del radiofarmaco ha importanza fondamentale il pH di reazione che deve essere compreso tra 2,5 e 3,5. Se la marcatura avvenisse a pH basico si formerebbe un'altra specie, il Tc(V)(DMSA), con caratteristiche farmacocinetiche completamente diverse.

Per la scintigrafia renale sequenziale o dinamica si utilizzano invece ^{99m}Tc-DTPA e ^{99m}TcMAG$_3$. Nel radiofarmaco ^{99m}Tc-MAG$_3$ la presenza di un gruppo carbossilico terminale non coordinato sembra avere un ruolo importantissimo per favorire l'escrezione urinaria. Esso viene preparato introducendo, in soluzione fisiologica, pertecnetato di sodio a un flacone sterile contenente in forma liofilizzata il riducente ($SnCl_2$) e il legante betiatide (MAG$_3$, N-N-N-(benzoil-tio)-acetiltriglicina) e riscaldando la miscela per 10 minuti a 100 °C. La temperatura favorisce la rimozione del gruppo protettore benzolo. Il legante betiatide viene fornito in forma liofilizzata con il gruppo tiolico protetto, allo scopo di evitare eventuali dimerizzazioni (formazione di ponti di solfuro) e perdita del potere coordinante del legante. Il DTPA si coordina con il tecnezio nello stato di ossidazione +5 attraverso gli atomi di azoto e con quelli di ossigeno, mentre almeno 2 gruppi carbossilici rimangono non coordinati. L'esistenza dei gruppi carbossilici liberi sembra conferire al tracciante le peculiari proprietà biologiche che lo caratterizzano.

12.4 Controllo di qualità della preparazione radiofarmaceutica

Obiettivo del presente paragrafo è fornire alcune indicazioni ed evidenziare possibili criticità in relazione all'esecuzione dei controlli di qualità applicabili ai prodotti finiti. Gli aspetti relativi alle procedure di qualificazione, taratura e controllo di qualità periodici degli strumenti utilizzati, come pure alle registrazioni degli avvenuti controlli, secondo quanto richiesto da un adeguato sistema di assicurazione di qualità, sono discussi in altri capitoli.

I controlli di qualità che devono essere applicati sulle preparazioni radiofarmaceutiche ottenute per mezzo kit sono:

- controllo visivo sia del flacone liofilizzato sia della soluzione dopo la marcatura;
- controllo della purezza radiochimica della soluzione al termine della marcatura.

12.4.1 Controllo visivo

Sebbene non sia espressamente richiesto dal RCP, l'esame visivo è bene sia eseguito, e registrato, in due diversi momenti:

1. Prima di procedere alla marcatura, un controllo esteriore del flacone (etichetta, tappo, ghiera) consente di verificare sia la corrispondenza del liofilizzato alle specifiche sia l'integrità della confezione, fondamentale per il buon esito della marcatura (garanzia dell'ambiente riducente interno al flacone)
2. Al termine della marcatura (prima della somministrazione), un controllo visivo del contenuto del flacone permette di verificare parametri quali limpidezza, colore, assenza di materiale solido estraneo o disomogeneità grossolana delle dimensioni delle particelle in sospensione nelle formulazioni colloidali.

12.4.2 Determinazione della purezza radiochimica

L'esecuzione del solo controllo di purezza radiochimica, unico esplicitamente raccomandato dal produttore, è giustificato dal fatto che periodicamente devono essere eseguiti sull'eluato del generatore ^{99}Mo/^{99m}Tc il controllo della purezza chimica e il controllo della purezza radionuclidica. La sterilità e apirogenicità del liofilizzato è garantita dal produttore a confezione integra, conservata secondo le specifiche indicate, quella delle preparazioni è garantito invece dalle verifiche sulle modalità operative effettuate e documentate con test Media Fill periodici. La purezza radiochimica è definita come la percentuale di attività presente in soluzione al termine della marcatura e attribuibile al prodotto desiderato rispetto al totale dell'attività presente. Le impurezze radiochimiche possono originarsi in tutte le fasi della produzione del radiofarmaco, ma anche nei processi di degradazione che si verificano a sintesi ultimata durante la conservazione del prodotto marcato (autoradiolisi) che deve essere effettuata alla temperatura riportata nel RCP, ove questa sia indicata.
La determinazione della purezza radiochimica si basa sull'impiego di tecniche cromatografiche. Tutte le tecniche cromatografiche operano sul principio che i diversi componenti di una miscela sono distribuiti in modo non uniforme tra due fasi non miscibili, chiamate fase stazionaria e fase mobile. Questo processo, detto di distribuzione tra le fasi, porta alla separazione delle sostanze chimiche. La fase mobile è generalmente un liquido, costituito da uno o più solventi) che scorre continuamente sopra la fase stazionaria fissa, che può essere liquida o solida. I differenti componenti della miscela hanno un'affinità diversa per la fase mobile e la fase stazionaria, così che si stabilisce un equilibrio dinamico in cui ogni componente è selettivamente, ma temporaneamente, rimosso dalla fase mobile per associazione con la fase stazionaria. Poiché ogni sostanza si ripartisce tra le due fasi con una diversa costante di equilibrio (o coefficiente di distribuzione), i singoli componenti si separano in regioni diverse dello spazio dette bande migratorie.

Le tecniche cromatografiche analitiche maggiormente applicate in medicina nucleare per l'esecuzione del controllo di qualità delle preparazioni radiofarmaceutiche ottenute mediante kit, sono:

- cromatografia su strato sottile;
- cromatografia su carta.

Entrambi i sistemi sono semplici, economici, veloci e riproducibili.

La *cromatografia su strato sottile* può essere TLC (Thin Layer Chromatography) o ITLC (Instant Thin Layer Chromatography). La TLC è una forma di cromatografia di adsorbimento solido-liquido: sopra un supporto, costituito di materiale inerte come vetro, plastica, alluminio, si trova stratificato in modo uniforme un sottile strato di materiale adsorbente (silice, allumina, particolari silicati di magnesio ecc.) che costituisce la fase stazionaria. La ITLC, a differenza della TLC, non ha supporto inerte ma solo un sottile strato di silice che rende l'analisi più veloce, ma conferisce una maggiore fragilità alla fase. La fase mobile, chiamata comunemente eluente, è costituita da un solvente o una miscela di solventi. Durante il processo cromatografico l'eluente sale per capillarità lungo lo strato sottile della fase stazionaria. La quantità di materiale utilizzato è di circa 10–9 g e il tempo necessario per effettuare l'analisi è generalmente di pochi minuti.

Nella *cromatografia su carta* la fase stazionaria è costituta da una striscia di cellulosa. Mentre la cromatografia su strato sottile opera con una fase solida finemente suddivisa, costituita da particelle minutissime (che, con buona approssimazione, possono considerarsi come piccolissime sferette), nella cromatografia su carta la fase solida è costituita da un materiale fibroso a struttura continua (le strisce di carta devono essere tagliate nel senso della fibra).

In generale, il processo cromatografico comporta il deposito del campione e successivamente il cosiddetto "sviluppo" della lastrina (Fig. 12.3). In una tipica analisi su strato sottile o su carta, una piccola aliquota (circa 10 μL) della miscela da analizzare, viene deposta utilizzando una microsiringa, sulla lastra cromatografica a pochi centimetri (generalmente 2 cm) dal bordo inferiore della stessa; dopo avere lasciato evaporare il solvente si introduce l'estremità inferiore della lastra in una vaschetta (camera di sviluppo) contenente la fase mobile. È buona regola presaturare con la fase mobile la camera di sviluppo: a tal fine si introduce l'eluente (ed eventualmente una striscia di carta da filtro imbevuta dello stesso) nella camera, che viene chiusa per saturarla dei vapori dell'eluente. Il livello dell'eluente deve essere inferiore al livello corrispondente al punto in cui è stata deposta la miscela da analizzare, per evitare che l'eluente sciolga le sostanze depositate sulla lastra e alteri il risultato del controllo. L'eluente migra per capillarità lungo la fase stazionaria e risalendo trasporta e i vari componenti della miscela con velocità diverse producendo la loro separazione (*spot*). I componenti maggiormente affini alla fase mobile, tenderanno a migrare rapidamente verso il fronte, al contrario la maggior affinità per la fase mobile tende a rallentare tale migrazione imponendo agli stessi la permanenza vicino al punto di deposito. La lastrina viene estratta dalla camera cromatografica al termine dello sviluppo, quando cioè la fase mobile ha raggiunto il fronte del solvente (generalmente a 1-2 cm dal bordo superiore della lastra stessa); quindi si lascia asciugare (evaporazione dei solventi) in corrente d'aria a temperatura ambiente. Gli *spot* corrispondenti

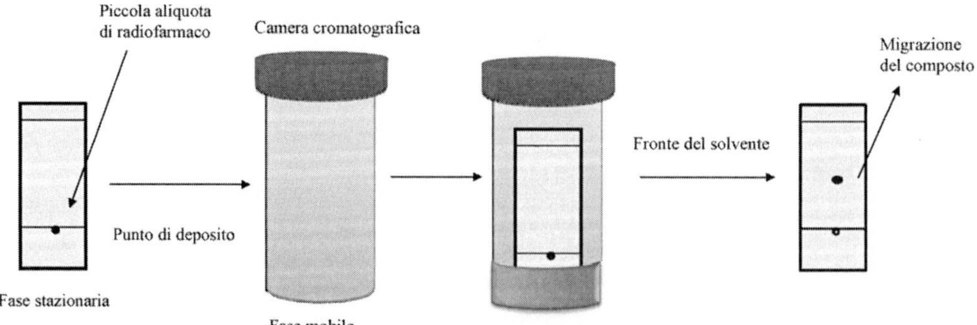

Fig. 12.3 Separazione dei componenti della miscela: sviluppo cromatografico

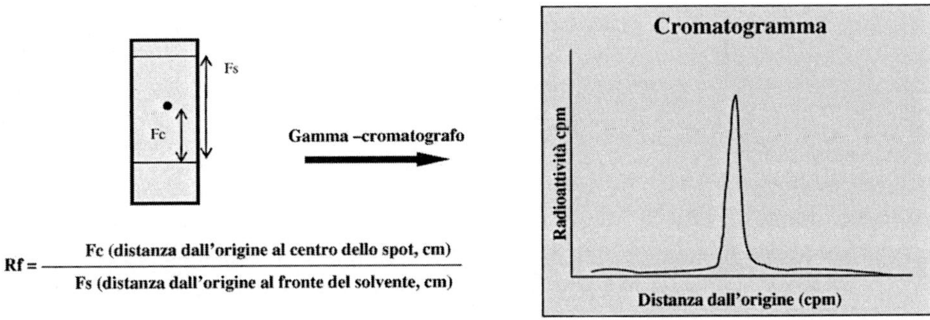

Fig. 12.4 Rilevamento e identificazione dei vari componenti della miscela

alle sostanze contenute nella miscela iniziale si trovano dunque lungo una linea verticale, disposta cioè nel senso dello spostamento del solvente (Fig. 12.3). I vari composti radioattivi potranno essere individuati e quantificati rilevando la radioattività che emettono mediante l'impiego di gamma-cromatografi o di adeguati contatori a pozzetto. Un parametro molto importante per le analisi routinarie è costituito dal valore di R_f del composto esaminato, espresso come il rapporto tra la distanza percorsa dal composto e la distanza percorsa dal solvente. Il valore di R_f rappresenta una costante fisica di un determinato

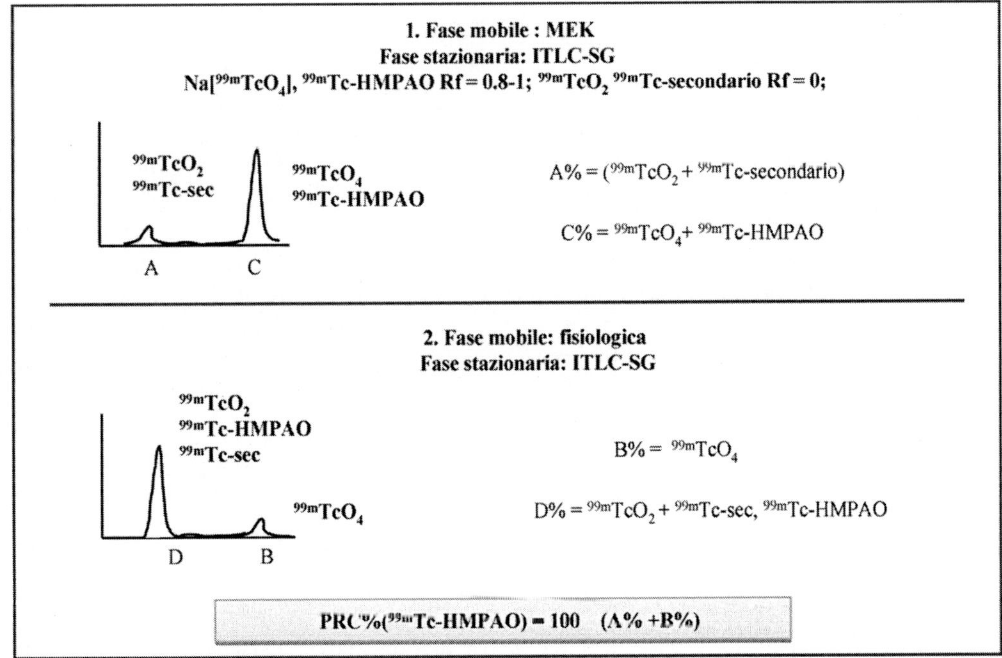

Fig. 12.5 Sistema cromatografico utilizzato per la determinazione della purezza radiochimica del radiofarmaco ^{99m}Tc-HMPAO

composto, che rimane inalterata quando si utilizzano le stesse fasi stazionarie e mobili (Fig. 12.4). Questo parametro può assumere un valore compreso tra 0 e 1. Nei RCP allegati ai kit sono indicate le procedure per la determinazione della purezza radiochimica del radiofarmaco preparato. In particolare sono indicati:

- la fase stazionaria;
- la fase mobile;
- gli R_f dei composti che possono trovarsi nella soluzione finale;
- il valore di purezza radiochimica richiesto per l'iniezione nel paziente (che a eccezione del ^{99m}Tc-HMPAO, per il quale si richiede una purezza radiochimica >80%, deve essere molto elevata, dell'ordine del 90-95%).

Solo in pochi casi occorre combinare più sistemi cromatografici per determinare la purezza radiochimica del radiofarmaco. Per esempio il controllo di qualità per ^{99m}Tc-HMPAO prevede l'uso di due lastrine ITLC di gel di silice (ITLC-SG): la prima abbinata alla fase mobile metil etil chetone (MEK), la seconda eluita con soluzione fisiologica. Come illustrato in Fig. 12.5, il primo sistema cromatografico permette di discriminare la specie idrolizzata ridotta $^{99m}TcO_2$ e un prodotto secondario di ^{99m}Tc (^{99m}Tc-sec), la cui somma è indicata in figura con *A*, dalle altre specie presenti in soluzione, ^{99m}Tc-HMPAO e $^{99m}TcO_4^-$, indicate con *C*. Per determinare la purezza radiochimica di ^{99m}Tc-HMPAO si abbina il secondo sistema cromatografico, che permette di separare $^{99m}TcO_4^-$ (indicato con *B*) da tutte le altre specie. Determinata la percentuale di pertecnetato da questo sistema cromatografico, basterà sottrarre da 100 tale valore e il valore percentuale di *A* ($^{99m}TcO_2$, ^{99m}Tc-sec).

12.5 Frazionamento

Il frazionamento della preparazione radiofarmaceutica allestita o dei prodotti industriali finiti, all'interno del periodo di stabilità della preparazione indicato sul foglietto illustrativo, deve essere condotto in asepsi adottando metodologie convalidate che consentano il mantenimento della sterilità e apirogenicità della soluzione radiofarmaceutica iniettabile. L'allestimento delle dosi, secondo quanto richiesto dalle vigenti normative deve fare specifico riferimento alla prescrizione dello specialista Medico Nucleare. La conservazione delle dosi frazionate fino al momento dell'iniezione deve avvenire all'interno di contenitori schermati e puliti. Ciascuna dose frazionata deve essere univocamente identificata mediante l'apposizione di un'etichetta sulla siringa riportante i dati di tracciabilità ritenuti fondamentali.

Bibliografia

1. Farmacopea Ufficiale della Repubblica Italiana, XII ed. Norme di Buona Preparazione dei Radiofarmaci per Medicina Nucleare
2. Schwochau K (2000) Technetium: Chemistry and Radiopharmaceutical Applications. Wiley-VCH, Weinheim
3. Urbano N, Modoni S, Guerra M, Chinol M (2005) Evaluation of fresh and old eluate of ^{99}Mo/^{99m}Tc generators used for labeling of different pharmaceutical kits. JNRC 265:7-10
4. European Pharmacopoeia, 7th edn. Sodium pertechnetate (^{99m}Tc) injection (fission) (0124)
5. Zolle I (2007) Technetium-99m Pharmaceuticals. Springer, Berlin-Heidelberg

Produzione e verifiche di qualità dei radiofarmaci estemporanei per PET e terapia 13

S. Todde, A. Bogni, S. Boschi

Indice dei contenuti

13.1 Introduzione

La normativa vigente definisce "preparazioni estemporanee di radiofarmaci":

- i radiofarmaci preparati in base a una prescrizione medica destinata a un determinato paziente, detti *formule magistrali*; sono assimilabili ai preparati magistrali anche le miscelazioni, le ripartizioni, le diluizioni, i dosaggi personalizzati destinati al singolo paziente su indicazione medica;
- i radiofarmaci preparati in base alle indicazioni della European Pharmacopoeia o delle Farmacopee in vigore nell'Unione Europea, detti *formule officinali*.

Le preparazioni estemporanee di radiofarmaci includono in genere tutte le preparazioni che – in contrasto con quelle che fanno uso di prodotti registrati (per esempio le preparazioni di radiofarmaci per mezzo di kit commerciali, come nel caso della maggior parte delle preparazioni marcate con il radionuclide ^{99m}Tc) – prevedono una serie più o meno complessa di operazioni e l'utilizzo di materie prime non registrate, e talora persino non disponibili commercialmente.

Appartengono alla categoria delle preparazioni estemporanee le preparazioni di radiofarmaci per la tomografia a emissione di positroni (PET), le preparazioni nelle quali viene marcato direttamente materiale autologo prelevato dal paziente, le preparazioni di radiofarmaci per la terapia radiometabolica, e anche alcune preparazioni "semplici", mediante kit, nel caso in cui le modalità di preparazione o di controllo qualità, o di utilizzo clinico presentino differenze significative rispetto alle indicazioni contenute nel nel Riassunto delle caratteristiche del prodotto (RCP) autorizzato dall'Autorità regolatoria competente al momento dell'autorizzazione all'immissione in commercio (AIC).

Questa distinzione tra preparazioni "semplici" (mediante kit) e preparazioni "complesse" suggerisce appunto una maggiore complessità intrinseca delle preparazioni estemporanee, che si traduce in una più ampia varietà di soluzioni tecnologiche e attrezzature, in relazione agli strumenti utilizzati sia per la preparazione dei radiofarmaci sia per il controllo di qualità. Sebbene appartengano di diritto alle preparazioni estemporanee, le preparazioni di radiofarmaci prodotti da materiale autologo del paziente sono trattate nel Capitolo 14 e non verranno qui esaminate. Saranno pertanto prese in considerazione le preparazioni di radiofarmaci per PET e per terapia radiometabolica, che costituiscono parte rilevante delle preparazioni estemporanee e richiedono talvolta soluzioni tecnologiche e attrezzature peculiari.

È importante inoltre ricordare come i radiofarmaci posseggano alcune caratteristiche proprie, che li distinguono dalle comuni specialità medicinali e rendono talvolta di difficile applicazione taluni aspetti e requisiti previsti dal quadro normativo. Per esempio, la componente radioattiva impone il rispetto delle garanzie a protezione degli operatori e, di conseguenza, soluzioni diverse da quelle comunemente adottate nella preparazione dei farmaci. Ancora, il tempo di dimezzamento, nella maggior parte dei casi molto breve (inferiore a 2 ore) pone dei precisi e stringenti limiti temporali sia alla progettazione dei processi di preparazione sia alle modalità di esecuzione dei controlli di qualità; non è un caso, per esempio, che per i radiofarmaci (contrariamente a quanto accade per le comuni preparazioni iniettabili) sia consentita la somministrazione prima della conclusione dei test di sterilità. Un ulteriore esempio della peculiare natura dei radiofarmaci è rappresentato dall'ordine di grandezza delle masse in gioco: tipicamente la massa di radiofarmaco presente in un batch di prodotto finale è dell'ordine delle decine o al più delle centinaia di microgrammi; a tali livelli il radiofarmaco non determina alcuna alterazione/modificazione dei processi metabolici dell'organismo in cui è iniettata,

13.2 Preparazione di radiofarmaci per PET

Questa categoria di preparazioni include processi di varia complessità.

Nella forma più semplificata un processo di produzione di un radiofarmaco PET prevede solo la purificazione e sterilizzazione del prodotto, ottenuto direttamente "in-target" (dove per *target* si intende il contenitore nel quale viene fisicamente racchiuso il materiale da irraggiare e progressivamente si forma il radionuclide). Un esempio è rappresentato dalla preparazione di $[^{18}F]NaF$, che si ottiene per semplice purificazione del radionuclide ottenuto dal target e dissoluzione in soluzione fisiologica.

Nelle forme più complesse, la preparazione di radiofarmaci per PET può richiedere processi di radiosintesi, che includono due o più passaggi sintetici, a ciascuno dei quali può corrispondere un ulteriore passaggio di purificazione, oltre alle comuni operazioni di sterilizzazione e formulazione del prodotto nella forma radiofarmaceutica di soluzione iniettabile (Fig. 13.1).

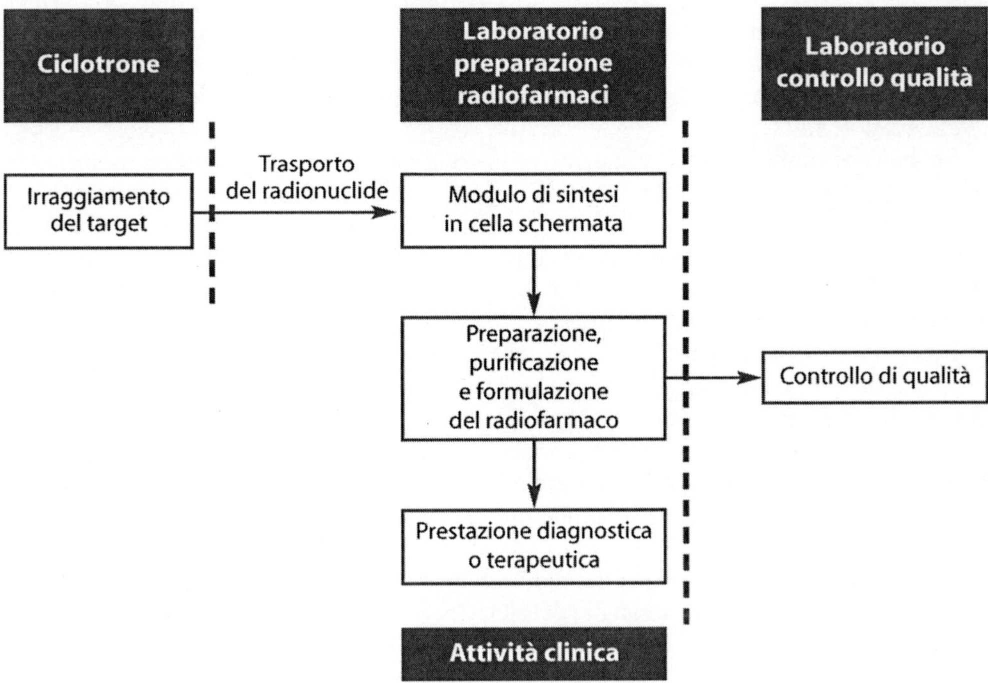

Fig. 13.1 Flowchart di una preparazione estemporanea di radiofarmaci per PET

Nella maggior parte dei casi, il processo di preparazione di un radiofarmaco PET inizia con la produzione del radionuclide di interesse mediante un ciclotrone, un acceleratore di particelle. Il ciclotrone è in grado di produrre, accelerare e dirigere fasci di particelle cariche ad alta energia contro un idoneo bersaglio, rappresentato da un isotopo stabile in forma pura; in genere viene installato in prossimità dei laboratori di preparazione dei radiofarmaci a causa della breve o brevissima emivita dei radionuclidi emettitori di positroni di comune impiego. A titolo di esempio, la produzione del radioisotopo emettitore di positroni maggiormente utilizzato, ovvero ^{18}F, viene effettuata per irraggiamento mediante protoni con energia compresa nell'intervallo 10-18 MeV di un bersaglio costituito da $[^{18}O]H_2O$, con arricchimento in ^{18}O >95%, secondo la reazione nucleare $^{18}O(p,n)^{18}F$. In questo caso, il prodotto che si ottiene in-target è una soluzione acquosa di $[^{18}F]$fluoruro che, dopo trasformazione in una forma chimica più reattiva, è in grado di reagire chimicamente con adatti substrati (*precursori*) dando luogo a reazioni appartenenti alla categoria delle sostituzioni nucleofile.

Qualunque sia il materiale impiegato come bersaglio per il fascio di particelle, e indipendentemente dalla forma chimico-fisica assunta dal radionuclide in-target, questa fase della preparazione del radiofarmaco è necessariamente effettuata al di fuori del laboratorio di preparazione dei radiofarmaci, e non è assoggettata alle norme che ne regolano le caratteristiche tecniche (per esempio il grado di classificazione ambientale), e procedurali. Di recente, questo aspetto è stato definito anche nelle linee guida europee delle Good Manufacturing Practices (GMP) [1], dove viene chiaramente operata una distinzione tra operazioni "GMP compliant" (dalla sintesi chimica alla sterilizzazione finale) e operazioni "non-GMP", che includono la produzione e il trasferimento al laboratorio del radionuclide, sia esso prodotto mediante ciclotrone o altri apparati tecnologici (per esempio mediante reattore nucleare).

Sebbene di impiego meno frequente rispetto al ciclotrone, il generatore rappresenta in qualche caso una valida alternativa. L'esempio più noto, e di importanza crescente, è rappresentato dal generatore ^{68}Ge/^{68}Ga. Al pari del più noto generatore di ^{99m}Tc, il generatore di ^{68}G sfrutta l'equilibrio transiente che si crea tra un radionuclide "padre" (*parent nuclide*) e un radionuclide "figlio" (*daughter nuclide*) quando la differenza tra la loro emivita fisica è >10 volte.

Il generatore è fisicamente costituito da una colonna di materiale inerte, sulla quale viene caricato il radionuclide genitore, racchiusa da una schermatura in materiale ad alta densità in genere di dimensioni contenute e adatte al trasporto. Il generatore viene collocato in una cella schermata (che può essere la stessa dove viene effettuata anche la successiva fase di preparazione del radiofarmaco) e viene eluito con un'opportuna soluzione in grado di portare con sé il radionuclide figlio lasciando al contempo il radionuclide genitore sulla colonna. La soluzione del radionuclide viene poi utilizzata per le fasi successive di marcatura e purificazione del radiofarmaco. Per esempio, il ^{68}G viene in genere eluito in forma di soluzione acida di [^{68}Ga]$GaCl_2$.

Qualunque sia la modalità di produzione, il radionuclide entra a questo punto nel vero e proprio processo di produzione del radiofarmaco. Nel caso delle preparazioni per PET nella grande maggioranza dei casi le operazioni vengono effettuate mediante sistemi automatizzati e chiusi. Per sistema automatizzato si intende un sistema nel quale il controllo delle operazioni svolte dal modulo è completamente computerizzato. Per sistema "chiuso" si intende invece un apparato i cui componenti (provette di reazione, contenitori per i reagenti/solventi, tubi di interconnessione ecc.) garantiscono, nel loro insieme, che le varie fasi della preparazione siano effettuate in un ambiente protetto dalla potenziale immissione di aria dall'esterno; un sistema chiuso è favorito anche dall'utilizzo di gas inerti e, dove possibile, di materiali caratterizzati da elevata inerzia chimico-fisica.

Lo sviluppo e l'impiego abituale di sistemi di questo tipo hanno preceduto l'introduzione delle normative che regolano gli aspetti farmaceutici delle preparazioni di radiofarmaci, e sono stati storicamente determinati in primo luogo dall'esigenza di proteggere gli operatori dagli effetti delle radiazioni ionizzanti. Basti pensare che, in assenza di protezioni adeguate (schermature in piombo), un ipotetico operatore posto a 1 metro di distanza da una sorgente costituita da 4 Ci (148 GBq) di ^{18}F assorbirebbe una dose pari a 22 mSv/h (all'incirca corrispondente alla dose annuale massima ammissibile per legge per il personale esposto).

Tale considerazione comporta due conseguenze: da un lato, l'esigenza di fornire protezione, in forma di schermature in materiali ad alta densità frapposte tra gli operatori e la sorgente di radioattività, dall'altro, quello di realizzare sistemi in grado di effettuare le operazioni coinvolte nel processo di preparazione del radiofarmaco nel suo complesso in maniera completamente automatizzata. Così si è arrivati all'attuale configurazione tipo di un laboratorio di preparazione di radiofarmaci per PET, che prevede l'utilizzo di celle schermate e di sistemi automatizzati (Fig. 13.2). Nel laboratorio di preparazione radiofarmaci possono essere presenti anche altre attrezzature, che però svolgono in genere un ruolo ausiliare nei confronti della strumentazione essenziale descritta.

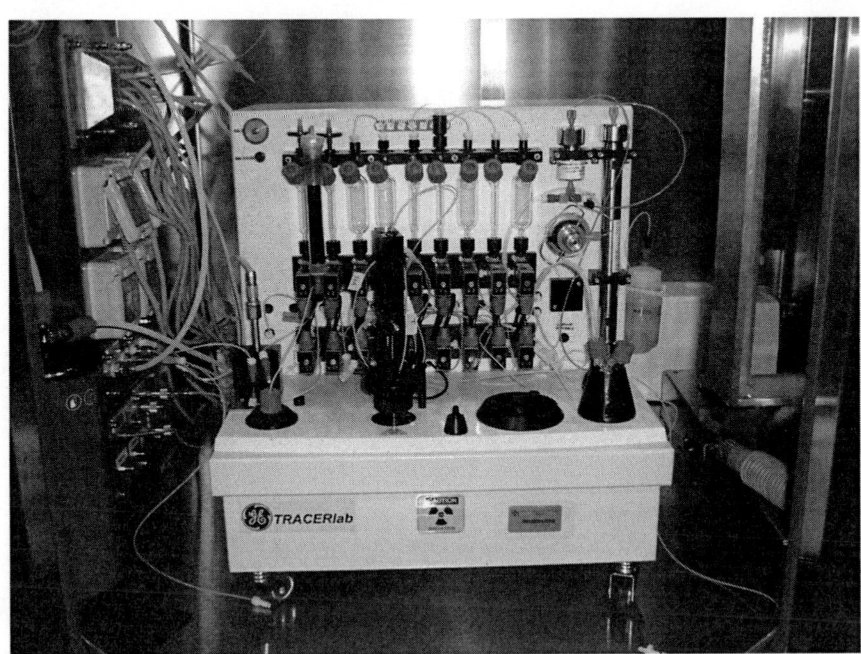

Fig. 13.2 Esempio di modulo automatizzato utilizzato nella preparazione di radiofarmaci per PET

13.2.1 Celle schermate

Le celle schermate forniscono agli operatori la necessaria protezione grazie alla loro struttura costituita da pareti di mattoni o lastre di materiale (in genere piombo) di spessore adeguato alla tipologia di operazioni, e quindi ai livelli di attività coinvolti, che in esse si devono svolgere (per esempio, lo spessore di una tipica cella per la preparazione di radiofarmaci PET è di 75 mm). In realtà le celle schermate sono divenute nel tempo oggetti più complessi di semplici barriere radioprotezionistiche, essendo dotate di sensori per la misura della pressione differenziale e della radioattività, di predisposizioni per l'allacciamento di utenze quali gas tecnici, elettricità, passaggi di cavi segnali o di tubi per il trasporto di fluidi (i radionuclidi stessi, come pure l'eluente per un'eventuale separazione mediante HPLC o il radiofarmaco finale) e di interconnessioni con il ciclotrone per garantire, per esempio, il blocco automatico dello scarico del contenuto radioattivo del target in presenza di cella aperta.

Poiché all'interno delle celle vengono effettuate le operazioni di preparazione del radiofarmaco, viene posta attenzione anche alla qualità dell'aria in ingresso. In proposito l'Annex 3 delle GMP europee [1] stabilisce:

> In case of use of closed and automated systems (chemical synthesis, purification, on-line sterile filtration) a grade C environment (usually 'Hot-cell') will be suitable. Hot-cells should meet a high degree of air cleanliness, with filtered feed air, when closed.

Viene pertanto richiesto un grado di classificazione ambientale pari alla classe "C" (per i dettagli sulle classificazioni ambientali, vedi i Capitoli 6 e 7). Questo livello di classificazione trova giustificazione nel fatto che la preparazione dei radiofarmaci avviene con sterilizzazione finale (mediante filtrazione o autoclave), che riduce il rischio microbiologico intrinseco del processo. Quando la cella è invece destinata allo svolgimento di operazioni ad alto rischio microbiologico (tipicamente, la ripartizione in dosi individuali di radiofarmaco a partire da un flacone multidose contenente il radiofarmaco in forma "bulk" già sterilizzato) viene richiesto un grado di classificazione ambientale di tipo A. (Questa categoria di celle, dotate o meno di sistemi automatici per il frazionamento, è trattata in modo specifico nel Cap. 9).

Va osservato che la maggior parte delle celle schermate destinate alla preparazione di radiofarmaci oggi in commercio è in realtà dotata di filtri che, in teoria, potrebbero garantire anche un grado di classificazione superiore. Tuttavia, la struttura e le dimensioni dei moduli di sintesi – che in alcuni casi possono arrivare a riempire buona parte del volume disponibile all'interno della cella – impediscono il raggiungimento e il mantenimento della classe.

13.2.2 Moduli di sintesi

Dei moduli di sintesi si è già ricordata una caratteristica essenziale, ovvero quella di essere sistemi automatizzati e chiusi, ciò che consente loro di svolgere la doppia azione di protezione, nei confronti degli operatori e del prodotto radiofarmaceutico, per la quale sono progettati. I moduli di sintesi si sono evoluti dalla metà degli anni Ottanta a partire dal primo esemplare di sistema automatizzato per la produzione di [^{18}F]FDG [2], che non poteva tuttavia essere considerato un sistema chiuso, in quanto entrambe le reazioni di sostituzione nucleofila e di idrolisi venivano effettuate all'interno di provette costantemente esposte all'atmosfera esterna. Il primo modulo di sintesi comparabile con quelli oggi a disposizione è stato introdotto sul mercato nei primi anni Novanta; da allora, diverse generazioni di sistemi si sono succedute. I moduli di sintesi sono sistemi completamente gestiti da software dedicati, costituiti da assemblaggi di vari componenti quali elettrovalvole, linee di trasporto (per solventi, reagenti e prodotti) costruite in materiale inerte (teflon, polietereterchetone o PEEK, silicone ecc.), provette di reazione realizzate in vetro pyrex o glassy carbon o altri materiali idonei, sensori di flusso, temperatura, pressione e radioattività che consentono un elevato feedback dal sistema e la registrazione e l'archiviazione automatica dei più importanti parametri di reazione. Tali sistemi sono in grado di effettuare tutte le operazioni che vanno dal recupero ed eventuale purificazione del radionuclide prodotto mediante ciclotrone o altra sorgente (per esempio, mediante generatore), alla radiosintesi, durante la quale il radionuclide viene incorporato nella struttura molecolare del precursore, all'eventuale purificazione, fino alla formulazione radiofarmaceutica e alla sterilizzazione finale del radiofarmaco che, come si è visto, avviene nella maggioranza dei casi mediante filtrazione.

È possibile suddividere i moduli di sintesi in due categorie principali.

1. Moduli di sintesi che integrano in una struttura fissa tutti i componenti necessari per alloggiare e gestire durante il processo reagenti, solventi e prodotti (reservoir, flaconi, provette di reazione ecc.). Con questo tipo di sistemi, i reagenti (per esempio, il precursore), i solventi e in genere tutti i composti chimici necessari all'ottenimento del prodotto desiderato, nonché le eventuali colonne cromatografiche di purificazione e i materiali necessari per la formulazione radiofarmaceutica del prodotto (flacone, filtri

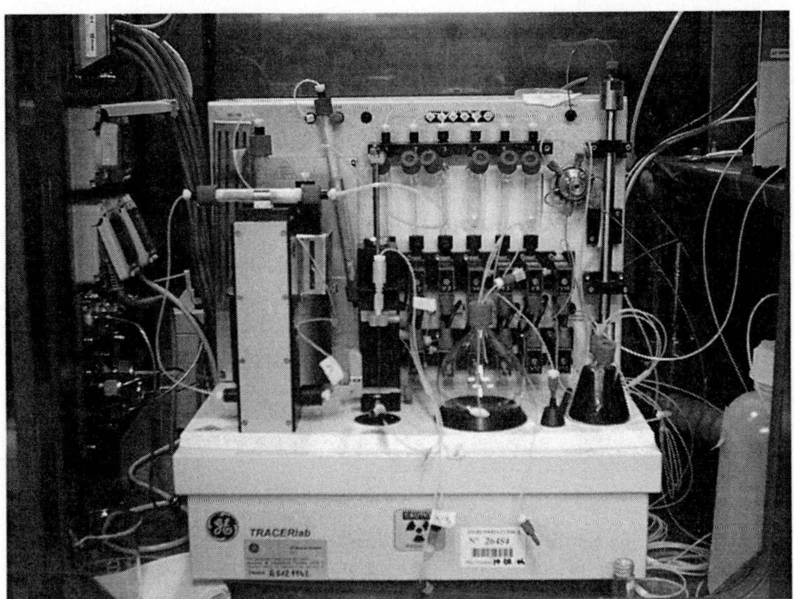

Fig. 13.3 Esempio di modulo automatizzato a struttura fissa

sterilizzanti), vengono caricati nei vari contenitori e/o alloggiamenti prima dell'inizio della preparazione e dell'introduzione del radionuclide. Al termine della preparazione, dopo adeguato tempo di decadimento, è possibile procedere al lavaggio del modulo introducendovi materiali idonei (solventi, acqua) che – grazie a opportune sequenze software – vengono fatti passare attraverso i medesimi contenitori, tubi, valvole, ecc., attraversati da reagenti e solventi nel corso del processo di produzione, procedendo in tal modo alla rimozione dei potenziali residui della produzione (Fig. 13.3).
La procedura di pulizia del modulo deve essere convalidata, per esempio attraverso l'esecuzione di un numero congruo (tipicamente tre) di preparazioni del radiofarmaco desiderato, seguite da altrettante procedure di pulizia. Al termine di ciascuna preparazione le verifiche (controlli) sulla qualità del radiofarmaco prodotto devono evidenziare l'assenza di contaminanti, che potrebbero derivare dalla formazione o dalla mancata rimozione di residui originati dalla preparazione precedente, confermando in tal modo l'idoneità e l'efficacia delle procedure di pulizia. I test di cui sopra devono includere anche i controlli microbiologici (sterilità e pirogenicità) sul preparato finale.

2. Moduli di sintesi che fanno uso di kit pre-assemblati, che contengono tutti i tubi per il trasporto dei fluidi, i reagenti/solventi nelle quantità prestabilite, le cartucce cromatografiche di purificazione e in generale tutti i materiali necessari per la produzione del radiofarmaco. Il kit richiede di norma poche operazioni di preparazione da parte dell'operatore, che lo installa infine sul modulo vero e proprio, in un apposito alloggiamento. Al termine della preparazione, e dopo adeguato decadimento, il kit pre-assemblato viene rimosso "in toto" dal modulo e non più riutilizzato. È evidente come in questo caso non sia necessario procedere alla pulizia del sistema al termine della preparazione, in quanto gli eventuali reagenti e solventi residui vengono in buona parte eliminati con il kit stesso (Fig. 13.4).

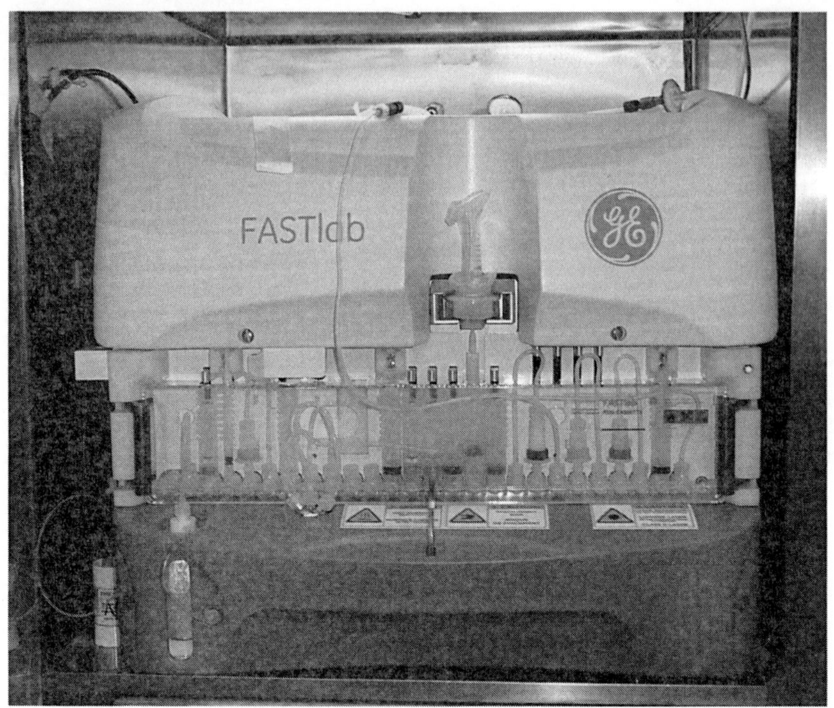

Fig. 13.4 Esempio di modulo a kit pre-assemblati

Quale che sia la loro tipologia, i moduli di sintesi hanno in comune un'ulteriore caratteristica che li rende strumenti indispensabili, anche ai fini della gestione del sistema qualità che sovraintende le preparazioni di radiofarmaci, ovvero la capacità di registrare e archiviare automaticamente, nel corso del processo di produzione, un'elevata quantità (e qualità) di informazioni sul processo stesso. La presenza di sensori (di temperatura, pressione, flusso, radioattività ecc.) si traduce infatti in una serie di dati acquisiti dal software di gestione che possono essere archiviati in forma tabulata o grafica, consentendo in ogni caso di avere una sorta di "storia" della produzione (Fig. 13.5) contenente i principali parametri di processo. Ciò è fondamentale ai fini della tracciabilità del processo stesso, in quanto permette di verificare subito a fine sintesi la correttezza dei parametri più critici e, in caso di risultati fuori specifica o comunque diversi da quanto atteso, di ricostruire gli eventi istante per istante, consentendo di individuare il momento preciso nel quale si è verificata l'anomalia. Esempi potrebbero essere rappresentati da preparazioni nelle quali la resa radiochimica finale risultasse inferiore alle attese, oppure la purezza radiochimica fosse inferiore ai limiti di specifica stabiliti dalla farmacopea. L'analisi dei tracciati potrebbe rivelare nel primo caso una variazione non prevista di temperatura, mentre nel secondo un'aggiunta incompleta di un reagente.

Oltre alle funzioni appena descritte, la capacità del sistema di raccogliere informazioni viene a volte utilizzata per mantenere traccia delle operazioni effettuate dagli addetti, quali l'accensione del sistema, l'avvio della procedura di preparazione, eventuali operazioni eseguite (quando il sistema lo consente) in modalità manuale, in analogia con le cosiddette funzioni di *audit trail* tipiche di numerosi strumenti analitici.

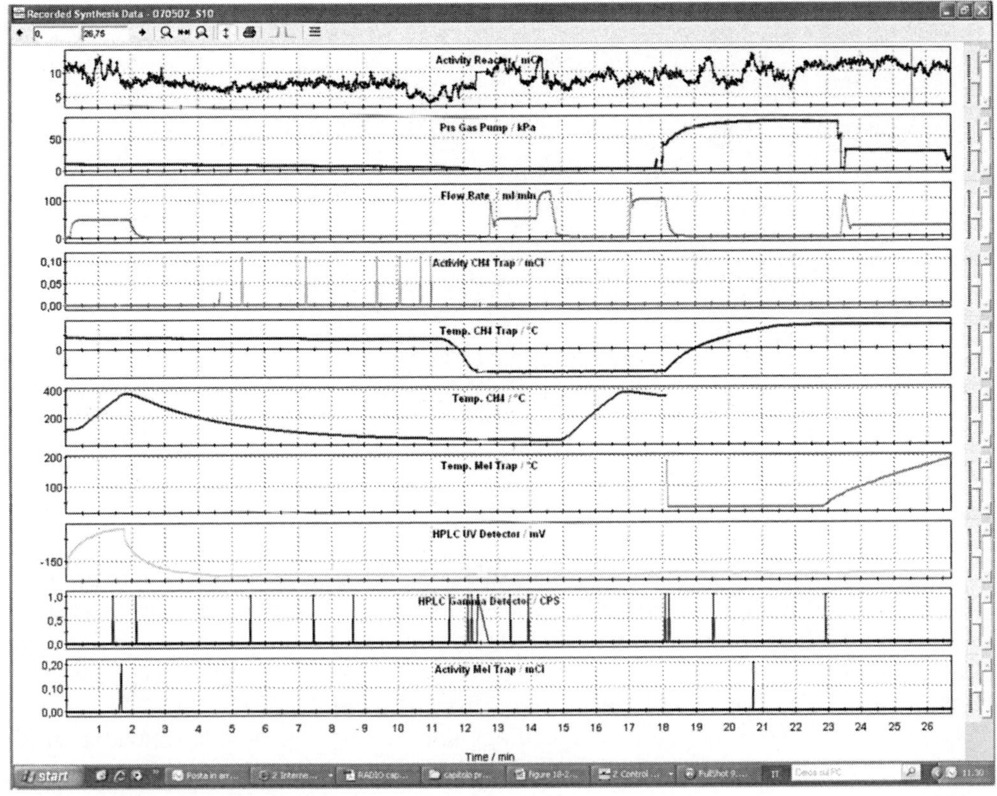

Fig. 13.5 Esempio di archiviazione automatica dei parametri operativi nel processo di preparazione

13.3 Preparazione di radiofarmaci per la terapia radiometabolica

I farmaci per la terapia radiometabolica sono in genere rappresentati da macromolecole quali i peptidi. La loro marcatura è indiretta e prevede l'utilizzo di agenti chelanti bifunzionali (come DOTA, NOTA o derivati) in grado sia di coordinare in modo efficiente il radionuclide sia di formare legami covalenti stabili con la molecola proteica.

I peptidi sono molecole di basso peso molecolare, idrofiliche, caratterizzate da un'eccellente permeabilità tissutale, dalla capacità di attraversare la barriera ematoencefalica e da una rapida clearance plasmatica. L'interesse nei loro confronti è dovuto al fatto che i recettori cui si legano sono sovraespressi sulla membrana cellulare delle cellule tumorali (per esempio, i recettori della somatostatina nei tumori neuroendocrini).

I radionuclidi utilizzati nella marcatura di peptidi sono principalmente beta-emittenti, come ^{90}Y (beta-emittente puro, con E_{β}max = 2,27 MeV) e ^{177}Lu (beta-emittente, con E_{β}max = 0,5 MeV, dotato anche di componenti gamma con energia 160 e 202 keV).

Le caratteristiche delle celle e dei sistemi di protezione dell'operatore sono profondamente diversi da quelli impiegati nella produzione di radiofarmaci per PET e ciò è dovuto

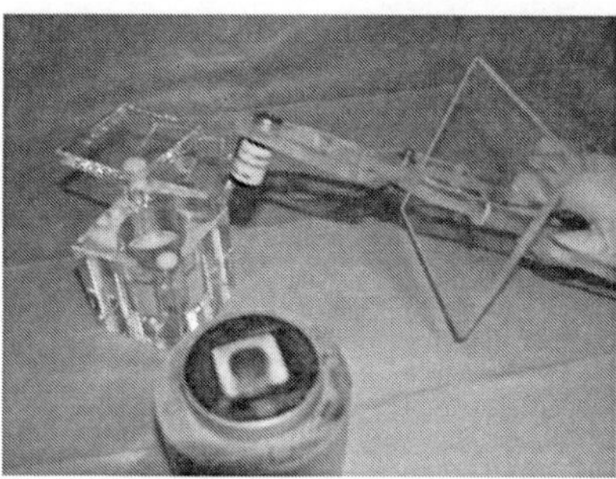
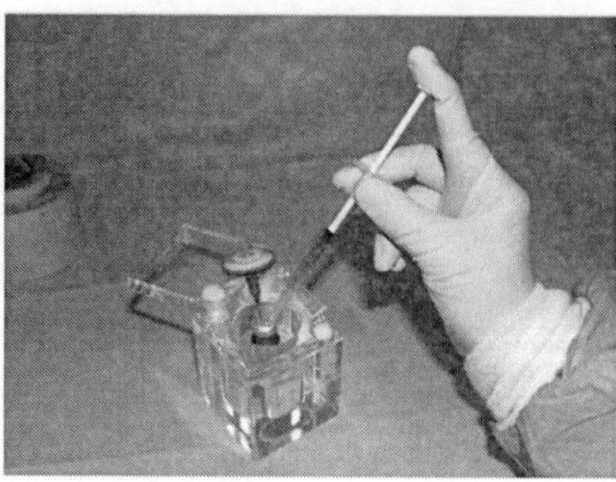
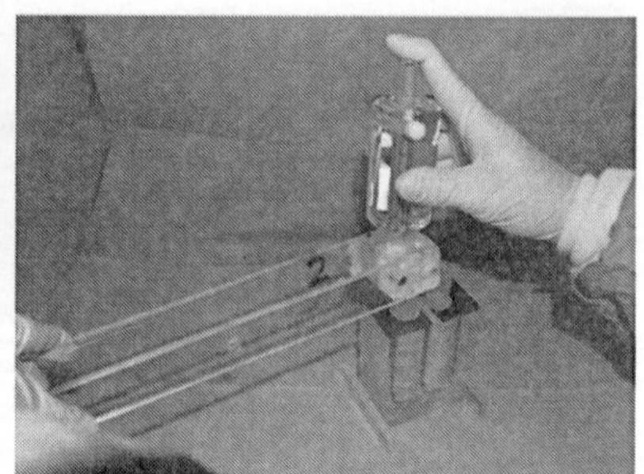

Fig. 13.6 Operazioni di preparazione di radiofarmaci per terapia radiometabolica

alle caratteristiche fisiche dei radionuclidi utilizzati e alle reazioni di marcatura, di per sé intrinsecamente più semplici, che nella maggior parte dei casi sono ancora eseguite manualmente dall'operatore.

Trattandosi di isotopi beta-emittenti, le celle nelle quali vengono eseguite le preparazioni sono rivestite di plexiglass per evitare le radiazioni X provocate dall'interazione delle radiazioni beta sui metalli pesanti (*bremsstrahlung*). Per evitare un'eccessiva dose alle mani dell'operatore, è vivamente raccomandato l'uso di protezioni in plexiglass (per reattori, siringhe ecc.) e l'uso di guanti speciali anti-X (Fig. 13.6).

Le operazioni consistono in genere nell'aggiunta in successione alla soluzione di radionuclide (per esempio, ^{90}Y) di una soluzione tampone e della soluzione di peptide coniugato col chelante, in quantità idonee per ottenere l'attività specifica desiderata.

Dopo incubazione della miscela a temperatura idonea e raffreddamento, viene prelevata un'aliquota da sottoporre al controllo di qualità, eseguito, per ciò che concerne la purezza radiochimica, mediante radio-HPLC, cartucce SepPak o radio-TLC. Da questo punto di vista, la strumentazione impiegata non è significativamente diversa da quella utilizzata nelle preparazioni di radiofarmaci PET.

La purezza radiochimica è un parametro fondamentale e – al di là dei limiti riportati in farmacopea (che in genere prevede valori >95%) – dovrebbe essere la più elevata possibile, in quanto la presenza in forma libera di un radionuclide beta-emittente ad alta energia (quale ^{90}Y) potrebbe arrecare un significativo danno da radiazione al paziente.

Gli altri controlli di qualità, di tipo sia chimico-fisico sia biologico, che verranno descritti successivamente a proposito dei radiofarmaci per PET (par. 13.5), devono essere applicati anche a questa categoria di radiofarmaci. La purezza radionuclidica è ovviamente dichiarata dal produttore.

L'automazione della preparazione dei radiofarmaci per terapia radiometabolica è più recente rispetto, per esempio, all'impiego dei moduli di sintesi nella radiochimica PET.

Sono stati recentemente sviluppati moduli di sintesi che ricalcano le tipologie descritte in precedenza per i radiofarmaci PET, vale a dire moduli a struttura fissa e moduli a kit pre-assemblati (Fig. 13.7). I concetti generali espressi per i moduli impiegati per le preparazioni PET si adattano anche a questa categoria di prodotti. Occorre comunque sottolineare che il processo di cleaning per moduli che usano radionuclidi come ^{90}Y è particolarmente difficoltoso, proprio a causa della natura del radionuclide. In questi casi, l'utilizzo di cassette sterili pre-assemblate e monouso è certamente da preferirsi. Una

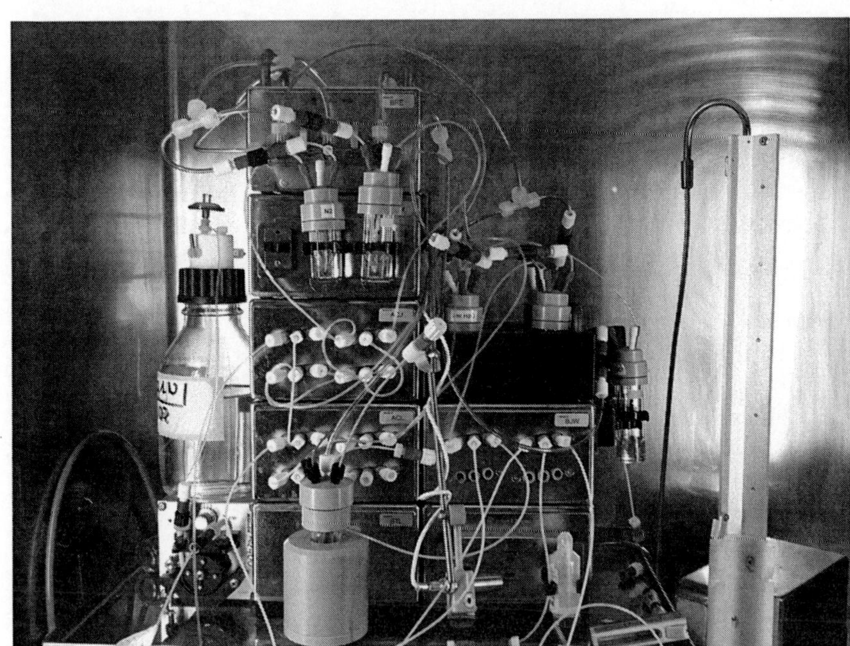

Fig. 13.7 Esempio di modulo automatizzato per la preparazione di radiofarmaci per terapia radiometabolica

loro maggiore disponibilità commerciale, attualmente ancora limitata, potrebbe tra l'altro consentire preparazioni di radiofarmaci marcati con radionuclidi diversi per terapia (come ^{90}Y e ^{177}Lu) o per uso diagnostico (come ^{68}Ga), senza la necessità di implementare complesse procedure di pulizia del modulo.

13.4 Controlli di qualità

I controlli di qualità (QC) devono essere eseguiti su un'aliquota del radiofarmaco prelevata dal contenitore finale. I controlli da eseguire, insieme ai metodi da utilizzare e ai limiti consentiti per le impurezze, sono indicati nelle monografie specifiche della European Pharmacopoeia. Se per un radiofarmaco non esiste la monografia specifica, occorre attenersi alle indicazioni della monografia generale *Radiopharmaceutical Preparations* [3]: non tutti i QC riportati in questa monografia devono essere eseguiti su tutti i radiofarmaci. Per alcuni radiofarmaci, per esempio, l'attività specifica non è un parametro da verificare; se il radionuclide viene acquistato da una ditta esterna (come nel caso di ^{90}Y e ^{177}Lu), che lo consegna completo di certificato di analisi, non è necessario ripetere i controlli.

Se si usano procedure analitiche differenti da quelle riportate in monografia, il metodo analitico deve essere validato ossia bisogna dimostrare che la procedura analitica è adatta per l'uso che se ne intende fare. La validazione deve essere documentata ed eseguita con strumenti qualificati e controllati. I parametri che devono essere verificati, oltre a linearità e precisione (ripetibilità e precisione intermedia), sono: accuratezza (vicinanza tra il valore medio ottenuto da una serie numerosa di risultati e il valore vero di riferimento); limite di rilevabilità (la più bassa concentrazione di analita che può essere rilevata); limite di quantificazione (la più bassa concentrazione di analita che può essere quantificata); specificità o selettività (capacità della tecnica di non risentire della presenza di interferenti o di altri componenti diversi dall'analita); range (intervallo di concentrazione in cui esiste proporzionalità tra il segnale e concentrazione); robustezza o solidità (misura della capacità di una procedura analitica di non essere alterata da piccole variazioni di fattori che a priori possono alterarne il risultato quali pH, temperatura, flusso, marca dei reagenti). Su questi argomenti è possibile consultare le linee guida di riferimento a cura della ICH (International Conference on Harmonization) [4].

Tutti i risultati dei QC effettuati, compresi gli stampati generati dai sistemi computerizzati, devono essere allegati al batch record del radiofarmaco e conservati insieme alla documentazione della produzione per un anno dalla data di utilizzo del radiofarmaco.

I controlli di qualità sui radiofarmaci possono essere divisi in due categorie: controlli fisico-chimici e controlli di tipo biologico.

13.4.1 Controlli fisico-chimici

13.4.1.1 Aspetto

Il radiofarmaco prodotto deve essere ispezionato visivamente nel suo contenitore finale per verificare il colore e la presenza di particolato. Questo controllo viene eseguito per osservazione visiva utilizzando un vetro schermato, ponendo il contenitore con la soluzione finale di radiofarmaco controluce e agitandolo lievemente.

13.4.1.2 Identità e purezza radionuclidica

La purezza radionuclidica è il rapporto, espresso in percentuale, tra la radioattività del radionuclide considerato e la radioattività totale della preparazione radiofarmaceutica. Le impurezze radionuclidiche possono essere rappresentate da altri radioisotopi dello stesso elemento desiderato o da radionuclidi di elementi differenti. La natura e il livello delle impurezze radionuclidiche dipende dal tipo di reazione nucleare impiegata per la produzione nel target, dai materiali di cui è costituito il target, e dalla purezza isotopica del materiale irraggiato. La presenza nel preparato da iniettare di radionuclidi diversi da quello richiesto comporta una dose inutile al paziente e può interferire con l'interpretazione qualitativa e quantitativa dell'imaging.

Il livello di contaminanti può essere come detto misurato utilizzando uno spettrometro-gamma con un detector HPGe. I rilevatori NaI(Tl) sono sconsigliati in quanto presentano una scarsa risoluzione e i picchi dovuti alle impurezze vengono spesso mascherati dallo spettro del radionuclide principale. I radionuclidi emettitori di positroni presentano, a causa del fenomeno di annichilazione dei positroni con gli elettroni circostanti, uno spettro che vede la presenza di un picco con energia pari a 511 keV e, a seconda dello strumento utilizzato, un picco che rappresenta la somma delle due emissioni a 511 keV, con energia pari a 1022 keV. In questi casi la spettrometria gamma non è di per sé sufficiente a discriminare due diversi radionuclidi emettitori di positroni, e la loro identità deve essere determinata misurando il tempo di dimezzamento di una aliquota della soluzione finale di radiofarmaco per mezzo di un calibratore di dose: la misura deve essere ripetuta per 3 volte in un periodo di tempo appropriato al decadimento (per esempio 30 minuti per ^{18}F). Se richiesto, la presenza di impurezze che decadono con emissione beta possono essere misurate mediante spettrometria-beta utilizzando un contatore a scintillazione liquida.

A causa delle differenze nei tempi di dimezzamento dei differenti radionuclidi eventualmente presenti, la purezza radionuclidica della preparazione radiofarmaceutica cambia nel tempo. I requisiti di purezza radionuclidica devono ovviamente essere soddisfatti per tutto il periodo di validità.

13.4.1.3 Purezza radiochimica

La purezza radiochimica di un radiofarmaco è definita come la frazione della radioattività totale legata alla molecola di interesse nella posizione molecolare desiderata.

Le impurezze radiochimiche possono originare in tutti gli step del processo di produzione del radiofarmaco (per esempio a causa di reazioni incomplete o collaterali, o per incompleta rimozione dei gruppi protettivi) o da processi di degradazione che si verificano a sintesi terminata durante la conservazione del radiofarmaco (per esempio per fenomeni di radiolisi). Spesso le impurezze radiochimiche sono presenti in quantità minime, non tali cioè da provocare effetti indesiderati sul paziente, ma possono tuttavia determinare una scarsa qualità dell'immagine dovuta a una diversa distribuzione *in vivo*.

La determinazione della purezza radiochimica richiede la separazione delle differenti specie chimiche contenenti il radionuclide e la misurazione della percentuale di radioattività a esse associata. Le tecniche analitiche più comunemente utilizzate sono la cromatografia su strato sottile (TLC) e la cromatografia a elevata pressione (HPLC, High Pressure Liquid Chromatography). La HPLC permette di separare le differenti forme chimiche con una risoluzione e sensibilità maggiori rispetto alla TLC. D'altro canto la TLC è una metodica molto più semplice, veloce ed economica rispetto all'HPLC. In ogni caso la forma radiochimica desiderata deve essere identificata confrontando il suo comportamento cromatografico con quello di uno standard di riferimento non marcato.

È bene ricordare che a volte l'impurezza radiochimica può essere rappresentata dall'enantiomero cioè da un composto avente la stessa formula bruta e di struttura del radiofarmaco, ma che ne differisce solo per la configurazione tridimensionale, essendone da questo punto di vista l'immagine speculare. I due enantiomeri possono avere una diversa distribuzione in vivo e/o una diversa interazione con il target biologico. La stereospecificità è importante per il binding recettoriale e per quello alle proteine plasmatiche. Anche il trasporto attraverso membrana può essere stereospecifico. Quindi soprattutto nel caso di radiofarmaci che sono ligandi recettoriali diventa indispensabile valutare la purezza enantiomerica.

A eccezione del potere rotatorio, gli enantiomeri hanno proprietà fisiche e chimiche identiche (punto di ebollizione, punto di fusione, densità ottica, indice di rifrazione ecc.) e risultano pertanto difficili da separare. La loro identificazione si basa sulla loro capacità di dare composti chimicamente diversi se fatti reagire con un composto chirale. Il metodo più utilizzato è la separazione cromatografica con HPLC, utilizzando o una colonna chirale o un eluente chirale.

Sono documentati nella European Pharmacopoeia anche metodi che fanno uso di metodiche di TLC per la determinazione della purezza enantiomerica (si veda, per esempio, la monografia relativa alla preparazione di [^{11}C]metionina [5]), ma la performance analitica di queste metodiche è piuttosto limitata, se comparata con HPLC. L'identificazione dei due enantiomeri viene fatta per confronto con i due standard otticamente puri.

13.4.1.4 Purezza chimica

Con il termine purezza chimica si intende l'identificazione e quantificazione delle specie chimiche "indesiderate" presenti nella formulazione finale di radiofarmaco. Le impurezze chimiche possono essere gli stessi reagenti utilizzati nel corso della preparazione non rimossi completamente nelle fasi di purificazione finale, oppure altri composti derivanti da reazioni collaterali. La massa di tali impurezze può essere significativamente più elevata della massa del radiofarmaco e può potenzialmente provocare effetti indesiderati nel paziente, oppure ancora interferire con la distribuzione del radiofarmaco in vivo.

Il metodo migliore per determinare le impurezze chimiche è l'HPLC associato a un appropriato detector (UV, RI ecc.). Anche la TLC con opportuni metodi di colorazione può essere usata per stimare in maniera semiquantitativa le impurezze (per esempio determinazione del kriptofix nelle preparazioni di radiofarmaci marcati con ^{18}F per via nucleofila).

Tra le impurezze chimiche che possono essere presenti nel prodotto finale bisogna considerare anche i solventi utilizzati nel corso della preparazione o impiegati nelle procedure di lavaggio delle apparecchiature e degli strumenti utilizzati per la sintesi. La gascromatografia associata a un detector FID è il metodo più comunemente utilizzato per determinare la quantità dei solventi residui nella preparazione. I limiti per i solventi residui sono riportati nella monografia specifica [6] e si basano sui valori di LD_{50} (per esempio per etanolo ed etere il limite è di 50 mg/die e per acetonitrile è 4,1 mg/die).

13.4.1.5 pH

Tutte le formulazioni di radiofarmaci da somministrare mediante iniezione endovenosa devono avere un pH compreso in un range di accettabilità fisiologica (tra 4,5 e 8,5).

Il pH viene generalmente misurato utilizzando delle cartine tipo tornasole, confrontando il risultato con una scala colorimetrica di riferimento, oppure mediante pHmetro elettronico calibrato. L'uso di quest'ultimo è particolarmente consigliato quando variazioni anche piccole di valori di pH possono avere un impatto significativo per esempio sulla stabilità del radiofarmaco.

13.4.1.6 Attività specifica

L'attività specifica (AS) è la misura della quantità di radioattività per massa di radiofarmaco ed è espressa in GBq/μmoli. La massa di un radiofarmaco è data dalla somma della massa della sua componente radioattiva e della massa della sua controparte non marcata. Per esempio, la massa di [^{11}C]metionina è data dalla somma:

$$\text{massa } [^{11}\text{C}]\text{metionina} + \text{massa } [^{12}\text{C}]\text{metionina}$$

Il contributo prevalente è in genere dovuto alla forma non marcata (fredda), che si origina dalla presenza di carrier. Possibili fonti di carrier sono i materiali di cui è costituito il target, il materiale bombardato e i reagenti utilizzati per la sintesi. Un esempio ben noto è rappresentato dalla preparazione di numerosi radiofarmaci marcati con ^{11}C, che inizia con la produzione di [^{11}C]CO_2 mediante ciclotrone. La presenza pressoché ubiquitaria della sua controparte non marcata, ovvero [^{12}C]CO_2, rende molto probabile un ingresso di quest'ultima nel processo di produzione del radionuclide e nelle successive fasi di trasferimento alla cella di produzione. Poiché la reattività di [^{12}C]CO_2 non differisce rispetto a quella di [^{11}C]CO_2, ne consegue la formazione di quantità significative di prodotto finale contenenti l'isotopo stabile ^{12}C in luogo del radionuclide ^{12}C. Per molti radiofarmaci, quali FDG, aminoacidi e acidi grassi marcati, la determinazione della AS non è necessaria in quanto quantità abbondanti di queste molecole sono presenti *in vivo*, specialmente nel circolo sanguigno. La AS diventa un requisito indispensabile per i radiotraccianti che si legano a recettori in quanto tali siti sono saturabili, e la presenza dell'analogo freddo in quantità elevata può impedire il legame del radiotracciante.

La determinazione della AS richiede la valutazione della concentrazione radioattiva (Bq/mL) e della massa del radiofarmaco (μmol/mL). La AS deve sempre essere riferita a un tempo ben preciso (per esempio End of Synthesis, EOS) in quanto con il passare del tempo l'attività diminuisce mentre la massa rimane costante con il risultato che l'AS diminuisce nel tempo. Ovviamente nei casi in cui la farmacopea riporta una specifica relativa alla AS, questa deve essere garantita per tutto il periodo di validità del radiofarmaco.

13.4.1.7 Stabilità

Il periodo di validità di un radiofarmaco può essere determinato sulla base dei dati ottenuti dagli studi di stabilità. Il radiofarmaco deve rimanere stabile per tutto il suo tempo di utilizzo (o *shelf-life*); esso non deve cioè andare incontro a fenomeni di degradazione o radiolisi che possano ridurne la purezza radiochimica al di sotto del limite di accettabilità e deve mantenere la conformità a tutte le specifiche individuate come *stability-indicating*. I metodi utilizzati per valutare la stabilità (in genere HPLC) devono permettere di distinguere i prodotti di degradazione e di valutare la conformità a tutte le specifiche. La stabilità deve essere testata per le concentrazioni radioattive più elevate.

13.4.2 Controlli di tipo biologico

I radiofarmaci in formulazioni iniettabili devono essere sterili e presentare una concentrazione di endotossine batteriche (pirogeni) conforme ai limiti stabiliti dalla European Pharmacopoeia [7].

13.4.2.1 Determinazione delle endotossine batteriche

Le endotossine sono dei lipopolisaccaridi che costituiscono lo strato più esterno della parete dei batteri gram negativi e, se presenti nelle soluzioni da iniettare, possono determinare un rialzo febbrile, da cui il nome pirogeni. Le endotossine vengono rilasciate sia dalle forme batteriche vitali che da quelle non vitali, per cui non è sufficiente uccidere i microrganismi per evitare la presenza di pirogeni. Le endotossine sono anche molto difficili da eliminare in quanto sono stabili in soluzioni acquose, sono resistenti alle elevate temperature e non sono trattenute dai filtri da 0,22 μm comunemente utilizzati nella preparazione dei radiofarmaci. La European Pharmacopoeia pone un limite di 175 unità di endotossina (EU)/V, dove V è il massimo volume di preparazione iniettato.

I saggi per la determinazione delle endotossine si basano su di un lisato ottenuto dagli amebociti del sangue di *Limulus* che contengono un enzima in grado di provocare in presenza di endotossine la formazione di un gel. I saggi in commercio sono del tipo gel-clot, turbidimetrico o cromogenico. Il test gel-clot è di tipo semi-quantitativo basato sulla presenza o assenza di formazione del gel visibile a occhio nudo. I metodi turbidimetrico e cromogenico sono metodi quantitativi basati il primo sull'aumento di torbidità e quindi di densità ottica del campione in presenza di endotossina, il secondo sulla presenza su un substrato cromogeno che produce emissione di luce a lunghezza d'onda nel giallo (405 nm) in presenza di endotossina.

13.4.2.2 Test di verifica dell'integrità dei filtri sterilizzanti

La maggior parte delle preparazioni di radiofarmaci viene sterilizzata mediante passaggio su un filtro dotato di una membrana da 0,22 μm. L'integrità dei filtri, specie tenendo conto del fatto, già menzionato, che il rilascio del radiofarmaco deve necessariamente essere effettuato prima di conoscere l'esito del test di sterilità, è garanzia di sterilità del prodotto e può essere determinata mediante il test del punto di bolla. Questo test si basa sul fatto che il liquido è trattenuto nei pori del filtro dalle forze di tensione superficiali e capillari. La pressione minima richiesta per spingere fuori il liquido trattenuto dai pori è una misura del diametro del poro ed è una specifica fornita dal fabbricante. Per eseguire il test il filtro utilizzato nel processo di produzione deve essere collegato in ingresso a una linea di gas con un manometro e in uscita a un tubicino immerso in un liquido: la pressione inviata sul filtro viene lentamente aumentata e si registra il valore di pressione a cui si vedono uscire dal filtro le prime bolle d'aria. Il valore di pressione misurato deve essere uguale/superiore al valore di specifica del fabbricante. Se il valore dovesse risultare inferiore vuol dire che il filtro si è danneggiato e quindi non vi è garanzia di avvenuta sterilizzazione.

13.5 Convalida delle attrezzature

Uno dei capisaldi di qualsiasi sistema qualità è rappresentato dalla convalida delle attrezzature (ma anche dei metodi analitici, degli ambienti, ecc.). Il processo di convalida si propone, attraverso una serie di verifiche sul campo, di ottenere uno strumento/attrezzatura in grado di fornire risultati attendibili e riproducibili. La convalida iniziale di una attrezzatura consta di tre differenti fasi denominate, rispettivamente, Installation Qualification (IQ), Operational Qualification (OQ) e Performance Qualification (PQ).

La qualifica dell'installazione (IQ) richiede una verifica di tutti i componenti principali delle attrezzature rispetto alle specifiche tecniche e alla documentazione di dettaglio del costruttore e/o del fornitore. La qualifica operativa (OQ) deve dimostrare che l'attrezzatura opera come indicato dalle specifiche funzionali, negli intervalli di accettazione approvati per l'attrezzatura stessa. L'obiettivo della qualifica delle prestazioni (PQ), deve essere quello di dimostrare che l'attrezzatura produce costantemente prodotti finali o condizioni conformi alle specifiche dell'utente, operando nei normali range dei parametri di controllo.

Tutte le attrezzature devono essere qualificate prima dell'utilizzo per verificare che siano state installate correttamente e che siano in grado di operare secondo specifica. IQ e OQ possono eventualmente essere effettuate dal fornitore, mentre la PQ deve essere effettuata dal personale operativo della struttura preliminarmente all'introduzione dell'attrezzatura nel processo di preparazione del radiofarmaco. Le attrezzature devono essere riconvalidate nel caso di cambiamenti significativi. Lo stato di funzionamento deve venire garantito nel tempo dal rispetto delle indicazioni contenute nelle relative POS di utilizzo, manutenzione e calibrazione.

Le attività relative alle qualifiche devono essere documentate (data di esecuzione, operatore, tipo di intervento, risultato dell'intervento). Per ogni attrezzatura devono essere previste delle manutenzioni preventive con una frequenza tale da garantirne costantemente il corretto funzionamento.

Nel laboratorio dovrà essere disponibile anche la documentazione tecnica rilasciata dal fornitore dove viene illustrato il funzionamento della strumentazione. Il responsabile dei QC dovrà redigere le relative istruzioni operative (OI, Operative Instructions) dove vanno descritti in dettaglio i metodi analitici utilizzati.

13.5.1 Celle schermate

Nel caso delle celle schermate, oltre alla raccolta della documentazione e alla verifica delle utenze, dei dispositivi installati eccetera – che rappresentano le attività consuete della qualifica dell'installazione – devono essere sottoposti a verifica soprattutto i parametri e/o i dispositivi che più caratterizzano lo stato di funzionamento della cella, e che possono avere un impatto sulla qualità del prodotto radiofarmaceutico finale.

La verifica più importante è quella dell'efficienza dei filtri HEPA (High Efficiency Particulate Air), dai quali dipende strettamente la qualità dell'aria immessa in cella e di conseguenza il mantenimento del grado di classificazione richiesto. Tale verifica può essere effettuata in vari modi, per esempio attraverso la misura delle pressioni differenziali tra le sezioni in ingresso e uscita rispetto al filtro HEPA, oppure mediante misure di penetrazione di un idoneo aerosol – come DOP (dioctylphtalate) o Emery 3400 – generato a monte del filtro stesso e misurate in uscita, che testimoniano dello stato di integrità del filtro, essenziale ai fini del mantenimento della sua efficienza. L'efficienza dei filtri può anche essere valutata indirettamente attraverso misure di contaminazione particellare, da effettuarsi se possibile in assenza di strumentazione all'interno della cella, onde evitare possibili interferenze (per esempio il modulo di sintesi potrebbe generare una certa quantità di particelle, che porterebbero a una distorsione nella stima del livello di efficienza dei filtri).

Un secondo parametro importante da valutare, è la pressione (o depressione) interna alla cella, dalla quale dipende tra le altre cose anche la sua funzionalità in termini di radioprotezione, considerato che una insufficiente depressione può causare un rilascio di eventuali contaminanti radioattivi in forma gassosa all'interno del laboratorio. Una perdita di depressione in cella potrebbe dipendere da diverse cause, le più importanti delle quali sono una perdita di performance da parte del sistema di ventilazione forzata con rischio di fuoriuscita dell'aria contaminata, e una non ottimale sigillatura dell'interno della cella rispetto all'ambiente esterno con conseguente ingresso di aria esterna in cella.

13.5.2 Modulo di sintesi

Nel caso del modulo di sintesi, accanto alle verifiche essenzialmente documentali tipiche della IQ, le attività di convalida andrebbero focalizzate sui parametri critici, in grado di condizionare la qualità del prodotto finale (OQ). Fermo restando che ciascun tipo di modulo può avere caratteristiche tecniche costruttive specifiche, e dunque non è possibile generalizzare, alcuni parametri critici comuni possono essere la temperatura di reazione, la "tenuta" del sistema rispetto all'esterno, il flusso di gas inerte che viene spesso impiegato per trasportare i fluidi nelle varie sottounità del modulo di sintesi, l'efficienza dei dispositivi di purificazione, quando sono integrati nel modulo di sintesi (diversamente devono ovviamente essere verificati, ma non necessariamente come parte della convalida del modulo di sintesi).

Per la verifica della temperatura, un termometro tarato posizionato in una serie di punti rappresentativi (per esempio all'interno della provetta di reazione, o in corrispondenza dell'elemento riscaldante) può fornire una indicazione in ordine all'accuratezza, precisione e linearità di risposta del sistema di misura del modulo. Analogamente, la verifica dell'accuratezza del flusso di gas inerte può essere effettuata per mezzo di un flussimetro tarato, collegato a valle rispetto al punto di regolazione del flusso (gestita in genere da un controllore di flusso digitale) e misurando in successione diversi punti del sistema, in rapporto con la criticità delle operazioni che in corrispondenza di tali punti si svolgono. La sigillatura del sistema, che oltre ad avere un impatto potenziale sulla qualità del prodotto finale può condizionare in modo decisivo l'andamento della/delle reazione/i alla base del processo di incorporazione del radionuclide, può essere verificata erogando un flusso adeguato di gas e chiudendo il percorso (chiudendo opportune elettrovalvole), spostandosi progressivamente a valle rispetto al punto di regolazione del flusso di gas, e controllando la diminuzione del flusso di gas. Una mancata o insufficiente diminuzione del flusso a monte rispetto alla valvola chiusa è indice di una perdita, che si può quindi tradurre in una perdita di fluidi (liquidi o gassosi, secondo la particolare fase del processo di preparazione e del tipo di radiofarmaco).

13.5.3 Attrezzature per il controllo di qualità dei radiofarmaci

I controlli di qualità devono essere eseguiti in un locale diverso da quello in cui si esegue la preparazione del radiofarmaco, da personale diverso da quello che esegue la preparazione, e sotto la supervisione e responsabilità di una figura specifica e differente rispetto a quella che sovrintende le operazioni di preparazione.

Le attrezzature necessarie devono essere collocate in maniera da facilitarne l'utilizzo, la pulizia e la manutenzione. Tra le attrezzature tipiche impiegate nelle operazioni di controllo qualità, sia nel caso di preparazioni estemporanee di radiofarmaci per PET che per la terapia radiometabolica, vi sono strumenti per cromatografia quali radio-HPLC (High Performance Liquid Chromatography), radio-TLC, gascromatografia, analizzatore multicanale (o spettrometro gamma), oltre a strumenti meno sofisticati come il pHmetro.

13.5.3.1 Radio-HPLC

Il termine "radio" associato a "HPLC" indica la presenza di un rivelatore specifico per la radioattività (in genere un rivelatore tipo Geiger-Müller), accanto alla più tradizionale strumentazione tipica di un normale sistema per HPLC (pompa, iniettore, colonna, rivelatore UV o di altra natura). Per quanto riguarda le operazioni di convalida, la fase di IQ verrà di qui in avanti tralasciata in quanto prevede essenzialmente le verifiche di tipo documentale (disponibilità di manuali, procedure operative, certificati ecc.) già descritte in precedenza a proposito della strumentazione impiegata in produzione.

La fase di OQ consiste nel verificare i principali parametri operativi, quali per esempio accuratezza e precisione del flusso e del gradiente, o la misura del rumore di fondo. L'accuratezza del flusso può essere determinata misurando il volume di fase mobile raccolto durante un intervallo di tempo prestabilito, mentre la precisione può essere valutata ripetendo più volte nel tempo il test di accuratezza. Nel caso si operi in gradiente, l'accuratezza può essere valutata introducendo un additivo in uno dei componenti del gradiente stesso, e misurando la concentrazione dell'additivo nella fase mobile in funzione del programma di aumento / diminuzione della percentuale di quel dato eluente. Il rumore di fondo può essere determinato misurando l'ampiezza di fluttuazione del segnale nel tempo in assenza di analiti.

La PQ viene effettuata operando nelle reali condizioni operative che saranno impiegate nell'analisi di routine (flusso, tipo di eluente, tipo di colonna, eventuale temperatura della colonna ecc.), utilizzando opportuni standard analitici (per esempio tipicamente il precursore e lo standard di riferimento del radiofarmaco) e valutando parametri quali la linearità (proporzionalità tra il risultato e la concentrazione dell'analita) e la precisione (concordanza tra i risultati ottenuti nelle stesse condizioni analitiche a diversi intervalli di tempo). Anche la verifica del cosiddetto *carry-over*, ovvero la eventuale contaminazione residua che si può potenzialmente verificare tra una analisi e la successiva, e che riflette la bontà ed efficacia della procedura di lavaggio (per esempio del sistema di iniezione) tra analisi successive, rientra tra i parametri che vengono generalmente valutati nell'ambito di una PQ.

13.5.3.2 Radio-TLC

Anche in questo caso, il termine "radio", accanto al più comune "TLC" indica la peculiarità del sistema di rivelazione, che deve essere adatto all'analisi di campioni radioattivi. Due sono essenzialmente le tipologie di strumentazione impiegate allo scopo.

1. Scanner nei quali il rivelatore è connesso a un sistema di movimentazione orizzontale, che compie uno o più passaggi (*scan*) sulla lastrina per TLC precedentemente lasciata correre nella fase di sviluppo. Le varie macchie, corrispondenti agli analiti eventualmente presenti nel campione da analizzare, vengono "contate" dal rivelatore e convertite dal software in una serie di picchi assimilabili a quelli tipici di sistemi HPLC o GC
2. Sistemi per autoradiografia che utilizzano schermi al fosforo riutilizzabili che catturano e immagazzinano l'attività presente sulla lastrina TLC con cui sono messi a contatto. La successiva esposizione dello schermo al fosforo alla luce proveniente da un laser a lunghezza d'onda di 633 nm induce il rilascio di fotoni a circa 390 nm che vengono rivelati dai fotomoltiplicatori (PMT) dello strumento. Un software di gestione elabora poi i dati raccolti e restituisce una immagine delle varie "macchie" di radioattività che possono poi essere trasformate in picchi.

Per quanto riguarda la qualifica, la natura dei sistemi di rivelazione e degli strumenti consente la verifica di un numero limitato di parametri; in particolare, è possibile valutare la linearità (attraverso una serie di analisi successive di uno stesso campione lasciato decadere per un tempo opportuno) oppure la precisione(mediante la deposizione su una stessa lastrina di una serie di campioni aventi la medesima attività). Nel caso di radionuclidi a brevissima emivita, quest'ultima verifica può richiedere che le attività deposte sulla lastrina vengano ricalcolate tenendo conto del decadimento, mediante la formula:

$$A = A_0 \, e^{-\lambda t}$$

13.5.3.3 Gascromatografia

I sistemi per gascromatografia vengono utilizzati per l'analisi dei solventi residui, e non differiscono da quelli comunemente impiegati in un normale laboratorio di analisi. Le verifiche effettuate in fase di convalida non differiscono significativamente da quelle già viste in precedenza per i sistemi per HPLC, e si può fare riferimento a quanto indicato nello specifico paragrafo.

13.5.3.4 Analizzatore multicanale o spettrometro gamma

In questo genere di strumenti un rivelatore – idealmente di tipo HPGe per la sua maggiore risoluzione, ma talvolta anche NaI – consente di discriminare le energie di emissioni gamma provenienti dai radionuclidi eventualmente presenti nel campione da analizzare, e di conseguenza di identificare i radionuclidi stessi. Una opportuna calibrazione in efficienza dello strumento, consente anche di quantificare i radionuclidi stessi in termini di attività presente. Utilizzando sorgenti tarate e calibrate, che contengono radionuclidi a lunga emivita ad attività nota, è possibile effettuare misure di riproducibilità, di accuratezza e di specificità finalizzate alla OQ dello strumento. In fase di PQ, possono essere impiegati per determinare la linearità, previa calibrazione del sistema in efficienza, campioni del radiofarmaco misurati in tempi successivi per considerare l'effetto del decadimento.

Bibliografia

1. EudraLex - The rules governing medicinal products in the European Union. Volume 4 - EU Guidelines for good manufacturing practices (GMP) for medicinal products for human and veterinary use Annex 3: Manufacture of radiopharmaceuticals http://ec.europa.eu/health/files/eudralex/vol-4/pdfs-en/anx02en200408_en.pdf
2. Padgett HC, Schmidt DG, Luxen A et al (1989) Computer-controlled radiochemical synthesis: A chemistry process control unit for the automated production of radiochemicals. International Journal of Radiation Applications and Instrumentation. Part A. Applied Radiation and Isotopes 40:433-445
3. European Pharmacopoeia, 7th edn. Radiopharmaceutical Preparations (0125)
4. International Conference on Harmonisation of Technical Requirements for Registration of Pharmaceuticals for Human Use (2005) ICH Harmonised Tripartite Guideline "Validation of Analytical Procedures: Text and Methodology", Q2(R1), Step 4
5. European Pharmacopoeia, 7th edn. L-methionine ([^{11}C]methyl) injection (1617)
6. European Pharmacopoeia, 7th edn. § 5.4 Residual solvents
7. European Pharmacopoeia, 7th edn. § 2.6.14 Bacterial Endotoxins

Produzione e verifiche di qualità dei radiofarmaci estemporanei da materiale autologo

14

E. Lazzeri, A.L. Viglietti, D. De Palma, C. Maioli

Indice dei contenuti

14.1 Introduzione

La marcatura dei globuli rossi con traccianti radioattivi è stata eseguita "in vitro" per la prima volta da Gray e Sterling nel 1950 con lo scopo di determinare la sopravvivenza dei globuli rossi, la misura della massa eritrocitaria e la valutazione delle tecniche di conservazione del sangue.

Il metodo era stato suggerito dall'osservazione che le emazie e il plasma contengono normalmente una certa quantità di cromo ed è quindi possibile marcare i globuli rossi con il cromo che attraversa la membrana cellulare e si lega ai componenti proteici delle emazie, in particolare alla parte proteica dell'emoglobina.

Negli anni successivi sono stati condotti numerosi studi che hanno permesso di migliorare la tecnica inizialmente proposta, con grande attenzione alla cinetica del cromo, alle curve di scomparsa della radioattività dal circolo ad andamento esponenziale come conseguenza dell'eluizione del cromo dalle cellule circolanti.

Negli anni Cinquanta sono stati pubblicati numerosi lavori contenenti proposte di metodiche e discussioni dei risultati ottenuti. In particolare, si sottolineava la facilità di marcatura e la necessità che tutto il procedimento fosse eseguito in condizioni di rigorosa asepsi con l'impiego di guanti e pinze sterili nelle varie operazioni.

Nel 1976 Thakur ha proposto i primi lavori per la marcatura dei leucociti e delle piastrine con ^{111}In, aprendo la strada a metodiche di grande impatto clinico. Numerose sono state le proposte metodologiche emerse successivamente per la marcatura sia delle piastrine sia dei globuli bianchi. Nel corso degli anni sono stati impiegati diversi traccianti, tra i quali ^{111}In-tropolone, ^{111}In-acetilacetone, ^{111}In-mercaptopuridina-N-ossido, ^{111}In-8-idrossichinolina (^{111}In-oxina), ^{99m}Tc-stagno colloidale e ^{99m}Tc-esametilpropilenamminoossima (^{99m}Tc-HMPAO). Due di questi traccianti – ^{111}In-oxina e ^{99m}Tc-HMPAO – hanno trovato, per le loro caratteristiche chimico-fisiche, una collocazione commerciale e sono stati, di conseguenza, diffusamente utilizzati. Alcuni carriers sono stati eliminati in quanto tossici (acetilacetone) o con bassa resa di marcatura (tropolone).

Per la marcatura dei globuli bianchi è stata inoltre proposta una metodica che impiega anticorpi monoclonali marcati con ^{99m}Tc, ^{123}I e ^{111}In, che si legano a specifiche strutture antigeniche presenti sulla superficie cellulare dei leucociti. Tale tipologia di preparazioni, che consente la marcatura in vivo delle cellule non è oggetto di questo capitolo.

Per la marcatura dei globuli rossi sono disponibili due precursori: sodio cromato ($Na_2{}^{51}CrO_4$ in soluzione, pronto all'uso) e pirofosfato stannoso (fornito sotto forma di kit, per il pre-trattamento dei globuli rossi prima della marcatura con sodio pertecnetato ^{99m}Tc).

In tutte le metodiche proposte sono stati descritti, sin dalle prime sperimentazioni, specifici accorgimenti per recuperare gli elementi del sangue da marcare che consentissero di rispettare non solo i requisiti fisiologici degli elementi stessi, ma anche l'asepsi delle manipolazioni. L'attenzione a questo aspetto è resa oggi più stringente dalla necessità di rispondere alle Norme di Buona Preparazione dei Radiofarmaci per Medicina Nucleare (NBP-MN) [1]. La marcatura del materiale autologo del paziente rientra infatti tra le preparazioni estemporanee di radiofarmaci e deve pertanto rispondere a precisi requisiti di sicurezza, qualità ed efficacia, garantiti innanzitutto dall'implementazione di un sistema di assicurazione della qualità.

In questo capitolo, dopo una breve trattazione degli aspetti clinici, sono prese in esame le principali peculiarità dell'allestimento di questa tipologia di radiofarmaci e alcune soluzioni tecnologiche e metodologiche oggi disponibili.

14.2 Aspetti clinici

14.2.1 Piastrine autologhe marcate

Le piastrine, derivate dai megacariociti presenti nel midollo osseo, hanno una vita di circa 10 giorni prima di essere eliminate dal sistema reticolo-endoteliale. La caratteristica principale delle piastrine è quella di formare aggregati in caso di lesioni vascolari per impedire l'immediato sanguinamento. Per le loro caratteristiche funzionali le piastrine radiomarcate con ^{111}In-oxina possono essere utilizzate nello studio scintigrafico delle trombosi, in particolare nella valutazione delle complicanze trombotiche delle placche carotidee e nel follow-up e monitoraggio di nuove terapie con antiaggreganti.

Le piastrine radiomarcate con ^{111}In-oxina sono inoltre utilizzate, in virtù dell'emivita piastrinica estremamente ridotta, per confermare la diagnosi di ipersplenismo nei pazienti piastrinopenici, che possono essere sottoposti a splenectomia terapeutica. L'attività emocateretica della milza nei confronti delle piastrine permette infine il loro impiego, in alternativa ai globuli rossi denaturati, per localizzare milze accessorie o residui splenici [2-6].

14.2.2 Eritrociti autologhi marcati

I globuli rossi costituiscono il gruppo più numeroso tra gli elementi figurati del sangue; essi possono essere marcati sia in vivo sia in vitro [7], in relazione alla specifica applicazione e al tempo necessario per l'esecuzione dell'esame. Per esempio, tecniche che richiedono misure protratte oltre le 24 ore (tempo di sopravvivenza degli eritrociti) non possono utilizzare la marcatura con ^{99m}Tc a causa del suo breve tempo di dimezzamento; in questo caso è possibile utilizzare ^{51}Cr. Le principali indicazioni cliniche sono:
- valutazione della massa eritrocitaria, della sopravvivenza e delle sedi di distruzione dei globuli rossi (marcatura eritrocitaria in vitro);
- identificazione di sanguinamento gastroenterico (in alcuni tratti intestinali può talvolta risultare difficile l'accesso con le metodiche invasive pertanto la scintigrafia con globuli rossi marcati può consentire l'individuazione della corretta regione anatomica sede di sanguinamento) (marcatura eritrocitaria in vivo);
- studi di imaging cardiaco (in cui i globuli rossi marcati sono impiegati per tracciare il volume di sangue che attraversa le cavità cardiache durante il ciclo cardiaco) (marcatura eritrocitaria in vivo);
- sospetto angioma epatico (marcatura eritrocitaria in vivo).

14.2.3 Globuli bianchi autologhi marcati

Con il termine infezione si designano tutti i processi fisiopatologici atti a circoscrivere la colonizzazione di un tessuto corporeo da parte di un agente patogeno (batteri, virus, funghi o protozoi). In base alla sequenza dei meccanismi fisiopatologici presenti, un'infezione è classificabile come acuta, cronica o cronica con riacutizzazione.

Nell'infezione acuta, dove sono presenti aumentato flusso ematico e alterazione della permeabilità capillare, si osserva una trasudazione di proteine plasmatiche (inclusi fattori del complemento e anticorpi). Le cellule maggiormente rappresentate sono i polimorfonucleati, che – per l'iperafflusso ematico, per aumentata trasudazione e, soprattutto, per chemiotassi – migrano attivamente nella sede infettiva. I leucociti aderiscono all'endotelio vascolare, fuoriescono e si accumulano nel focolaio infettivo acuto dove subiscono il meccanismo di attivazione; essi sono quindi in grado di rilasciare metaboliti tossici e proteasi per determinare l'eliminazione del microrganismo infettivo. Nella flogosi acuta sono inoltre presenti alcune citochine (IL-1, IL-6, IL-8, IL-10).

L'infezione cronica, caratterizzata dalla persistente reazione allo stimolo nocivo, coinvolge prevalentemente macrofagi, linfociti e plasmacellule che costituiscono le cellule presenti nell'infiltrato. Sono inoltre presenti citochine diverse da quelle dell'infezione acuta (IL-2, IL-4, IL-5, IL-9, IL-12, IL-13, IL-14). I macrofagi, costantemente attivati, innescano a loro volta meccanismi atti a provocare un ulteriore danno tissutale determinato soprattutto da molecole biologicamente attive (come proteine, componenti del complemento, proteasi, metaboliti attivi dell'ossigeno, citochine). Nel focolaio flogistico cronico si osservano proliferazione dei vasi sanguigni (angiogenesi), deposizione di collagene e proliferazione di fibroblasti, con conseguente sostituzione fibrosa del tessuto danneggiato.

La diagnostica medico-nucleare ha saputo individuare radiofarmaci in grado di marcare alcuni degli elementi fondamentali presenti nelle patologie flogistiche acute e croniche grazie alle differenti componenti cellulari e molecolari presenti [8-11].

Nell'infezione acuta è stata di grande utilità la marcatura dei leucociti autologhi del paziente per poter individuare la sede dei focolai flogistici, la loro estensione, il grado dell'attivazione di malattia e per poter eventualmente valutare la risposta alla terapia antibiotica. Per poter rispecchiare fedelmente il meccanismo fisiopatologico della patologia flogistica è assolutamente necessario che le cellule radiomarcate si comportino, una volta somministrate, esattamente come le native; l'energia del radionuclide impiegato deve inoltre essere adeguata per il rilevamento mediante gamma camera delle cellule radiomarcate e il radionuclide deve possedere un'emivita sufficientemente lunga da consentire il completamento dell'esame. È infine necessario che la stabilità di legame cellule-radiofarmaco abbia durata sufficiente per consentire la corretta acquisizione delle immagini.

Lo studio scintigrafico con leucociti autologhi marcati della patologia flogistica acuta è basato sul confronto di immagini acquisite in tempi successivi all'iniezione e.v. delle cellule radiomarcate. Il confronto delle immagini è necessario per valutare l'eventuale presenza di patologico accumulo leucocitario che deve incrementare con il passare del tempo proprio perché le cellule marcate devono mimare la situazione fisio-patologica presente nell'infezione acuta.

Esistono dei distretti corporei di accumulo fisiologico leucocitario che consentono di valutare l'integrità funzionale delle cellule: i leucociti si localizzano fisiologicamente in ambito polmonare, epatico, splenico e midollare. Per esempio, un'acquisizione scintigrafica del torace nelle immagini precoci dall'iniezione, con visualizzazione dei campi polmonari, fornisce un'informazione sull'integrità funzionale delle cellule. L'attività presente in ambito polmonare non deve superare il 10% dell'attività somministrata; tale valore corrisponde alla frazione percentuale di cellule che sono state attivate (e quindi aderiscono all'endotelio) durante il processo di separazione e di marcatura e che non sono più coinvolte nella chemiotassi del sito di infezione; la percentuale di cellule marcate attivate deve essere la più bassa possibile.

Le principali patologie flogistiche per la cui diagnosi si utilizzano i traccianti di flogosi descritti sono:

- infezioni apparato muscolo-scheletrico (artrite, osteomielite, infezione di protesi ortopediche, piede diabetico);
- malattie infiammatorie intestinali (morbo di Crohn, rettocolite ulcerosa);
- infezioni di protesi vascolari;
- endocardite;
- infezioni cerebrali;
- febbre di origine sconosciuta.

La scintigrafia con leucociti marcati con ^{111}In è preferibile nello studio di infezioni addominali perché il ^{99m}Tc-HMPAO è escreto fisiologicamente nell'intestino a partire dalla seconda ora dopo l'iniezione del radiofarmaco.

14.3 Materiali e metodi della preparazione dei radiofarmaci

La marcatura in vitro, con traccianti radioattivi, di cellule globuli bianchi, globuli rossi e piastrine prevede l'esecuzione di un prelievo di sangue dal quale viene isolata la popolazione ematica da marcare.

Per raccogliere la popolazione ematica da marcare sono state sperimentate numerose tecniche quali la sedimentazione con successiva centrifugazione, la centrifugazione semplice, la centrifugazione in gradiente di densità, la separazione su colonna, l'elutriazione e la citometria a flusso. A seconda degli elementi del sangue che si intendono raccogliere è necessario scegliere una tecnica specifica; tuttavia alcune tecniche quali la separazione su colonna, l'elutriazione e la citometria a flusso sono risultate complesse, costose e di difficile diffusione nei laboratori delle unità di Medicina Nucleare.

La tecnica più utilizzata, insieme alla fase di sedimentazione, è la centrifugazione. Per separare parti di liquidi con differenti pesi specifici o densità si utilizza la centrifuga con rotore a bascula. Si impiega una tecnica di centrifugazione preparativa che permette di separare e purificare i diversi elementi. La centrifugazione differenziale si basa sulla diversa velocità di sedimentazione delle particelle in funzione della densità e della dimensione. Se le particelle hanno la stessa massa ma densità diversa, quelle con densità maggiore sedimentano più rapidamente di quelle meno dense.

Se si vogliono ottenere popolazioni "pure" è possibile utilizzare i gradienti di densità (per esempio saccarosio, Ficoll, Percoll), tenendo conto del fatto che i gradienti di densità attualmente disponibili, non avendo ottenuto l'autorizzazione all'uso in vivo, possono essere impiegati solo in lavori sperimentali.

Con la separazione isopicnica le particelle, depositate sul livello superiore del gradiente, sedimentano fino alla loro posizione di equilibrio determinata dalla uguaglianza della densità della particella con quella del gradiente in quel punto (iso).

In tutte le metodiche la velocità della centrifuga deve essere accuratamente controllata, specie nelle fasi di arresto, per evitare il rimescolamento dei campioni.

I traccianti che possono essere utilizzati per marcare gli elementi del sangue devono:

- avere requisiti farmaceutici;
- non essere tossici;
- non provocare reazioni vasomotorie o di danno ai vasi;
- marcare, nello stesso modo, tutta la popolazione ematica;
- restare fermamente legati con una minima eluizione sempre compatibile con lo studio in esame;
- non essere riutilizzati alla morte degli elementi figurati del sangue.

I traccianti e i radioisotopi non possono essere incorporati direttamente dagli elementi figurati del sangue ed è pertanto necessario utilizzare molecole chelanti che consentano il passaggio attraverso la parete dell'elemento.

Il ^{99m}Tc-pertecnetato può essere utilizzato come tale nella marcatura degli eritrociti (gli eritrociti devono comunque essere pre-trattati con pirofosfato stannoso per permettere poi il legame del ^{99m}Tc alle catene di emoglobina); per poter penetrare all'interno del leucocita e formare un complesso stabile con l'HMPAO, il ^{99m}Tc-pertecnetato deve essere ridotto a valenza +5 in presenza di Sn^{2+}.

Nella marcatura dei globuli rossi può essere usato soltanto il cromo esavalente (come cromato di sodio) in quanto in questa forma chimica il cromo mostra capacità di superare la membrana, mentre il cromo trivalente (come cloruro di cromo), pur conservando la capacità di legarsi all'emoglobina disciolta, non supera la membrana dei globuli rossi.

I complessi lipofilici sono tra i più utilizzati per la penetrazione negli elementi figurati del sangue per diffusione passiva, ma, non essendo selettivi, diffondono attraverso qualunque tipo di parete; pertanto, se iniettati in vivo penetrerebbero all'interno di tutti gli elementi del sangue, in particolare all'interno dei globuli rossi, che costituiscono la componente maggiore delle cellule in circolo. Per marcare globuli bianchi e piastrine, è quindi necessario isolarli dal sangue intero prima di effettuare la marcatura *in vitro*, mentre i globuli rossi possono anche essere marcati direttamente *in vivo*.

Le preparazioni radiofarmaceutiche di materiale autologo marcato sono ad alto rischio microbiologico e pertanto richiedono che tutte le operazioni di separazione e di marcatura delle cellule, inclusa la preparazione del radiofarmaco in siringa per la somministrazione al paziente, siano effettuate in condizioni di asepsi.

Le attività svolte sono in genere numerose e richiedono che tutti i flaconi, le provette e le siringhe utilizzati siano codificati in modo univoco, dall'inizio alla fine della procedura, per consentire una corretta e continua identificazione e tracciabilità. Può essere utile utilizzare il codice colore quale ausilio per l'identificazione dei campioni.

Tutti i reagenti, le siringhe, i tubi e ogni altro materiale che entra in contatto con il sangue del paziente deve essere sterile e apirogeno e prodotto per uso umano.

Tutte le operazioni di preparazione e di controllo di qualità devono essere registrate in un batch-record con una numerazione progressiva delle preparazioni.

Particolare attenzione deve essere posta nella pulizia delle aree e della strumentazione dedicate a queste preparazioni; devono pertanto essere operativi idonei programmi di pulizia e di monitoraggio ambientale.

Il personale deve essere adeguatamente formato e aggiornato in modo continuo in merito alla peculiarità dei prodotti, alla radioprotezione, alla lavorazione in asepsi e al rischio microbiologico derivante dalla lavorazione di sangue umano potenzialmente infetto.

14.3.1 Convalida del metodo

Le metodiche descritte per separare e marcare gli elementi figurati del sangue sono numerose. Ciascun centro, una volta scelta e provata una metodica, deve convalidarla attraverso un "protocollo di convalida" in cui vengono descritte le attività da eseguire, le funzioni coinvolte, le modalità di esecuzione, i test da applicare e i limiti di accettabilità relativi al processo in convalida.

È necessario stabilire le modalità di conservazione di ogni singolo lotto di radiofarmaco pronto per la somministrazione al paziente e il periodo di validità entro il quale tale lotto può essere utilizzato. I parametri di conservazione e il periodo di validità devono essere stabiliti in seguito a prove di stabilità che devono fornire evidente dimostrazione del mantenimento di tutte le caratteristiche di qualità richieste per quel determinato prodotto.

Tutti i dati ottenuti durante le prove devono essere allegati al protocollo, verificati, commentati e approvati. Deve essere redatto un rapporto finale con la discussione dei risultati ottenuti, le considerazioni conclusive e l'approvazione, da parte del responsabile generale del processo sottoposto a convalida.

La convalida del metodo ha lo scopo di garantire elevati standard qualitativi della preparazione da somministrare al paziente. Tali requisiti di qualità – conformandosi al riferimento normativo delle NBP-MN [1], vengono garantiti individuando le attività che è necessario valutare nel processo di convalida per dimostrare che tutte le fasi di preparazione del prodotto e i possibili aspetti critici sono sotto controllo.

La convalida deve prevedere tre prove consecutive e deve essere eseguita con il sangue di donatori volontari; i lotti utilizzati per la convalida devono essere perfettamente identici, per le modalità di esecuzione della preparazione, a quelli che verranno somministrati al paziente. Al termine della convalida vengono individuati i controlli di qualità che sono ritenuti maggiormente utili ed eseguibili di routine nel tempo più breve possibile e, comunque, in un tempo tale da ricadere entro il periodo di validità del prodotto determinato con le prove di stabilità.

14.3.2 Materie prime

Le materie prime che vengono solitamente impiegate per allestire questi radiofarmaci sono: sangue del paziente, soluzione anticoagulante, espansore del plasma, radiofarmaco per la marcatura delle cellule, soluzione fisiologica, gradiente di densità, sodio citrato, tampone. Esse devono essere controllate secondo specifici protocolli di gestione che ne prevedano l'utilizzo secondo quanto indicato dal produttore.

Deve essere creato e mantenuto aggiornato un registro contenente le informazioni riguardanti le materie prime utilizzate, quali: data di ricevimento, quantità, nome del fornitore, numero di lotto, data di scadenza, luogo di conservazione, certificato di analisi. Devono essere acquisite e messe a disposizione del personale le schede di sicurezza relative a tutti i materiali utilizzati.

Tutti i prodotti e i materiali utilizzati per la preparazione dei radiofarmaci devono essere sterili e apirogeni.

In tutti i casi la qualità e, di conseguenza, la sicurezza e l'efficacia dipendono dall'uso corretto dei prodotti utilizzati, dai calcoli eseguiti, dall'accuratezza e dalla precisione operativa e dal rispetto delle procedure operative standard che necessariamente ogni struttura è tenuta a implementare e mantenere aggiornate.

14.3.3 Strumentazione

Tutta la strumentazione necessaria per la preparazione e per i controlli di qualità (centrifuga, calibratore di dose, rivelatore con cristallo di NaI, microscopio ottico, bagno umido termostatato, frigorifero, strumento per la rilevazione delle endotossine batteriche, agitatore a rulli, conta globuli, micropipette, dispositivi per la radioprotezione) deve essere utilizzata esclusivamente da personale addestrato.

Ogni strumento deve seguire un percorso di qualifica iniziale che prevede una qualifica dell'installazione (IQ, Installation Qualification), che garantisce la presenza di tutti i componenti dello strumento necessari per il funzionamento e della documentazione così come dichiarato dal costruttore, e una qualifica operativa (OQ, Operational Qualification), che verifica che lo strumento operi secondo le specifiche e garantisca i requisiti richiesti al produttore per l'utilizzo a cui esso è dedicato.

La qualifica iniziale è a carico del produttore e viene generalmente eseguita con la supervisione del Servizio di ingegneria clinica aziendale, dove presente. Il percorso di verifica strumentale prosegue con la qualifica delle prestazioni (PQ, Performance Qualification) eseguita al momento dell'installazione e nella manutenzione periodica. Accanto a ogni strumento devono essere presenti il manuale d'uso e il programma di riconvalida periodico. Ogni intervento, sia di riconvalida (manutenzione ordinaria) sia di manutenzione straordinaria da parte del personale addetto deve essere documentato, riportando data dell'esecuzione, tipo e risultato dell'intervento (per un approfondimento in merito alla gestione delle apparecchiature si rimanda ai Capitoli 8 e 9).

Per ogni strumento deve essere compilato un logbook nel quale vengono riportate le note di utilizzo sulla base delle quali è possibile programmare in modo oculato la manutenzione ordinaria, necessaria per garantire la perfetta performance dello strumento.

Centrifuga Per la separazione delle componenti ematiche si utilizza una centrifuga con rotori a bascula, possibilmente in acciaio inox per una corretta pulizia/decontaminazione. Lo strumento deve essere controllato verificando, attraverso l'oblò di ispezione, la correttezza della gravità e della temperatura rispetto a quanto evidenziato dal display. Se ciò non è possibile si può verificare la riproducibilità delle fasi di centrifugazione (Suitable Testing Program), mediante la valutazione del recupero dei componenti del sangue nei passaggi maggiormente critici della marcatura (test di recupero cellulare).

Calibratore di dose È utilizzato per la misura della radioattività per la marcatura e per la verifica della dose somministrata al paziente. Deve essere sottoposto a periodici controlli di qualità.

Rivelatore con cristallo di NaI È utilizzato per calcolare la purezza radiochimica. Deve essere sottoposto a periodici controlli di qualità.

Microscopio ottico È utilizzato per l'osservazione morfologica delle cellule e per il test di vitalità cellulare. Deve essere sottoposto a controlli periodici (pulizia e centratura delle parti ottiche e controllo della qualità dell'immagine).

Bagno umido termostatato È utilizzato per la denaturazione dei campioni prima di eseguire il test delle endotossine batteriche. La temperatura deve essere controllata annualmente con un termometro primario.

Frigorifero È utilizzato per la conservazione dei reagenti per il test delle endotossine batteriche. La temperatura deve essere monitorata in continuo ed è necessario un controllo annuale con un termometro primario.

14.3.4 Locali e aree di lavoro

La preparazione di radiofarmaci da materiale autologo del paziente, non potendo essere sottoposta a sterilizzazione terminale, rientra nelle preparazioni ad alto rischio microbiologico. Per tale motivo le NBP-MN [1] prevedono che tutte le operazioni di marcatura cellulare avvengano con procedure asettiche in locali classificati, atti a evitare qualunque contaminazione microbiologica.

Le preparazioni devono essere eseguite all'interno di un isolatore in classe A dotato di precamere in classe B e posto in un locale di grado D, oppure all'interno di una cappa a flusso laminare di classe A posta in un locale di classe B. (Per un approfondimento in merito alla classificazione ambientale, alle zone di lavoro, all'abbigliamento necessario e ai controlli, si rimanda ai Capp. 6 e 7.)

Si sottolinea comunque come sia indispensabile, durante le fasi operative di preparazione dei radiofarmaci, assicurarsi che le clean room e clean air device siano in condizioni operative standard.

Gli ambienti in cui vengono eseguiti i controlli di qualità, a eccezione dei controlli microbiologici, non richiedono la classificazione ambientale farmaceutica.

14.4 Fasi della preparazione

Seppure diverse nei dettagli tecnici, in tutte le marcature sono previste le seguenti fasi:
1. prelievo;
2. isolamento degli elementi del sangue da marcare;
3. marcatura degli elementi del sangue;
4. lavaggio e calcolo della percentuale di legame;
5. controlli di qualità in vitro;
6. controlli di qualità in vivo.

14.4.1 Prelievo

Il sangue del paziente è, per tutte le preparazioni da materiale autologo del paziente, una materia prima la cui qualità deve essere assolutamente garantita. La preparazione della siringa per il prelievo deve essere effettuata in ambiente controllato e con materiale sterile e apirogeno, aperto solo immediatamente prima dell'utilizzo.

Viene di seguito riportato, a titolo di esempio, un metodo di prelievo finalizzato alla marcatura dei globuli bianchi, in cui si prevede di ottenere anche del plasma povero di cellule per la ricostituzione finale del preparato; questa tipologia di prelievo deve essere adottata anche quando si esegue la marcatura delle piastrine e dei globuli rossi. Il numero di siringhe utilizzate e collegate ai rubinetti a tre vie può essere diverso ma è importante che il sistema di prelievo sia preparato secondo questa linea metodologica in modo da evitare, per quanto possibile, che il sangue venga in contatto con l'ambiente esterno. Se si utilizza una sola siringa utilizzare un solo rubinetto, al quale si collegano la siringa del prelievo e quella da 2 mL per condizionare la linea.

a. *Preparazione della siringa* In ambiente controllato, introdurre nella siringa da 60 mL, opportunamente identificata, la soluzione anticoagulante e la soluzione per espandere il plasma. Connettere alla siringa da 60 mL due rubinetti; agganciare al primo rubinetto una siringa da 5 mL contenente 1 mL di soluzione anticoagulante e, al secondo rubinetto, una siringa da 2 mL vuota. Connettere quindi un ago a farfalla per il prelievo al paziente (utilizzare preferibilmente aghi a farfalla dotati di tubicino di sicurezza che, dopo il prelievo, viene spinto sull'ago garantendo la protezione totale dell'operatore). Per il prelievo usare aghi 19G o 21G avendo sempre cura, soprattutto se si usano aghi di piccolo calibro, di aspirare dolcemente per evitare turbolenze. Chiudere i rubinetti in modo da impedire il passaggio di aria dall'ago verso le siringhe (Fig. 14.1).
b. *Prelievo al paziente* Dopo accurata disinfezione della cute, prelevare circa 2 mL di sangue nella prima siringa in modo da condizionare la linea di aspirazione; prelevare 4 mL nella siringa da 5 mL (questa aliquota serve per ottenere il plasma utile alla ricostituzione delle cellule marcate per la somministrazione al paziente) e, infine, prelevare, evitando di fare schiuma o di emolizzare, la quantità di sangue desiderata nella siringa da 60 mL. Richiudere i rubinetti ed estrarre l'ago a farfalla (Fig. 14.2).
c. L'intero "sistema" viene subito trasferito in ambiente controllato per avviare la procedura di separazione e marcatura degli elementi del sangue.

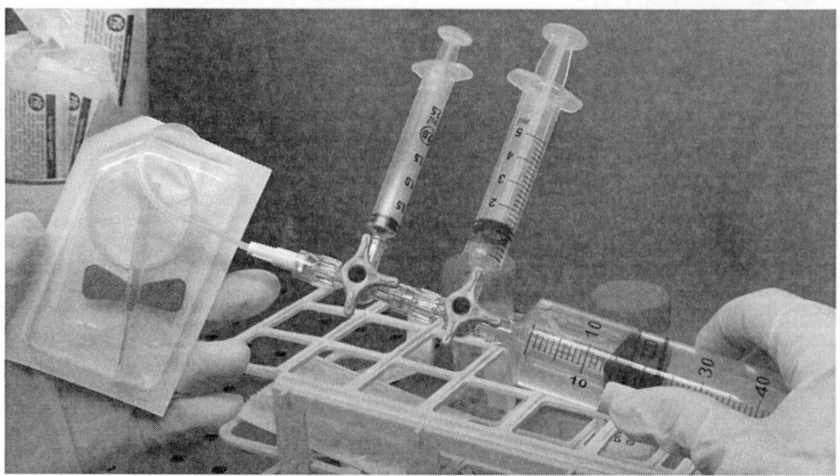

Fig. 14.1 "Sistema" pronto per il prelievo al paziente per la marcatura dei globuli bianchi

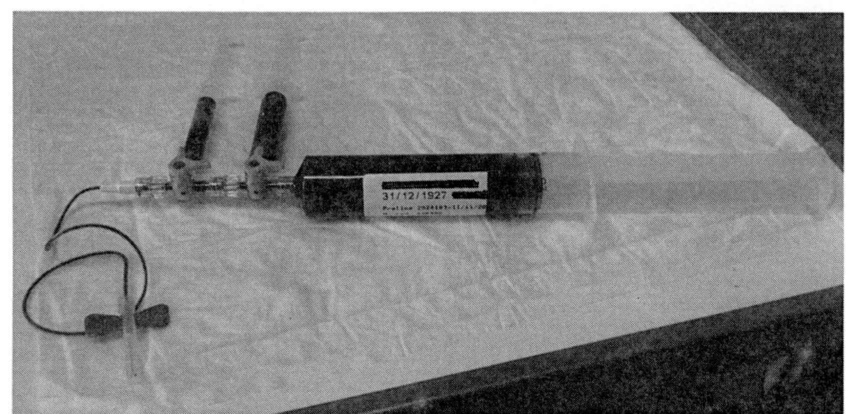

Fig. 14.2 "Sistema" contenente il sangue per la marcatura dei globuli bianchi

14.4.2 Preparazione del materiale autologo marcato

Per la separazione e la marcatura degli elementi figurati del sangue sono state proposte numerose metodiche (in letteratura e linee guida specifiche) alle quali si rimanda.

Si sottolineano qui alcune considerazioni generali.

- Nel momento in cui si decide di adottare una metodica per la preparazione è necessario eseguire la convalida del metodo.
- L'uso di anticoagulanti diversi dall'acido citrato destrosio formula A (ACD-A) può causare attivazione delle piastrine e quindi va evitato; l'eparina può essere impiegata solo per condizionare la siringa utilizzata per il prelievo di sangue finalizzato alla marcatura dei globuli rossi; l'utilizzo di stabilizzanti quali prostaglandine o nitrossido non è stato sufficientemente sperimentato.
- Quale parametro di valutazione della preparazione del radiofarmaco, deve sempre essere calcolata la percentuale di legame. In tale valutazione occorre tenere conto che,

se per la marcatura è stato utilizzato un radiofarmaco che attraversa la parete con un meccanismo lipofilico, numerosi fattori (per esempio pH, qualità del radiofarmaco, temperatura, numero dei globuli bianchi, indici di flogosi, terapia farmacologica, dialisi, trasfusione) influenzano il transito del radiofarmaco attraverso la parete. Ciò determina la possibilità di avere valori di percentuale di legame anche bassi ma, se i controlli di qualità del preparato sono in specifica, la preparazione può essere rilasciata per la somministrazione al paziente.

- Per i bambini si devono prelevare, in base al peso e alla clinica (numero di cellule, indici di flogosi), quantità minori di sangue rispetto all'adulto riducendo anche, in modo proporzionale, i volumi delle sostanze (per esempio anticoagulante, agente sedimentante) impiegate nella metodica. In tutti i casi l'attività somministrata a un paziente pediatrico deve essere in accordo con quanto riportato nei limiti diagnostici di riferimento (DLgs 187/2000).
- Il Responsabile delle preparazioni radiofarmaceutiche da materiale autologo deve predisporre un protocollo operativo standard dettagliato, un batch-record sul quale vanno registrate tutte le fasi di lavoro e i risultati ottenuti, per ciascuna preparazione, inclusa la percentuale di legame. Qualora si registrino problemi occorre aprire un rapporto di indagine secondo la gestione programmata del sistema di assicurazione della qualità.

14.4.3 Controlli di qualità in vitro

Anche per la tipologia di radiofarmaci prodotti da materiale autologo è valido il concetto generale per cui la qualità del prodotto si garantisce durante l'intero processo di preparazione e non può essere affidata solo al controllo finale del preparato; tuttavia, alla fine della fase di preparazione del materiale autologo marcato, è utile eseguire alcuni controlli di qualità [8, 9]. Nel caso in cui i controlli di qualità siano fuori specifica/fuori limite occorre aprire un rapporto di indagine dei risultati fuori specifica secondo la gestione programmata del sistema di assicurazione della qualità. Se, a seguito della somministrazione di elementi del sangue marcati, si eseguono immagini in vivo, come nel caso dei leucociti o delle piastrine, è possibile fare una valutazione indiretta della qualità del radiofarmaco somministrato in quanto l'alterazione del rapporto di captazione percentuale milza/fegato deve essere considerato come espressione della presenza di un maggior numero di elementi danneggiati.

Le NBP-MN [1] identificano alcuni controlli che devono essere effettuati sul materiale autologo per il rilascio al paziente. Di seguito sono dettagliati i controlli di qualità che sono ritenuti maggiormente utili e da farsi in fase di convalida e riconvalida periodica del metodo. Tra questi controlli, come detto al paragrafo 14.3.1, è possibile individuare quelli da eseguire di routine.

14.4.3.1 Controllo visivo (sperlatura)

Scopo Il controllo consente di valutare macroscopicamente il radiofarmaco preparato.
Strumentazione/materiale Nessuna.
Esecuzione Ruotare lentamente il contenitore con il radiofarmaco osservando se sono eventualmente presenti macroaggregati, fibrina e corpi estranei.
Limiti di accettazione Assenza di macroaggregati, fibrina e corpi estranei. Se gli aggregati non si dissolvono la preparazione non può essere rilasciata.

14.4.3.2 Purezza radiochimica

Scopo Il test consente di valutare la radioattività legata alle cellule rispetto alla radioattività totale della preparazione.

Strumentazione/materiale Contatore gamma, centrifuga, soluzione fisiologica, pipetta, provette.

Esecuzione Centrifugare una piccola aliquota della preparazione ematica marcata, separando la quota libera da quella legata. Misurare in un contatore gamma l'attività delle due aliquote: attività legata (*bound*) e attività libera (*free*).
Esprimere i dati secondo la formula:

$$\text{Purezza radiochimica} = \frac{\text{Bound}}{\text{Bound} + \text{Free}} \times 100$$

Limiti di accettazione Il valore ottenuto non deve essere inferiore al 95%.

14.4.3.3 Test morfologico cellulare

Scopo Il test consente di valutare la tipologia e la morfologia degli elementi presenti nel preparato radiofarmaceutico e l'assenza di microaggregati o agglutinati.

Strumentazione/materiale Microscopio ottico con ingrandimento 25× o 10×; vetrini precolorati testsimplets; vetrini copri oggetto; pipetta.

Esecuzione Contrassegnare un vetrino precolorato con la data e la sigla identificativa del paziente; risospendere le cellule del campione e mettere circa 10 µL al centro del vetrino precolorato; coprire con un vetrino coprioggetto facendo espandere bene la goccia; attendere 5 minuti; osservare il preparato al microscopio valutando almeno 5 campi ottici, utilizzando l'ingrandimento 25×. Effettuare una valutazione del campo cellulare.

Limiti di accettazione Assenza di microaggregazione/agglutinazione.

14.4.3.4 Test di vitalità cellulare

Scopo Per la marcatura dei globuli bianchi e delle piastrine è utile valutare la conservata vitalità cellulare.

Strumentazione/materiale Microscopio ottico con ingrandimento 25×; vetrino porta oggetto; vetrino copri oggetto; camera di Bürker; trypan blue stain 0,4%; pipetta. È possibile, soprattutto in fase di convalida, utilizzare il citofluorimetro impiegando lo ioduro di propidio come colorante.

Esecuzione Si esegue pipettando in una provetta un'aliquota di circa 10 µL del radiofarmaco (cellule marcate) con un'uguale aliquota di una soluzione al 0,4% di trypan blue. Dopo 5 minuti di incubazione risospendere il campione e mettere circa 10 µL al centro di un vetrino porta oggetto; coprire con un vetrino coprioggetto facendo espandere bene la goccia. Osservare il preparato al microscopio valutando almeno 5 campi ottici, utilizzando l'ingrandimento 25×. Se la cellula è viva la membrana cellulare funge da barriera e il colorante non penetra nella cellula; se la cellula è morta il colorante penetra nelle cellula intercalandosi al DNA. Il metodo di riferimento utilizza, per la visualizzazione delle cellule al microscopio, la camera conta globuli di Bürker (Figg. 14.3 e 14.4) con la quale, per ogni camera, vengono letti 5-6 quadrati grandi. Questo test è molto accurato, tuttavia richiede tempi di esecuzione piuttosto lunghi. Poiché i risultati ottenuti

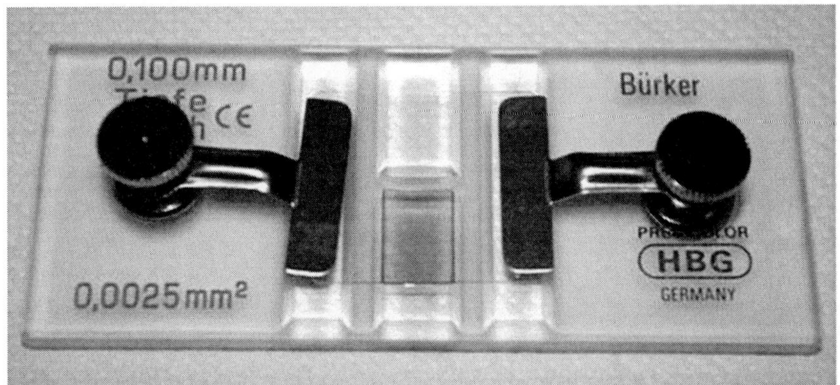

Fig. 14.3 Camera di Bürker

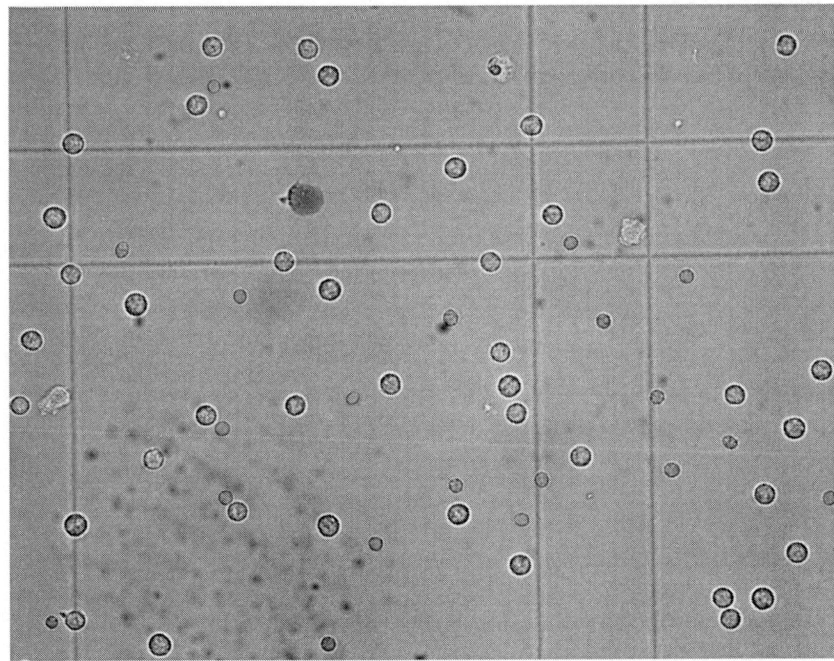

Fig. 14.4 Visualizzazione della camera di conteggio

effettuando il test con un vetrino portaoggetto e un vetrino coprioggetto sono risultati sovrapponibili a quelli effettuati, sugli stessi campioni, con la camera di Bürker, è possibile eseguire il test utilizzando di routine il semplice vetrino in sostituzione della camera di Bürker.

Limiti di accettazione La popolazione cellulare somministrata deve avere una vitalità non inferiore al 95%.

14.4.3.5 Test di recupero

Scopo Il test permette di valutare il conteggio delle cellule nelle fasi di separazione e marcatura e in seguito di normalizzazione dei risultati, può essere utilizzato nel programma di verifica periodica delle prestazioni della centrifuga.
Strumentazione/materiale Centrifuga; strumento per la conta cellulare; provetta per emocromo; provette tipo eppendorf; soluzione fisiologica per eventuali diluizioni; pipetta.
Esecuzione Prelevare nei diversi passaggi di separazione e marcatura delle cellule piccole aliquote di campione. Le aliquote vanno contate, insieme a una provetta di sangue del paziente, prelevata al momento di inizio dell'esame, in un contatore per cellule ematiche.
Limiti di accettazione: il numero delle cellule ottenute in ciascuno step e il numero e la tipologia di cellule somministrate deve essere calcolato da ogni centro perché dipende dalla metodica e dal materiale impiegati. La valutazione dei risultati nel tempo consente di monitorare in modo continuativo l'andamento delle preparazioni e di verificare la funzionalità della centrifuga utilizzata.

14.4.3.6 Controlli della sterilità e dell'asepsi

Anche per questi radiofarmaci devono essere eseguiti i controlli di qualità relativi al mantenimento della sterilità e delle condizioni di lavorazione in asepsi secondo quanto specificato nel Cap. 11. A tale scopo possono essere eseguiti il saggio di sterilità, la valutazione delle endotossine batteriche e il Media Fill test. Il responsabile dei controlli di qualità delle preparazioni radiofarmaceutiche da materiale autologo deve predisporre un protocollo operativo standard dettagliato, un batch-record sul quale vanno registrati tutti i controlli di qualità eseguiti e i risultati ottenuti, per ciascuna preparazione. Qualora si registrino dei risultati fuori limite/specifica, occorre aprire un rapporto di indagine secondo la gestione programmata del sistema di assicurazione della qualità.

14.4.4 Controlli di qualità in vivo

In fase di convalida e riconvalida periodica del metodo di marcatura dei globuli bianchi e delle piastrine è necessario eseguire alcuni controlli di qualità in vivo. Tra questi controlli, come detto al paragrafo 14.3.1, è possibile individuare quelli da eseguire di routine che permettono al Medico Nucleare un'ulteriore valutazione della qualità dei radiofarmaci preparati nella propria struttura.

Di seguito sono indicati i possibili controlli.

- *Valutazione della captazione polmonare* In condizioni di normalità il campo polmonare si chiarifica completamente con contemporaneo incremento dell'attività epatica. La visualizzazione di spots polmonari è dovuta a una microaggregazione in vitro con immediata cattura endoteliale polmonare. La permanenza di aumentata attività polmonare a 4 ore indica una vera patologia polmonare. La letteratura descrive quattro configurazioni di transito polmonare [12]:
  - transito rapido con scomparsa della radioattività dopo 5 minuti;
  - transito ritardato con netta riduzione della radioattività a 30 minuti;
  - ritenzione completa della radioattività nei polmoni, con graduale scomparsa in 1-3 ore;
  - transito ritardato e successiva elevata captazione epatica, indice di danno cellulare.

- *Valutazione dell'attività epatica e splenica* L'accumulo delle cellule nel fegato, dovuto all'emarginazione delle cellule marcate vitali e alla rimozione delle cellule danneggiate o dei frammenti cellulari, incrementa progressivamente nel tempo. L'altro organo di emarginazione delle cellule è la milza. Normalmente, a 4 ore il rapporto di captazione milza/fegato è di 1,5-2.
- *Attività del pool ematico nelle acquisizioni tardive* La persistenza di un elevato pool ematico nelle acquisizioni tardive è indicativa di contaminazione con eritrociti.

Bibliografia

1. Farmacopea Ufficiale della Repubblica Italiana, XII ed. Norme di Buona Preparazione dei Radiofarmaci per Medicina Nucleare
2. Stratton JR, Ballem PJ, Gernsheimer T et al (1989) Platelet destruction in autoimmune thrombocytopenic purpura: kinetics and clearance of indium-111-labeled autologous platelets. J Nucl Med 30:629-637
3. Rodrigues M, Sinzinger H, Thakur M et al (1999) Labelling of platelets with indium-111 oxine and technetium-99m hexamethylpropylene amine oxime: suggested methods. International Society of Radiolabelled Blood Elements (ISORBE). Eur J Nucl Med 26:1614-1616
4. Uchida Y, Minoshima S, Miyazaki M et al (2000) Normalized spleen/liver ratios on 111In-labelled platelet scintigraphy to predict the outcome of partial splenic embolization in patients with idiopathic thrombocytopenic purpura. Nucl Med Comm 21:441-447
5. Bader-Meunier B, Proulle V, Trichet C et al (2003) Misdiagnosis of chronic thrombocytopenia in childhood. J Pediatr Hematol Oncol 25:548-552
6. Shimazaki T, Kawaguchi S, Yokoi Y et al (2006) Evaluation of thrombogenicity by indium-111 platelet scintigraphy in endografting for abdominal aortic aneurysms. Vasc Endovasc Surgery 40:374-382
7. ICSH (1973) Standard techniques for the measurement of red-cell and plasma volume. A report by the International Committee for Standardization in Hematology (ICSH): Panel on Diagnostic Applications of Radioisotopes in Haematology. Br J Haematol 25:801-814
8. de Vries EF, Roca M, Jamar F (2010) Guidelines for the labelling of leucocytes with (99m)Tc-HMPAO. Inflammation/Infection Taskgroup of the European Association of Nuclear Medicine. Eur J Nucl Med Mol Imaging 37:842-848
9. Roca M, de Vries EF, Jamar F (2010) Guidelines for the labelling of leucocytes with (111)In-oxine. Inflammation/Infection Taskgroup of the European Association of Nuclear Medicine. Eur J Nucl Med Mol Imaging 37:835-841
10. Sampson CB (1996) Complications and difficulties in radiolabelling blood cells: a review. Nucl Med Commun 17:648-658
11. Peters AM (1988) Granulocyte kinetics and method of evaluating cell performance. Nucl Med Commun 9:687-692
12. Saverymuttu SH, Peters AM, Danpure HJ (1983) Lung transit of ^{111}Indium-labelled granulocytes. Relationship to labelling techniques. Scand J Haematol 30:151-160

Convalide e qualifiche: processi e sistemi informatici

15

A. Del Sole, P. Legnazzi, G. Del Nobolo

Indice dei contenuti

Le Norme di Buona Preparazione dei Radiofarmaci per la Medicina Nucleare (NBP-MN) [1] stabiliscono obblighi formali per i responsabili delle unità operative di Medicina Nucleare i quali, attraverso le funzioni specifiche delle figure deputate al controllo del processo di produzione dei radiofarmaci (Responsabile della produzione, Responsabile del controllo di qualità e Responsabile del rilascio e Assicuratore della qualità), devono dimostrare di disporre di un adeguato sistema di documentazione di tutte le preparazioni radiofarmaceutiche effettuate. La norma stessa consente la conservazione della documentazione su supporto informatico, che permette di gestire dati storici anche voluminosi con grande facilità ed elevata sicurezza.

15.1 Gestione della documentazione

La documentazione che obbligatoriamente deve essere conservata comprende le registrazioni di tutte le fasi di preparazione e di controllo di qualità dei radiofarmaci (siano essi prodotti da kit commerciali o attraverso preparazioni estemporanee), le condizioni dei locali di preparazione e lo stato di funzionamento delle apparecchiature necessarie alla preparazione e ai controlli di qualità.

Per ogni preparazione deve essere allestito uno specifico fascicolo, che deve contenere obbligatoriamente i seguenti campi: numero del lotto/preparazione; numero totale di dosi preparate; identificazione dei pazienti destinatari della preparazione; data e ora di preparazione; nome del medico richiedente la preparazione; composizione completa; forma farmaceutica; attività e ora di taratura; numeri di lotto di materie prime e altre sostanze e materiali utilizzati; riferimento alle procedure operative seguite; documentazione dello stato dei locali e degli apparecchi usati; data limite di utilizzazione della preparazione; nome del preparatore; registrazione della approvazione della preparazione da parte del responsabile della preparazione; certificato di analisi con i risultati dei controlli di qualità effettuati; validazione del responsabile dei controlli di qualità; validazione del responsabile del rilascio.

La registrazione informatizzata di questi dati può essere realizzata in modo estremamente semplice riempiendo una riga di un foglio di calcolo, in alternativa alla compilazione manuale dei registri di produzione e dei controlli di qualità. Tale operazione però non porterebbe alcun vantaggio concreto, poiché sostituirebbe un sistema manuale con uno di "scrittura" assistita da un computer. È bene poi ricordare che anche un uso così semplice di un sistema informatico deve avvenire nel rispetto della normativa sulla sicurezza dei dati, garantendo quindi che i dati possano essere inseriti o modificati solamente dalle persone autorizzate, ciò che implica l'implementazione di sistemi adeguati per prevenire usi non autorizzati del sistema, come chiavi, password, carte e limitazione dell'accesso ai terminali, con la definizione di procedure per la concessione/revoca di autorizzazioni all'uso dei terminali e per la modifica delle password personali. È auspicabile inoltre che il sistema possa registrare sia eventuali tentativi di accesso da parte di persone non autorizzate, sia l'identità degli operatori che immettono o confermano dati critici; la possibilità di modificare tali dati deve essere limitata a un gruppo ristretto di operatori autorizzati; il sistema dovrebbe, infine, tenere traccia di tutte le modifiche apportate ai dati. I dati devono essere protetti con sistemi fisici o elettronici contro danni volontari o accidentali. I dati archiviati devono essere salvati in modo da garantire l'accessibilità nel tempo; se vengono introdotte modifiche al sistema informatico, deve essere garantita la leggibilità dei dati precedentemente archiviati.

In pratica se si vuole assegnare al sistema informatico lo stesso valore legale del registro cartaceo, devono essere garantiti il rispetto degli standard informatici relativi, in conformità alle norme vigenti tra cui si ricordano la Deliberazione CNIPA n. 11 del 19 febbraio 2004 (Regole tecniche per la riproduzione e conservazione su supporto idoneo a garantire la conformità dei documenti agli originali) e il DPCM 30 marzo 2009 (Regole tecniche in materia di generazione, apposizione e verifica delle firme digitali e validazione temporale dei documenti informatici).

15.2 Controllo dei processi

La scelta di dotarsi di un sistema informatizzato deve essere basata sulla migliore qualità e sulla maggiore efficienza che tale sistema può offrire rispetto alla documentazione cartacea. Un elenco dei possibili vantaggi offerti dai sistemi esistenti è riportato nel Box 15.1.

Un'unità di Medicina Nucleare può decidere di adottare un sistema informatizzato di gestione per velocizzare le operazioni di registrazione obbligatorie, per minimizzare i margini di errore o per controllare il processo di produzione dei radiofarmaci secondo gli

Box 15.1 Finalità di un sistema informatizzato in Medicina Nucleare

- Garantire la tracciabilità dei processi di produzione
- Registrazione dei controlli di qualità su materie prime, controlli in process, controlli sui prodotti finiti
- Registrazione dei controlli di qualità di apparecchiature e strumentazione
- Verifica del corretto rilascio del radiofarmaco per uso clinico
- Verifica continua delle operazioni svolte e della conformità dei risultati ottenuti per ogni singolo lotto di radiofarmaco prodotto
- Gestione della documentazione prevista dalle NBP-MN come *batch record* per ogni preparato
- Semplificazione delle operazioni di registrazione da parte degli operatori
- Gestione del registro di carico e scarico dei radionuclidi
- Calcolo continuo del decadimento dei radionuclidi detenuti e manipolati
- Gestione dei LDR (livelli diagnostici di riferimento)
- Calcolo della dose individuale
- Gestione del registro dei rifiuti
- Calcolo dell'attività attesa dai generatori ^{99}Mo/^{99m}Tc

standard GMP [2] a cui le NBP-MN fanno diretto riferimento. In particolare i sistemi informatizzati possono essere di supporto in una varietà di funzioni, tra le quali:

- *calcolo*, per esempio gestendo in tempo reale la disponibilità di radioattivo in funzione del decadimento di ogni isotopo detenuto, oppure aiutando definizione dell'attività individuale mediante tabelle o algoritmi (si pensi alle tabelle EANM nel calcolo della attività in ambito pediatrico)
- *comunicazione*, per esempio registrando la richiesta di radiofarmaco formulata dal medico e trasferendola alla camera calda per il frazionamento da parte del tecnico
- *gestione del processo*, per esempio nel monitoraggio di indicatori (tempi, prestazioni, non conformità ecc.)
- *gestione del rischio clinico*, mediante la verifica automatica della preparazione prima della somministrazione al paziente.

Volendo aumentare il grado di automazione della produzione e dei controlli di qualità, i sistemi computerizzati non rappresentano solo un'alternativa informatica alle attività manuali, ma diventano un elemento fondamentale del processo produttivo stesso: a tale proposito occorre ricordare che l'introduzione di un sistema informatico di controllo della produzione di radiofarmaci e di gestione del magazzino e dei controlli di qualità non deve ridurre l'attenzione sui principi generali di qualità e sicurezza della lavorazione. Quando un sistema automatizzato sostituisce le operazioni manuali, deve essere garantito che la qualità del prodotto finale non sia inferiore a quanto ottenibile manualmente. Inoltre deve essere prestata particolare attenzione al rischio che l'abbandono di alcune operazioni manuali possa portare al minore coinvolgimento degli operatori, con il conseguente rischio di incidenti. Pertanto è essenziale che si instauri una forte collaborazione tra gli operatori addetti alla preparazione e gli sviluppatori del sistema informatico. I responsabili devono avere una formazione adeguata sulla gestione e sull'uso dei sistemi informatici utilizzati nell'ambito delle rispettive responsabilità, per assicurare il proprio supporto nelle fasi di progettazione, validazione, installazione e utilizzo dei sistemi computerizzati. Attenzione particolare deve essere posta nel posizionamento dei sistemi informatizzati, affinché sia garantita la compatibilità reciproca tra i sistemi informatici e le particolari condizioni ambientali previste nei locali di produzione. Il personale deve disporre di un manuale aggiornato che descriva dettagliatamente il sistema informatizzato con precisi riferimenti a finalità, principi di funzionamento, misure di sicurezza, modalità di impiego e interazioni con altri sistemi e procedure. Modifiche all'hardware o al software dovrebbero essere introdotte secondo procedure definite che prevedano la necessità di validazione o rivalidazione, controllo e approvazione. Tali modifiche devono essere implementate in accordo con i responsabili delle parti del processo su cui la modifica può incidere. Devono esistere procedure validate che prevedano alternative all'uso dei sistemi informatici in caso di guasto che possa influire sulla operatività del processo

15.2.1 Validazione di un sistema informatizzato

Le NBP-MN, come le GMP, richiedono che i sistemi informatizzati che abbiano un impatto diretto o indiretto sulla sicurezza, sull'efficacia o sulla qualità di un farmaco, siano sottoposti a una convalida che dimostri che il sistema produce effettivamente e in maniera riproducibile i risultati attesi. La gestione di un piano di convalida pratico e completo rappresenta un processo generalmente molto delicato, che deve essere affrontato secondo una precisa metodologia per non vanificare tempo e risorse. Prima che un sistema sia utilizzato, deve essere verificato estesamente e confermato che sia idoneo al raggiungimento degli obiettivi definiti. Se il sistema informatizzato sostituisce quello manuale, i due sistemi devono essere condotti in parallelo per un certo tempo, come fase di verifica e validazione del risultato. La complessità del processo di validazione dipende da vari fattori tra cui la tipologia del sistema computerizzato in uso, se la validazione deve essere retrospettiva o prospettica e se con l'introduzione del sistema informatico vengono modificate procedure già consolidate. La validazione deve essere considerata come una parte del ciclo di vita di un sistema computerizzato. Questo ciclo comprende la pianificazione, definizione delle specifiche, programmazione, collaudo, realizzazione, produzione della documentazione, impiego, controllo e implementazione di modifiche migliorative.

Per quanto riguarda lo schema di validazione, normalmente esso dovrebbe contenere i seguenti documenti: descrizione generale del sistema; definizione del sistema (fisica e funzionale); composizione del gruppo di validazione con le relative responsabilità; pianificazione dei tempi di realizzazione del processo; gestione della documentazione; misure di sicurezza (controllo dell'accesso, protezione da virus, back-up, trasmissione dei dati); gestione delle modifiche (hardware, software, documenti); recupero dei dati (prove periodiche, gestione di imprevisti e misure anti-disastro).

La documentazione prodotta dovrebbe rispondere alle seguenti domande: chi gestisce il sistema; chi lo usa; come sono forniti i permessi di accesso e come sono controllati; qual è la configurazione attuale del sistema; se esistano diagrammi di flusso; quali sono le versioni di hardware e software in uso; che tipo di manutenzione viene fatta e da chi; quali sono le procedure di back-up e anti-disastro; quali sono le procedure di sicurezza; qual è il ruolo degli utenti principali (operatori e responsabili); che tipo di addestramento viene fatto e come è documentato; quale documentazione esiste a supporto del sistema (POS, manuali d'uso, validazione); quali eventuali accordi esistono con il fornitore del software (manutenzione, programmi ad hoc); se il sistema sia soggetto ad audit periodici nell'ambito del sistema di assicurazione della qualità o da parte di enti regolatori.

15.3 Applicazioni pratiche

Le funzioni minime a cui un sistema informatizzato deve ottemperare sono la possibilità di tenere le registrazioni previste delle NBP-MN, ma le applicazioni disponibili consentono anche di integrare il piano di lavoro giornaliero con le attività di preparazione dei radiofarmaci, i controlli di qualità e le apparecchiature. In questo modo si realizza un sistema chiuso di gestione integrata in cui le informazioni, mediante interfacciamento della strumentazione (per esempio lo spettrocromatografo e i calibratori di dose), vengono acquisite in modo automatico dal sistema informatico. Per esempio, se lo spettrocromatografo è collegato al sistema la percentuale di purezza radiochimica di un radiofarmaco potrà essere registrata e riportata automaticamente all'interno del sistema stesso; analogamente verranno automaticamente trasferiti all'interno del sistema, mediante l'utilizzo di una apposita funzione, i valori espressi dai calibratori di dose.

Le informazioni in ingresso, riguardanti le prestazioni prenotate per la giornata, possono arrivare automaticamente al sistema informatico per interfacciamento dello stesso

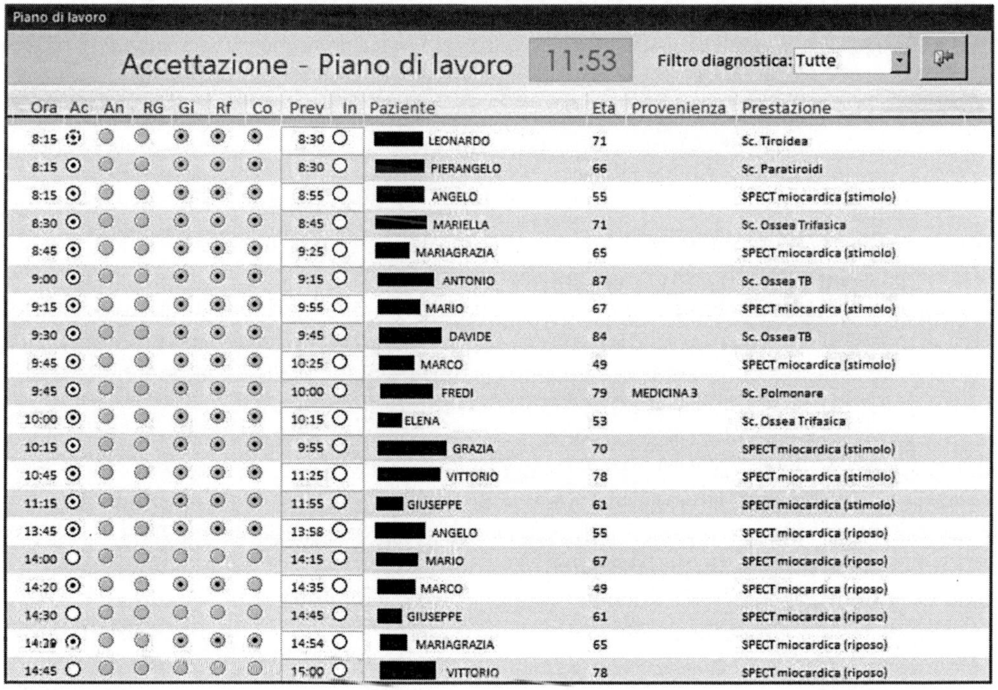

Piano di lavoro

Accettazione - Piano di lavoro 11:53 Filtro diagnostica: Tutte

Ora	Ac	An	RG	Gi	Rf	Co	Prev	In	Paziente	Età	Provenienza	Prestazione
8:15							8:30		LEONARDO	71		Sc. Tiroidea
8:15							8:30		PIERANGELO	66		Sc. Paratiroidi
8:15							8:55		ANGELO	55		SPECT miocardica (stimolo)
8:30							8:45		MARIELLA	71		Sc. Ossea Trifasica
8:45							9:25		MARIAGRAZIA	65		SPECT miocardica (stimolo)
9:00							9:15		ANTONIO	87		Sc. Ossea TB
9:15							9:55		MARIO	67		SPECT miocardica (stimolo)
9:30							9:45		DAVIDE	84		Sc. Ossea TB
9:45							10:25		MARCO	49		SPECT miocardica (stimolo)
9:45							10:00		FREDI	79	MEDICINA 3	Sc. Polmonare
10:00							10:15		ELENA	53		Sc. Ossea Trifasica
10:15							9:55		GRAZIA	70		SPECT miocardica (stimolo)
10:45							11:25		VITTORIO	78		SPECT miocardica (stimolo)
11:15							11:55		GIUSEPPE	61		SPECT miocardica (stimolo)
13:45							13:58		ANGELO	55		SPECT miocardica (riposo)
14:00							14:15		MARIO	67		SPECT miocardica (riposo)
14:20							14:35		MARCO	49		SPECT miocardica (riposo)
14:30							14:45		GIUSEPPE	61		SPECT miocardica (riposo)
14:39							14:54		MARIAGRAZIA	65		SPECT miocardica (riposo)
14:45							15:00		VITTORIO	78		SPECT miocardica (riposo)

Fig. 15.1 Esempio di maschera con piano di lavoro giornaliero per il medico; dall'elenco delle prestazioni prenotate, estratto dal CUP ospedaliero, viene generato un piano di lavoro in cui è tracciato il percorso del paziente tra accettazione, raccolta dell'anamnesi, giustificazione alla prestazione, ottimizzazione del radiofarmaco e dell'attività da somministrare, prescrizione delle acquisizioni, fino alla somministrazione del radiofarmaco (le immagini di questa figura e delle seguenti sono tratte da un software in fase di sviluppo presso l'Università degli Studi di Milano).

Piano di lavoro di Camera Calda di
martedì 27 luglio 2010

Radiofarmaco	Attività alle ore 08	Attività minima di marcatura	Attività massima di marcatura	n° dosi previste	Ora prima iniezione
[Tc-99m]Tetrofosmin	15341	0	12000	13	9:55
[Tc-99m]MIBI	784	0	11100	1	8:30
[Tc-99m]MDP	4289	0	18500	4	8:45
[Tc-99m]MAA	202	92,5	3700	1	10:00
[Tc-99m]O4-	159			1	8:30

Il Direttore
Prof. Giovanni Lucignani

Firma per presa visione del TSRM:

Pagina 1 di 1 - 27/07/2010 07:43:12

Fig. 15.2 Il sistema informatizzato permette facilmente di trasformare il PDL per il medico in un PDL per la camera calda. Tenendo conto dei limiti di riferimento di ogni prestazione prenotata nella giornata e dell'ora prevista di somministrazione, viene calcolata la attività minima che il responsabile della produzione deve allestire per garantire i radiofarmaci necessari

con i più comuni RIS-PACS presenti nelle varie strutture ospedaliere (Fig. 15.1). Da questa lista viene generato automaticamente il foglio di lavoro, a disposizione dell'addetto alla preparazione dei radiofarmaci (Fig. 15.2).

Il sistema può anche guidare l'operatore durante il processo di allestimento dei radiofarmaci prodotti da kit (Fig. 15.3), in modo da registrare la conformità del prodotto finale con quanto indicato dalle Ditte produttrici, oppure registrare tutti i componenti (materie prime e dispositivi) utilizzati durante le preparazioni estemporanee.

Il sistema permette quindi di monitorare in tempo reale la disponibilità di radiofarmaci durante la giornata, tenendo conto della perdita di attività per decadimento fisico e per i prelievi delle singole dosi preparate, nonché di garantire la comunicazione delle richieste di attività al laboratorio di preparazione dei radiofarmaci da parte del medico (Fig. 15.4), e la produzione di etichette identificative di ogni singola siringa (Fig. 15.5) dove un codice a barre consente la identificazione del preparato prima della somministrazione.

Altri sistemi consentono inoltre di estendere il monitoraggio, oltre che alle attività di allestimento dei radiofarmaci, anche ad aspetti come la programmazione delle attività, la gestione delle risorse (approvvigionamento, apparecchiature, personale), la gestione della qualità (protocolli di corrispondenza, lista di distribuzione dei documenti, audit interni, rapporti di non conformità, gestione delle azioni correttive e preventive, gestione dei reclami, qualifica dei fornitori, customer satisfaction e indicatori di qualità), nonché degli obblighi derivanti dal DLgs n. 241 del 26 maggio 2000 (come registro di carico/scarico dei radionuclidi e registro dei rifiuti).

Marcature

Scelda del RF: Medronato

Caratteristiche dell'eluato

Attività da inserire: 0 - 18500 MBq

Volume: 2 - 8 ml

Data scadenza	Lotto	Vial disponibili	CQ	Data CQ
27/04/2011	740	5	Sì	14/07/2010

Disponibilità attuale di [Tc-99m]:

Batch	Attività attuale	Volume Residuo	Lotto	Mbq/mL
450	2658	2,86	6498	928
445	376	0,42	6498	905

Calcolo del volume di eluato da prelevare

Attività desiderata (MBq) 2.000,00 Volume: 2,15 ml

Attività del prodotto finale al termine della marcatura(MBq): 2.012,83

Volume (ml): 2,17

Scheda CQ

Fig. 15.3 L'allestimento dei radiofarmaci viene monitorato registrando i lotti di provenienza e le scadenze dei kit utilizzati, il lotto e la scadenza dei generatori e la scadenza degli eluati, e verificando il rispetto delle indicazioni dati dal produttore (attività e attività specifica minima e massima e volumi di ricostituzione), rilevando e segnalando in tempo reale ogni deviazione dalle istruzioni

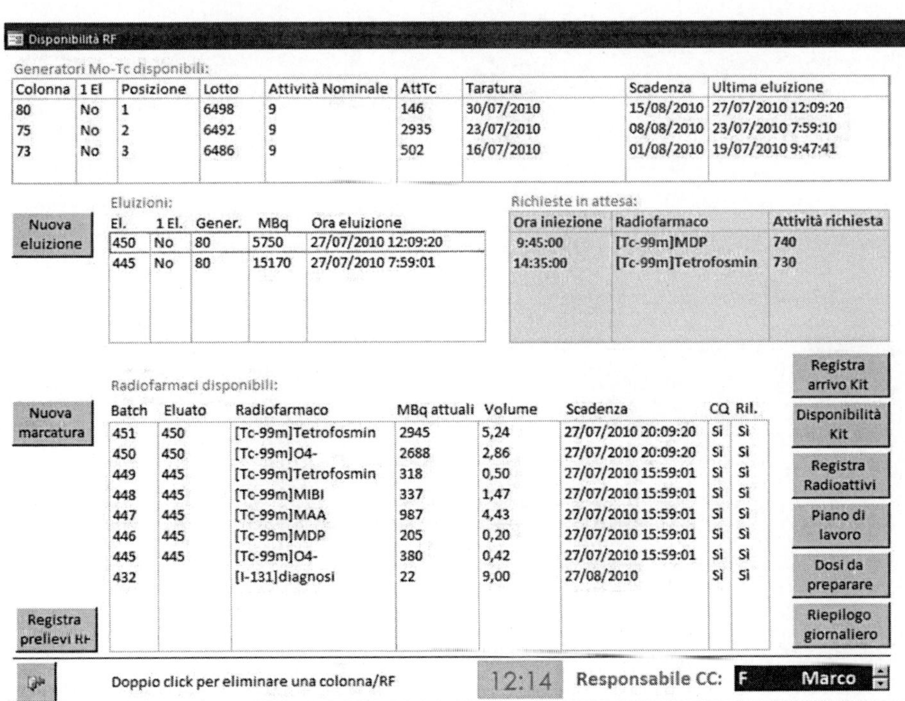

Fig. 15.4 Monitoraggio in tempo reale dei radiofarmaci presenti in camera calda e delle richieste di siringhe con le dosi personalizzate provenienti dalla sala somministrazione

Fig. 15.5 Esempio di etichetta posta sulla siringa destinata alla somministrazione di un radiofarmaco, riportante il nome e la data di nascita del paziente per cui è stata preparata, il contenuto (radiofarmaco e attività), l'ora di preparazione e l'ora di scadenza, oltre ai codici necessari per la rintracciabilità del batch di produzione

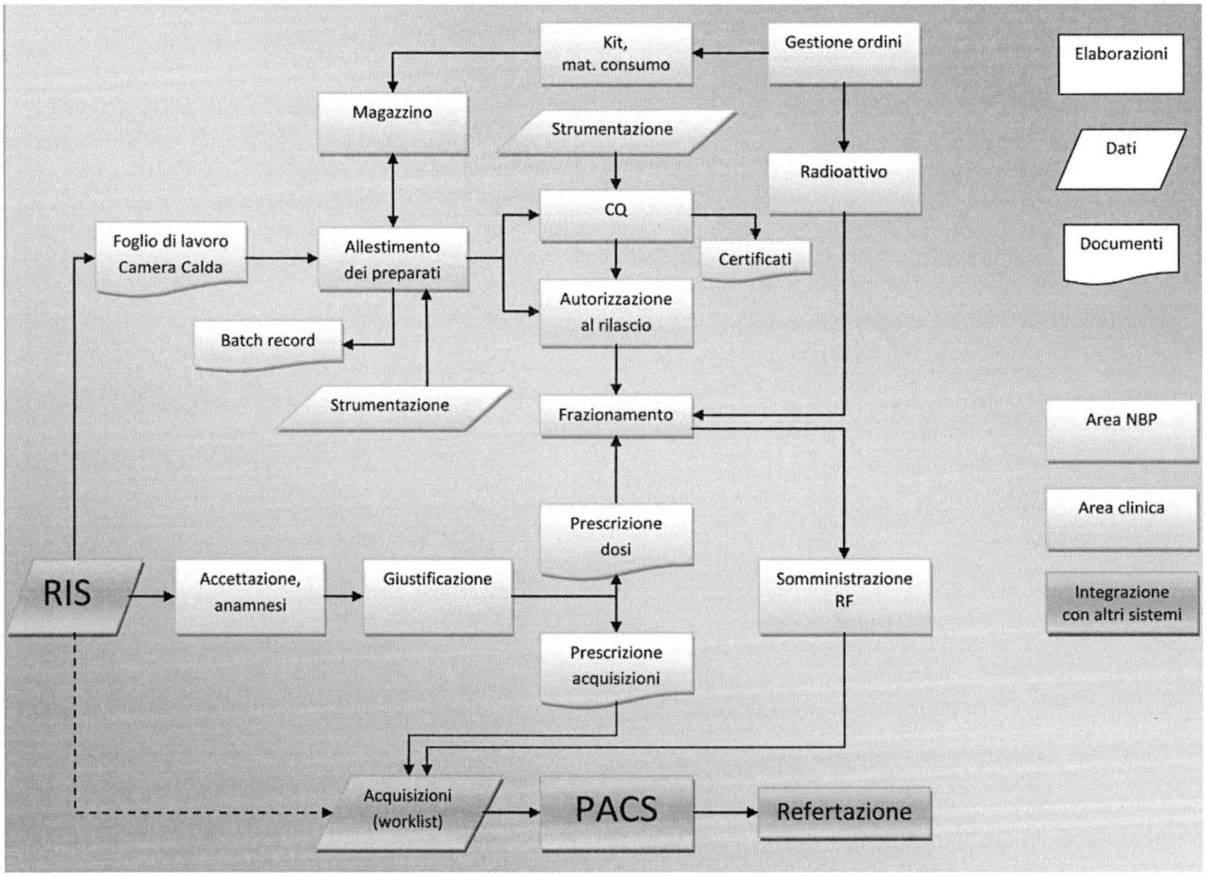

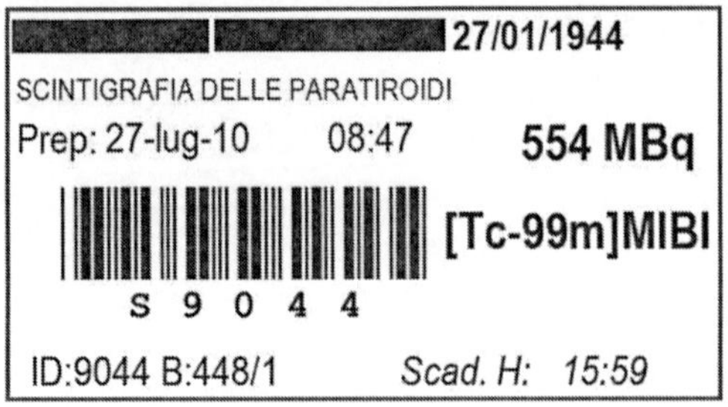

Fig. 15.6 Schema a blocchi di un software di integrazione delle attività di Medicina Nucleare per gestire il processo diagnostico dalla prenotazione della prestazione alla refertazione attraverso il monitoraggio del paziente alla accettazione, registrazione del processo di giustificazione e ottimizzazione, trasmissione delle richieste di radiofarmaco alla camera calda e di acquisizione alle diagnostiche (attraverso il controllo delle worklist RIS), controllo dei processi di camera calda (creazione del piano di lavoro, gestione delle scorte, controllo dell'allestimento dei radiofarmaci e registrazione dei controlli di qualità, controllo dell'autorizzazione al rilascio, frazionamento, etichettatura)

15.4
Conclusioni

L'applicazione delle NBP-MN impone al Medico Nucleare di estendere il proprio sistema di gestione della qualità alle attività di preparazione dei radiofarmaci. Tuttavia sarebbe limitativo pensare di poter scindere questo processo dalle normali operazioni compiute in un servizio di Medicina Nucleare, come prenotazione degli esami, accettazione dei pazienti, prescrizione individualizzata dei radiofarmaci e delle attività, prescrizione delle acquisizioni, gestione delle acquisizioni e refertazione. Dato che è sempre più diffuso l'uso di sistemi RIS-PACS, è auspicabile che si creino iterazioni positive tra questi sistemi e software specifici per la gestione delle preparazioni radiofarmaceutiche, allo scopo di armonizzare le procedure informatizzate, riducendo i rischi associati a sistemi chiusi non in grado di scambiarsi le informazioni. L'implementazione di un sistema integrato RIS/PACS/Preparazione radiofarmaci (Fig. 15.6) garantisce l'uso ottimizzato dei sistemi informatizzati, la possibilità di gestire integralmente le attività della Medicina Nucleare, con il vantaggio di migliorare la qualità, riducendo i rischi di errore.

Bibliografia

1. Farmacopea Ufficiale della Repubblica Italiana, XII ed. Norme di Buona Preparazione dei Radiofarmaci per Medicina Nucleare
2. EudraLex - The rules governing medicinal products in the European Union. Volume 4 - EU Guidelines for good manufacturing practices (GMP) for medicinal products for human and veterinary use Annex 1: Computerized systems http://ec.europa.eu/health/files/eudralex/vol-4/annex11_01-2011_en.pdf

L'industria dei radiofarmaci in Italia: produzione, importazione e distribuzione

16

G. Del Nobolo, F. Lunghi

Indice dei contenuti

16.1 Introduzione

Il mercato farmaceutico in generale, e quello radiofarmaceutico in particolare, è caratterizzato da molteplici realtà, che concorrono a indirizzare le strategie d'investimento delle aziende produttrici. I profondi cambiamenti, intervenuti a partire dagli anni Novanta in ambito scientifico, tecnologico, normativo ed economico, hanno pesantemente influenzato il mercato radiofarmaceutico, determinando profonde trasformazioni nell'industria dei radiofarmaci a livello europeo e mondiale. Si può inoltre affermare che in Italia l'impatto di queste trasformazioni è stato più pesante che negli altri paesi europei, forse anche per effetto dello smantellamento dell'industria nazionale del settore, iniziato proprio a partire dalla metà degli anni Novanta.

16.2 Medicina nucleare, radiofarmaci e industria

La medicina nucleare è una disciplina relativamente giovane, la cui importanza è fondata sulla capacità di "leggere e interpretare in vivo" processi connessi con la biochimica cellulare per l'acquisizione di dati fisiologici e fisiopatologici. Fin dagli albori è stato quindi evidente che la sua utilità, diagnostica e terapeutica, e quindi il suo ruolo in campo clinico, sarebbe stata fortemente condizionati dalla disponibilità di traccianti radioattivi con specifiche proprietà biochimiche: tali traccianti sono appunto i radiofarmaci, cioè composti radiochimici preparati in forma farmaceutica, e quindi idonei a essere somministrati *in vivo*. Questa doppia natura, radioattiva e farmaceutica, ha creato difficoltà e vincoli, spesso anche contraddittori, che hanno condizionato notevolmente la produzione e la distribuzione dei radiofarmaci e richiedono materiali, tecnologie, competenze e impianti non facilmente reperibili, specie in campo medico, almeno inizialmente. La soluzione è stata resa possibile dallo sviluppo dell'industria nucleare che, parallelamente, stava progettando e promuovendo l'uso dell'energia nucleare per usi pacifici. Ovviamente l'uso per scopi medici non poteva che riscuotere un entusiastico interesse e così in Europa sono nate – come *spin off* complementari a grandi aziende nucleari o come riconversione di attività nucleari fallimentari (per motivi economico-industriali o di indirizzo politico) – alcune piccole e medie aziende "radiochimiche" che hanno impresso un impulso speciale e decisivo allo sviluppo della medicina nucleare, con attività di produzione, distribuzione e soprattutto di supporto alla ricerca e sviluppo dei nuovi prodotti radiofarmaceutici. Tra le più importanti, si possono ricordare Amersham in Gran Bretagna, Mallinckrodt in Olanda, IRE in Belgio, CEA in Francia, Sorin in Italia e Solco in Svizzera.

Fino alla fine degli anni Ottanta, dal punto di vista normativo i radiofarmaci sono stati trattati, per quanto concerneva produzione, commercializzazione e uso, "solo"come prodotti chimici radioattivi (radiocomposti) e pertanto soggetti alle normative di legge per tali prodotti, ma non a quelle delle specialità medicinali, anche se in verità le aziende applicavano già norme di buona fabbricazione interne, in tutto e per tutto simili a quelle impiegate per i farmaci [1].

Di questo particolare "stato di limbo" si è, in un certo senso, avvantaggiata soprattutto la ricerca e sviluppo di nuovi radiofarmaci: proprio negli anni Settanta e Ottanta, infatti, si sono potuti realizzare e sperimentare numerosi prodotti che hanno avuto un ruolo fondamentale nello sviluppo e nella crescita scientifica della disciplina, anche se solo una parte di essi è poi entrata con successo nella routine diagnostica e/o terapeutica. Dal 1989 i radiofarmaci sono però stati definitivamente classificati come specialità medicinali con la Direttiva 89/343/CEE, recepita in Italia con il DLgs n. 178 del 29 maggio 1991.

Per le aziende produttrici è stato così introdotto l'obbligo di produrre in Officine Farmaceutiche ispezionate, approvate e autorizzate con decreto da organi ministeriali competenti e di registrare presso il Ministero della Sanità i prodotti commercializzabili, onde riceverne l'autorizzazione all'immissione in commercio (AIC) dopo la presentazione di idonei dossier farmaceutici. Le aziende produttrici furono autorizzate, con una disposizione transitoria, a lasciare sul mercato i prodotti già commercializzati al momento dell'entrata in vigore della nuova normativa, sino al rilascio della regolare AIC da parte dell'Autorità competente, in seguito alla valutazione dei relativi dossier di registrazione depositati in conformità alle nuove richieste normative.

Anche agli utilizzatori – i medici nucleari – sono state allora imposte le norme stabilite dal Ministero della Salute per le specialità medicinali: per esempio, uso dei radiofarmaci solo per le indicazioni e secondo i dosaggi autorizzati, procedure rigorose per l'uso di nuove sostanze in progetti di ricerca, normative e controlli severi per i rapporti con le aziende e gli informatori scientifici, gestione dei prezzi e delle gare di fornitura.

Se a tutto ciò si aggiunge inoltre che il valore del mercato dei radiofarmaci è abbastanza piccolo e di nicchia (basti dire che rappresenta meno del 50% della spesa dei soli mezzi di contrasto di radiologia ed è solo lo 0,3-0,4 % della spesa farmaceutica) e che già è gravato, per la natura stessa dei suoi prodotti, da notevoli costi e complessità, si comprende quale possa essere stato l'impatto economico dell'introduzione delle norme e le ulteriori difficoltà cui sono stati assoggettati le aziende produttrici e la medicina nucleare nel suo insieme [2].

Ma ancora più pesanti di quelle economiche sono state le conseguenze sulla sperimentazione dei nuovi prodotti, con una drammatica diminuzione di nuove proposte, tanto che negli ultimi venti anni il numero complessivo di nuovi radiofarmaci registrati da tutte le aziende è solo di qualche unità.

Pur riconoscendo che la classificazione dei radiofarmaci come specialità medicinali è stata certamente legittima e doverosa, occorre dunque meglio considerate alcune peculiarità essenziali di questi farmaci. Negli ultimi anni è in corso in Italia proprio uno sforzo comune in tal senso tra Ministero della Salute, Agenzia Italiana del Farmaco, società scientifiche delle professionalità coinvolte e aziende produttrici.

I radiofarmaci oggi a disposizione della medicina nucleare possono essere suddivisi nelle seguenti categorie.

a. *Radiofarmaci per SPECT*
   - generatori ^{99}Mo/^{99m}Tc
   - kit per marcatura con ^{99m}Tc
   - radiofarmaci ^{123}I
   - radiofarmaci ^{111}In
   - ^{201}Tl
   - ^{67}Ga

b. *Radiofarmaci per radioterapia metabolica*
   - molecole marcate con ^{131}I, ^{90}Y, ^{188}Re, ^{153}Sm, ^{89}Sr ecc.

c. *Radiofarmaci per PET*
   - [^{18}F]FDG-

L'offerta dei prodotti delle prime due categorie non ha subito molti cambiamenti dagli anni Novanta a oggi.

Come già detto in precedenza, fino agli anni Novanta la produzione e la distribuzione dei radiofarmaci è stata garantita da una rete di aziende di piccole e medie dimensioni, soprattutto nazionali, che avevano generalmente l'egemonia dei propri mercati locali ed esportavano in minima parte (praticamente solo prodotti particolari di nicchia e/o unici) attraverso *joint venture* con altre aziende produttrici o con propri distributori o agenzie commerciali.

Successivamente la necessità di sempre maggiori investimenti, sia per le introduzioni di normative farmaceutiche sia per il forte sviluppo della medicina nucleare verso la diagnostica PET, ha portato a una profonda mutazione dello scenario dell'industria dei radiofarmaci in Europa e in particolare in Italia: oggi il mercato è dominato da poche aziende (soprattutto multinazionali con altri interessi più generali nell'industria della sanità) che operano con strategie abbastanza simili:

- le produzioni dei radiofarmaci SPECT e terapeutici sono state concentrate in pochi siti produttivi europei, con distribuzione attraverso la creazione di reti di filiali delle aziende produttrici nei diversi paesi;
- le produzioni dei prodotti PET sono state invece realizzate in più siti produttivi locali, direttamente di proprietà delle aziende stesse o in *joint venture* con enti di ricerca o ospedalieri pubblici o privati.

16.3
Il mercato italiano dei radiofarmaci

Il mercato italiano dei radiofarmaci si aggira intorno ai 60 milioni di euro ed è rappresentato per circa due terzi ancora dai prodotti cosiddetti "tradizionali" (SPECT e terapeutici) e per un terzo dai prodotti PET (praticamente solo [^{18}F]FDG). Sono dunque confermate le dimensioni di mercato di nicchia [3, 4].

In linea con la strategia produttiva generale già esposta, sono oggi presenti in Italia 11 siti per la produzione di [^{18}F]FDG, mentre non esistono più siti per la produzione di radiofarmaci tradizionali, che vengono prodotti e distribuiti da siti esteri. Fanno eccezione solo alcuni kit per la marcatura con ^{99m}Tc, prodotti in Italia da GiPharma, una piccola realtà che produce per conto terzi farmaci di nicchia, unica sopravvissuta, attraverso un *employee buy out*, delle storiche strutture produttive della divisione radiofarmaci della Sorin di Saluggia.

Merita qui qualche cenno la storia della divisione radiofarmaci di Sorin, una delle aziende storiche della medicina nucleare europea, che ha scritto la parte più interessante e importante dell'industria radiofarmaceutica italiana e ha avuto un ruolo fondamentale sia nell'approfondimento tecnologico sia, soprattutto, nello sviluppo culturale della medicina nucleare italiana. L'azienda aveva iniziato le sue attività nel settore radiofarmaceutico già alla fine degli anni Cinquanta nello stabilimento di Saluggia, dove esisteva un centro di ricerca con un reattore nucleare (poi smantellato negli anni Settanta).

Il business di Sorin si ampliò e diversificò con successo negli anni sempre più, ma soprattutto nel settore delle apparecchiature biomedicali, e così nel 1996 la divisione radiofarmaci non fu più ritenuta funzionale al *core business* e fu venduta alla britannica Amersham Health. Seppure sotto diversa bandiera, le attività produttive della divisione italiana proseguirono con successo fino al 2003, quando, nell'ambito di una riorganizzazione generale del suo settore produttivo, Amersham decise di terminare le produzioni di radiofarmaci in Italia: le attività di produzione dei radiofarmaci furono quindi completamente dismesse e quelle farmaceutiche furono rilevate da alcuni dipendenti che fondarono appunto la GiPharma. In due fasi – e in verità nell'indifferenza generale – fu prima venduta e infine soppressa, l'unica realtà produttiva e di ricerca industriale radiofarmaceutica italiana.

Le aziende che attualmente operano sul mercato italiano sono praticamente le seguenti:
- General Electric Healthcare
- IBA (Ion Beam Applications)
- Covidien
- AAA (Advanced Accelerator Applications)
- ACOM
- IASON

Le prime due distribuiscono in Italia radiofarmaci sia per SPECT sia per PET, la terza solo radiofarmaci per SPECT, le ultime tre solo radiofarmaci per PET.

General Electric Healthcare (GE Healthcare)
Tra le sue innumerevoli attività, il gruppo General Electric produce e distribuisce anche la gamma completa della strumentazione per l'esecuzione delle indagini diagnostiche medico-nucleari e impianti per la produzione di radionuclidi. Nel 2004 è entrato anche

nel settore dei radiofarmaci, con l'acquisizione degli impianti produttivi e del business complessivo dell'azienda britannica Amersham Health, fondando la GE Healthcare. La filiale italiana della GE Healthcare dispone del portafoglio completo dei radiofarmaci: la produzione di [^{18}F]FDG avviene in tre officine italiane, i generatori ^{99}Mo/^{99m}Tc e i relativi kit freddi per la marcatura con ^{99m}Tc provengono da officine farmaceutiche inglesi, i prodotti iodurati con ^{123}I dall'Olanda e quelli iodurati con ^{131}I dalla Germania.

Ion Beam Applications (IBA)
Nata nel 1986 per iniziativa di ricercatori dell'Università Cattolica di Lovanio (Belgio), grazie alla sua originaria specializzazione in ciclotroni e radioterapia, è divenuta, attraverso una serie di acquisizioni, uno dei leader mondiali nella produzione di radioisotopi e radiofarmaci. Nel 2006 ha acquistato Schering FDG, con tutte le sue strutture operative in Gran Bretagna, Belgio, Spagna e Italia, e nel 2008 ha acquistato CIS-BIO, con tutte le sue strutture europee per la produzione e distribuzione di radiofarmaci, sia per PET sia per SPECT. In Italia ha oggi tre siti produttivi di [^{18}F]FDG, mentre i radiofarmaci per SPECT provengono dalla Francia e dal Belgio.

Covidien
Covidien, società americana attiva nel settore parafarmaceutico, è entrata nel mercato radiofarmaceutico nel 2000, acquistando le attività della Mallinckrodt, uno dei maggiori produttori mondiali di prodotti per medicina nucleare, con unità produttive a St. Louis (Missouri, USA) e a Petten, Olanda. La Mallinckrodt era stata rappresentata in Italia, sin dal 1978, dalla Byk Gulden Italia. Nel 2000, in seguito all'acquisizione di Mallinckrodt, Covidien ha dapprima proseguito la distribuzione in Italia attraverso la filiale BykGulden (poi Altana Pharma), per poi passare dal 2005 alla distribuzione diretta (pur mantenendo gli stessi operatori di Altana Pharma). In Italia Covidien distribuisce solo farmaci tradizionali prodotti in Olanda.

Advanced Accelerator Applications (AAA)
AAA è una giovane azienda francese, fondata nel 2002, cresciuta rapidamente fino a divenire una tra le aziende europee più importanti nel settore della produzione e commercializzazione di radiofarmaci PET. In Italia ha oggi operanti tre siti di produzione di [^{18}F]FDG.

ACOM
ACOM è un'azienda italiana fondata nel 1999 come società di ricerca e sviluppo di prodotti radiofarmaceutici PET. Dal 2004 ha iniziato le attività di produzione e distribuzione di [^{18}F]FDG in due siti produttivi. Nel frattempo ha sviluppato, attraverso una collaborazione di ricerca con la Washington University di St. Louis, nuovi sistemi di sintesi di radioisotopi e molecole per PET tra i quali: ^{64}Cu, ^{124}I, [^{18}F]FCH- e [^{124}I]βCIT, per i quali ha ottenuto anche un'autorizzazione per la produzione a fini di sperimentazione.

IASON
IASON è una azienda austriaca fondata nel 1994 che produce prodotti radioattivi e prodotti speciali per laboratori di ricerca e per medicina nucleare. È stata una delle prime aziende a distribuire [^{18}F]FDG in Europa e una delle primissime in Italia. Non ha siti produttivi in Italia e distribuisce direttamente dai propri siti austriaci.

16.4 Il trasporto dei radiofarmaci in Italia

Un problema critico per la medicina nucleare italiana è rappresentato dalle difficoltà di trasporto, che si scontrano con la necessità di garantire tempi di trasporto sempre più veloci e personalizzati da centro a centro, soprattutto per quanto riguarda i nuovi prodotti con tempi di decadimento sempre più brevi.

Da un lato il trasporto dei radiofarmaci è rallentato e reso complesso sia dalla stessa struttura geografica del Paese, sia dalle indispensabili normative intese a garantire la sicurezza del trasporto di un prodotto radioattivo. Dall'altro lato, tuttavia, concorrono ad aggravare il quadro problemi burocratici, vincoli e restrizioni non sempre giustificati: per il trasporto su gomma gli autotrasportatori autorizzati sono solo un paio; per il trasporto aereo c'è una sola linea aerea autorizzata, che peraltro può caricare e scaricare solo in pochi aeroporti; per il trasporto ferroviario la situazione è ancora peggiore, poiché non vi sono più stazioni ferroviarie autorizzate alla spedizione e al ricevimento di colli radioattivi anche solo per uso medico.

Bibliografia

1. Maffioli L, Mazzuca N, Bombardieri E (a cura di) (2006) Il Libro Bianco della Medicina Nucleare in Italia. AIMN, Milano
2. Le norme di buona preparazione dei radiofarmaci in medicina nucleare. Adeguamenti procedurali e strutturali alla nuova normativa. Atti del Corso Nazionale AIMN, Corso Nazionale Sezione TSRM-AIMN, Corso Gruppo Interdisciplinare Chimica Radiofarmaci (GICR), Parma, 3-6 Giugno 2005.
3. Medical Options (2010) Nuclear Medicine Europe 2009. Fulham, London
4. Medical Options (2010) PET AND Molecular Imaging Europe 2009. Fulham, London

GMP: principi generali e applicazione alla produzione di radiofarmaci

17

F.R. Colombo, G. Canali

Indice dei contenuti

17.1
Good Manufacturing Practice: finalità e caratteri generali

Le Good Manufacturing Practice (GMP) Guidelines costituiscono un sistema di principi e regole applicato per garantire che al paziente venga somministrato un medicinale con le appropriate caratteristiche di qualità, requisito imprescindibile per la sicurezza e l'efficacia (Fig. 17.1). La produzione dei radiofarmaci è spesso effettuata su richiesta medica ed è frequentemente calibrata per la somministrazione a un determinato paziente e a una certa ora. Considerato che la loro emivita è molto breve, spesso non è possibile sottoporre i radiofarmaci a tutte le analisi (per esempio saggio di sterilità) necessarie per controllarne la qualità prima della somministrazione: in questa situazione la sola possibilità per stabilire l'idoneità all'utilizzo nell'uomo dei radiofarmaci è produrli con modalità atte ad assicurarne le necessarie caratteristiche di qualità, a garanzia della sicurezza e dell'efficacia.

L'industria farmaceutica dell'Unione Europea sostiene un elevato livello di qualità nelle fasi di sviluppo, fabbricazione e controllo dei medicinali. L'Autorizzazione all'immissione in commercio (AIC) garantisce che tutti i medicinali siano valutati da un'autorità competente al fine di assicurarne la rispondenza alle norme vigenti in materia di sicurezza, qualità ed efficacia. L'Autorizzazione alla fabbricazione garantisce, inoltre, che tutti i medicinali autorizzati e venduti sul mercato europeo siano prodotti unicamente da fabbricanti autorizzati, le cui attività sono soggette a regolari ispezioni da parte delle competenti autorità al fine di verificarne la conformità alle GMP. Tale autorizzazione è obbligatoria per tutti i fabbricanti di prodotti farmaceutici dell'Unione Europea, indipendentemente dal fatto che i loro prodotti vengano collocati sul mercato comunitario o su quelli esteri.

La qualità nella preparazione dei radiofarmaci. Giovanni Lucignani (a cura di)

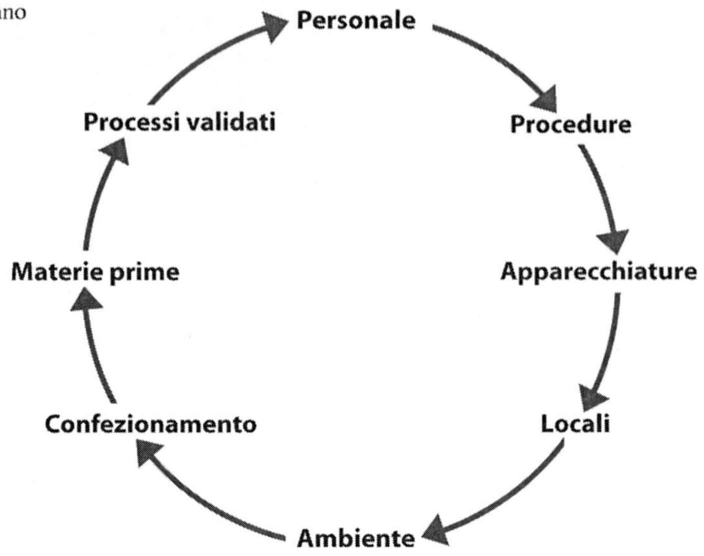

Fig. 17.1 Fattori che influenzano la qualità del prodotto finale

La normativa europea vigente in materia è fondata sulla Direttiva 2001/83/CE "recante un codice comunitario relativo ai medicinali per uso umano" e sulla Direttiva 2003/94/CE "che stabilisce i principi e le linee direttrici delle buone prassi di fabbricazione relative ai medicinali per uso umano e ai medicinali per uso umano in fase di sperimentazione" (quest'ultima direttiva ha sostituito la 91/356/CEE). Entrambe le direttive sono state recepite in Italia con il Decreto Legislativo 24 aprile 2006, n. 219 "Attuazione della direttiva 2001/83/CE (e successive direttive di modifica) relativa a un codice comunitario concernente i medicinali per uso umano, nonché della direttiva 2003/94/CE".

Ai fini delle suddette direttive, nonché delle altre direttive relative all'applicazione delle norme di buona pratica nell'esecuzione della sperimentazione clinica di medicinali a uso umano, vengono applicate le seguenti definizioni.

- *Medicinale*:
  a. ogni sostanza o associazione di sostanze presentata come avente proprietà curative o profilattiche delle malattie umane; o
  b. ogni sostanza o associazione di sostanze che può essere utilizzata sull'uomo o somministrata all'uomo allo scopo di ripristinare, correggere o modificare funzioni fisiologiche, esercitando un'azione farmacologica, immunologica o metabolica, ovvero di stabilire una diagnosi medica.
- *Fabbricante*: qualunque persona impegnata in attività per le quali è necessaria l'Autorizzazione alla produzione di medicinali.
- *Persona qualificata*: la persona, in possesso di alcuni requisiti minimi di qualificazione e avente un rapporto a carattere continuativo alle dipendenze dell'impresa, che ha la responsabilità di vigilare sulla produzione, sui controlli dei medicinali e di attestare che ogni lotto sia stato fabbricato e controllato conformemente alle disposizioni della sua autorizzazione all'immissione in commercio, ai principi e alle linee guida delle norme di buona fabbricazione della UE.

- *Assicurazione della qualità farmaceutica*: la somma di tutte le precauzioni messe in atto per garantire che i medicinali o i medicinali sperimentali abbiano la qualità richiesta per l'uso cui sono destinati.
- *Norme di buona di fabbricazione*: le regole tecniche relative all'assicurazione della qualità che garantiscono che i medicinali sono prodotti e controllati secondo norme di qualità adeguate all'uso cui sono destinati.
- *Medicinale sperimentale*: una forma farmaceutica di un principio attivo o di un placebo saggiato come medicinale sperimentale o come controllo in una sperimentazione clinica, compresi i medicinali che hanno già ottenuto un'AIC ma che sono utilizzati o preparati (secondo formula magistrale o confezionati) in forme diverse da quella autorizzata, o sono utilizzati per indicazioni non autorizzate o per ottenere ulteriori informazioni sulla forma autorizzata.

Il fabbricante o produttore è tenuto a conformarsi alle norme di buona fabbricazione, completamente e liberamente scaricabili dal sito web della Commissione Europea (Directorate General Health and Consumers) "Eudralex - The rules governing medicinal products in the European Union", dedicato alla legislazione del settore farmaceutico: http://ec.europa.eu/health/documents/eudralex/.

Il quarto volume di questa pubblicazione – intitolato "Good manufacturing practice (GMP) Guidelines" [1] – riguarda la produzione dei medicinali ed è suddiviso in 9 capitoli e 20 allegati (vedi Box 17.1). Il sito contiene le GMP nella lingua ufficiale inglese, ma è possibile reperirne qualche capitolo e allegato tradotto in altre lingue.

Ogni capitolo del volume è introdotto da un principio generale relativo alle GMP: dopo il paragrafo che illustra il principio generale e ne delinea gli obiettivi, sono forniti ai fabbricanti sufficienti dettagli sugli aspetti fondamentali da prendere in considerazione per mettere in pratica tale principio. Il Chapter 1, in particolare, sviluppa il concetto fondamentale di assicurazione di qualità applicato alla fabbricazione dei medicinali.

Oltre agli aspetti generali delle GMP esaminati nei vari capitoli del volume, una serie di allegati fornisce dettagli su specifiche tipologie di medicinali (sterili, biologici, radiofarmaci, sperimentali ecc.) o su specifiche attività (campionamento delle materie prime e materiali di confezionamento, sistemi computerizzati, qualifica e convalida ecc.).

I capitoli hanno carattere generale e si applicano anche quando il produttore deve adottare, in maniera più specifica, per alcuni processi di fabbricazione, uno o più allegati. Gli allegati pertinenti, infatti, possono essere più di uno; per esempio nel caso dei radiofarmaci, gli allegati pertinenti sono almeno: l'Annex 3 sui radiofarmaci, l'Annex 1 sui medicinali sterili, l'Annex 11 sui sistemi computerizzati, l'Annex 15 su qualifiche e convalide, l'Annex 16 sul rilascio dei lotti e l'Annex 13 nel caso della sperimentazione clinica.

Non è trattato nelle linee guida GMP il problema della sicurezza del personale addetto alla fabbricazione, che può rivestire particolare importanza nella fabbricazione di alcuni medicinali, per esempio di quelli altamente attivi, dei biologici e dei radioattivi. Tale aspetto rientra nel campo di applicazione di altre normative comunitarie o nazionali: in particolare, in Italia la radioprotezione è regolamentata dal Decreto Legislativo 17 marzo 1995, n. 230 "Attuazione delle Direttive Euratom 80/836, 84/467, 84/466, 89/618, 90/64, 92/3 in materia di radiazioni ionizzanti" e successive modifiche e integrazioni.

Le linee guida delle GMP presuppongono che i requisiti di un medicinale previsti dalla relativa AIC – che ne garantiscono, oltre alla qualità, la sicurezza e l'efficacia – siano sistematicamente applicati nel processo di fabbricazione e nelle fasi di controllo e di distribuzione da parte del titolare dell'Autorizzazione alla fabbricazione.

Box 17.1 Good manufacturing practice (GMP) Guidelines : capitoli e allegati

Chapter 1	Quality Management
Chapter 2	Personnel
Chapter 3	Premise and Equipment
Chapter 4	Documentation
Chapter 5	Production
Chapter 6	Quality Control
Chapter 7	Contract Manufacture and Analysis
Chapter 8	Complaints and Product Recall
Chapter 9	Self Inspection
Annex 1	Manufacture of Sterile Medicinal Products
Annex 2	Manufacture of Biological Medicinal Products for Human Use
Annex 3	Manufacture of RadioPharmaceuticals
Annex 4	Manufacture of Veterinary Medicinal Products other than Immunological Veterinary Medicinal Products
Annex 5	Manufacture of Immunological Veterinary Medicinal Products
Annex 6	Manufacture of Medicinal Gases
Annex 7	Manufacture of Herbal Medicinal Products
Annex 8	Sampling of Starting and Packaging Materials
Annex 9	Manufacture of Liquids, Creams and Ointments
Annex 10	Manufacture of Pressurised Metered Dose Aerosol Preparations for Inhalation
Annex 11	Computerised Systems
Annex 12	Use of Ionising Radiation in the Manufacture of Medicinal Products
Annex 13	Manufacture of Investigational Medicinal Products
Annex 14	Manufacture of Products derived from Human Blood or Human Plasma
Annex 15	Qualification and Validation
Annex 16	Certification by a Qualified Person and Batch Release
Annex 17	Parametric Release
Annex 18	Good Manufacturing Practice for Active Pharmaceutical Ingredients Requirements for Active Substances used as Starting Materials
Annex 19	Reference and Retention Samples
Annex 20	Quality Risk Management

17.2 Principi e linee direttrici delle Good Manufacturing Practice

17.2.1 Gestione della qualità

L'assicurazione della qualità costituisce un concetto di ampia portata che investe tutti gli aspetti che, singolarmente o collettivamente, influenzano la qualità di un prodotto; essa rappresenta il complesso delle misure messe in atto allo scopo di garantire che i medicinali abbiano la qualità richiesta per l'impiego cui sono destinati. Il fabbricante istituisce e applica un'efficace sistema di garanzia della qualità farmaceutica che implica l'attiva partecipazione della direzione e di tutto il personale dei diversi servizi interessati.

Le GMP costituiscono quella parte di assicurazione della qualità che garantisce che i prodotti siano costantemente fabbricati e controllati in modo da soddisfare gli standard di qualità appropriati all'uso cui sono destinati e le prescrizioni dell'AIC.

Il controllo di qualità è invece descritto dalle linee guida delle GMP relative al campionamento, alla definizione delle specifiche e all'esecuzione delle prove; esso garantisce che nessun materiale venga approvato per l'impiego e/o la vendita finché la sua qualità non sia stata giudicata soddisfacente.

Due documenti fondamentali del sistema di qualità sono il *Site Master File* (SMF) e il *Validation Master Plan* (VMP).

Site Master File

Viene preparato dal produttore e contiene specifiche informazioni sull'assicurazione di qualità, sulla produzione e sul controllo di qualità delle operazioni di fabbricazione farmaceutica svolte nell'officina (per un elenco non esaustivo di tali informazioni vedi Box 17.2).

Box 17.2 Alcune delle principali informazioni che devono esser contenute nel SMF

- Sede legale della Società e codice fiscale
- Nome e indirizzo del sito produttivo, incluso un recapito telefonico
- Organizzazione del sistema di qualità
- Organigramma, elenco del personale direttivo, responsabilità e curricula delle *key persons*
- Ubicazione e planimetrie dello stabilimento produttivo, con indicazioni sui flussi del personale e dei materiali
- Indicazioni sulla classificazione delle aree e sulle sovrappressioni
- Descrizione dei locali, delle attrezzature e degli impianti di produzione
- Cenni di gestione della manutenzione (ordinaria e preventiva) degli impianti e delle attrezzature
- Cenni della gestione di qualifica, convalida e calibrazione
- Descrizione delle procedure di pulizia
- Gestione delle materie prime e del prodotto finito (magazzino)
- Confezionamento e rilascio del prodotto
- Gestione della documentazione
- Informazioni sui prodotti fabbricati nel sito e descrizione sintetica dei processi produttivi (schemi, diagrammi, classificazione delle aree, ecc.)
- Breve descrizione del sistema di controllo di qualità
- Breve descrizione della fabbricazione e delle analisi affidate a terzi
- Descrizione della distribuzione, dei reclami e dei ritiri di lotti
- Sistema delle autoispezioni

Validation Master Plan (VMP)

È un requisito richiesto dalle GMP che i fabbricanti individuino le attività di convalida necessarie per dimostrare il controllo degli aspetti critici delle loro particolari operazioni. Anche i cambiamenti significativi apportati a impianti, attrezzature e processi, suscettibili di influenzare la qualità del prodotto, devono essere convalidati. Tutte le attività di convalida devono essere pianificate e gli elementi chiave di un programma di convalida devono essere chiaramente definiti e documentati nel piano generale di convalida (VMP).

Il VMP è un documento breve, sintetico e chiaro che serve a riassumere la gestione, l'organizzazione e la pianificazione, da parte del produttore, delle attività di convalida.

Esso deve, quindi:

- descrivere il tipo di approccio alla convalida scelto;
- descrivere la struttura organizzativa delle attività di convalida;
- specificare e descrivere gli impianti, i sistemi, le attrezzature e i processi da convalidare, con i relativi criteri di accettazione;
- indicare il tipo di documentazione (formato) da usare nell'attività di convalida;
- indicare la pianificazione e la calendarizzazione delle attività di convalida;
- indicare la gestione del controllo dei cambiamenti.

Entrambi i documenti sopra citati devono essere aggiornati periodicamente.

Un aspetto fondamentale della gestione della qualità è il riesame periodico della qualità di tutti i prodotti (Quality Product Review) al fine di verificare la robustezza dei processi e l'adeguatezza delle specifiche applicate alle materie prime e ai prodotti finiti.

17.2.2 Personale

Presso ogni stabilimento, il fabbricante deve disporre di personale competente, adeguatamente qualificato e in numero sufficiente a perseguire la finalità dell'assicurazione della qualità farmaceutica.

I compiti del personale direttivo e di controllo – inclusa la Persona qualificata che ha il compito di vigilare sull'applicazione delle GMP e di attestare il rilascio del lotto – sono specificati nella descrizione delle mansioni; i relativi rapporti gerarchici e/o funzionali devono essere definiti nell'organigramma. Il suddetto personale deve essere investito dell'autorità necessaria per il corretto esercizio delle sue funzioni e responsabilità.

Il fabbricante ha il compito di provvedere all'addestramento di tutto il personale che lavora in produzione e nel controllo di qualità, nonché di quella parte di personale le cui attività possono influire sulla qualità del medicinale.

Il personale deve ricevere una formazione iniziale e continua, teorica e pratica, sulla nozione di assicurazione della qualità e sulle GMP, della quale andrà valutata l'efficacia. Devono essere istituiti e osservati programmi di igiene adeguati alle attività svolte, comprendenti procedure relative allo stato di salute, all'igiene e all'abbigliamento del personale.

17.2.3 Locali e apparecchiature

L'ubicazione, la progettazione, la costruzione, l'adattamento e la manutenzione dei locali e delle apparecchiature di produzione devono essere idonei alle operazioni cui sono destinati. I locali devono essere disposti in modo che la produzione avvenga in aree collegate tra di loro secondo un ordine logico corrispondente alla sequenza delle operazioni da svolgere.

La disposizione, la struttura e il funzionamento dei locali e delle apparecchiature devono essere volti a rendere minimo il rischio di errore, a consentire la pulizia e la manutenzione e a evitare la contaminazione crociata, l'accumulo di sporcizia e in generale qualsiasi effetto negativo sulla qualità dei prodotti.

Di norma i laboratori per il controllo di qualità devono essere separati dalle zone adibite alla produzione; i locali adibiti alle attività sussidiarie (come ricreazione, refezione, officine di manutenzione ecc.) devono essere separati dalle altre aree.

L'accesso delle persone non autorizzate deve essere interdetto e le zone adibite alla produzione, all'immagazzinamento e al controllo della qualità non devono servire da zone di passaggio per il personale che non vi lavora.

I controlli da effettuare nel corso del processo possono essere eseguiti nell'area adibita alla produzione purché ciò non comporti alcun rischio per la produzione stessa.

Prima di essere utilizzati, gli impianti, i sistemi e le attrezzature, nuovi o modificati, usati per la produzione devono essere sottoposti a qualifica che ha l'obiettivo di verificare, attraverso una serie di prove, che essi siano stati costruiti e/o acquistati secondo quanto richiesto, che funzionino come previsto e che siano in grado di soddisfare in maniera costante e ripetibile quanto l'utilizzatore si aspetta.

Le attività di qualifica si articolano in Qualifica del progetto (DS), Qualifica di installazione (IQ), Qualifica di operatività (OQ) e Qualifica delle prestazioni (PQ).

La definizione, presente nelle GMP, è la seguente:

- *DS* (*Design Qualification*): verifica documentata che il progetto proposto degli impianti, dei sistemi e delle attrezzature è idoneo per lo scopo perseguito;
- *IQ* (*Installation Qualification*): verifica documentata che gli impianti, i sistemi e le attrezzature, come installati o modificati, sono conformi al progetto approvato e alle raccomandazioni del costruttore;
- *OQ* (*Operational Qualification*): verifica documentata che gli impianti, i sistemi e le apparecchiature, come installati o modificati, operano attraverso tutto l'arco previsto dei parametri operativi;

– *PQ* (*Performance Qualification*): verifica documentata che gli impianti, i sistemi e le apparecchiature, nel modo in cui sono collegati, funzionano con efficacia e in modo riproducibile sulla base delle specifiche del prodotto e delle modalità di processo approvate.

Il primo passo per la progettazione di una nuova attrezzatura, o per la sostituzione/rinnovo di una esistente, è la preparazione delle specifiche definite dall'utilizzatore, ovvero il documento che definisca cosa l'utilizzatore si aspetta che l'attrezzatura faccia. Le specifiche dovranno poi essere tradotte in pratica attraverso la progettazione per la realizzazione e/o l'acquisto della macchina, che, una volta completata, dovrà essere qualificata prima di poter essere utilizzata per la preparazione del radiofarmaco.

17.2.4 Documentazione

Il fabbricante deve disporre di un sistema di documentazione composto dalle specifiche di qualità, dalle formule di produzione e dalle istruzioni per la fabbricazione e il confezionamento, dalle procedure e dai rendiconti delle diverse fasi di fabbricazione eseguite. I documenti devono essere progettati, riesaminati, aggiornati, approvati da persone autorizzare a farlo e distribuiti con cura; il contenuto non deve essere ambiguo e lo scopo deve essere indicato con chiarezza.

Devono essere disponibili documenti prestampati relativi alle fasi e condizioni generali di fabbricazione, unitamente a documenti specifici per la fabbricazione di ogni lotto. La documentazione deve consentire di ricostruire l'intero processo di fabbricazione di ogni lotto e va conservata per almeno un anno dalla data di scadenza del lotto in oggetto o per almeno cinque anni dalla data di rilascio del lotto, se tale termine è più lungo.

I rendiconti vanno compilati nel momento in cui si svolgono le singole operazioni e per ogni lotto prodotto è necessario redigere un rendiconto.

Le apparecchiature principali devono essere corredate da registri in cui sono riportate, a seconda dei casi, convalide, tarature, interventi di manutenzione, pulizia o riparazioni con le rispettive date e i nomi delle persone che hanno effettuato le operazioni.

Se in luogo di documenti scritti sono utilizzati sistemi informatizzati, fotografici o di altro tipo, il fabbricante deve aver provveduto a far convalidare il sistema, dimostrando che i dati saranno memorizzati per il periodo di archiviazione previsto. I dati memorizzati con questi sistemi devono essere immediatamente disponibili in forma leggibile. I dati memorizzati con sistemi informatizzati devono essere protetti contro un'eventuale loro perdita o danneggiamento (per esempio mediante duplicazione o trasferimento verso un altro sistema di memorizzazione).

17.2.5 Produzione

Le singole fasi di produzione devono svolgersi secondo le istruzioni e le procedure previste, nell'osservanza delle GMP e devono essere disponibili le risorse necessarie per effettuare i controlli in corso di fabbricazione. Devono essere adottate misure di carattere tecnico e/o organizzativo necessarie per evitare la contaminazione crociata (per esempio l'installazione di un adeguato sistema di compartimenti a tenuta d'aria e di estrazione dell'aria).

Le materie prime devono essere acquistate unicamente da fornitori approvati citati nella specifica del prodotto in questione e, se possibile, direttamente dal fabbricante.

Andranno impiegate soltanto materie prime approvate dal servizio controllo di qualità che non abbiano superato il periodo di scadenza.

L'accesso ai locali adibiti alla produzione va consentito soltanto alle persone autorizzate e, nel limite del possibile, deve essere evitata qualunque deviazione dalle istruzioni o dalle procedure. Nello stesso locale non si devono eseguire simultaneamente o consecutivamente operazioni su prodotti diversi; i prodotti vanno protetti dai vari tipi di contaminazione, compresa quella microbica, in ogni fase del processo di lavorazione.

Ogni nuova fabbricazione e ogni importante modifica del processo di fabbricazione devono essere convalidate, inclusi eventuali cambiamenti dell'attrezzatura o dei materiali, che siano potenzialmente in grado di influenzare la qualità del prodotto e/o la riproducibilità del processo.

Processi e procedure devono essere sottoposti a una riconvalida critica periodica per garantire che consentano sempre di conseguire i risultati desiderati. Anche le procedure di pulizia, gli intervalli tra l'uso e la pulizia e tra la pulizia e il riutilizzo, vanno convalidati per confermarne l'efficacia. In proposito, le GMP forniscono le seguenti definizioni:

- *Convalida di processo*: accertamento documentato che il processo, condotto entro parametri stabiliti, può funzionare con efficacia e in modo riproducibile per produrre medicinali ottemperando alle specifiche predeterminate e agli attributi di qualità,
- *Convalida delle procedure di pulizia*: prova documentata che un'approvata procedura di pulizia permette di ottenere attrezzature idonee alla produzione di medicinali.

Per molti sistemi la convalida di processo è identificabile con la PQ.

17.2.6 Controllo della qualità

Il controllo di qualità riguarda il campionamento, la definizione delle specifiche e l'esecuzione delle prove, nonché le procedure di organizzazione, documentazione e approvazione atte a garantire che le prove necessarie vengano realmente effettuate.

Ogni titolare di un'autorizzazione alla produzione deve disporre di un servizio controllo di qualità che deve essere indipendente dagli altri servizi e posto sotto la responsabilità di una persona in possesso delle qualifiche necessarie.

Il servizio di controllo della qualità deve disporre di uno o più laboratori di controllo dotati del personale necessario e attrezzati adeguatamente per eseguire gli esami e i controlli previsti per le materie prime, i materiali utilizzati per il confezionamento e i prodotti intermedi e finiti. Tale compito può essere affidato a laboratori autorizzati esterni.

Le operazioni di campionamento dovranno svolgersi conformemente a procedure scritte debitamente approvate e i campioni di riferimento dovranno risultare rappresentativi del lotto di sostanze o di prodotti da cui sono stati prelevati.

Particolare attenzione si dovrà prestare alla qualità dei reagenti, della vetreria volumetrica e delle soluzioni impiegate in laboratorio nonché degli standard di riferimento e dei terreni di coltura che andranno preparati conformemente a procedure scritte.

Durante il controllo finale del prodotto finito, prima che questo sia messo in vendita o distribuito, il servizio di controllo della qualità deve tener conto, oltre che dei risultati delle analisi, di tutte le informazioni rilevanti, come le condizioni di produzione, i risultati dei controlli in corso di fabbricazione, l'esame dei documenti di fabbricazione e la conformità del prodotto finito alle specifiche (compresa la confezione finale). I metodi analitici utilizzati devono essere convalidati e tutte le operazioni di controllo descritte nel dossier di registrazione autorizzato vanno effettuate in conformità ai metodi approvati.

17.2.7 Rilascio del lotto

Ciascun lotto di prodotto finito deve essere certificato da una Persona qualificata prima di essere destinato all'impiego. Lo scopo del controllo del rilascio di lotti è:

a) garantire che il lotto sia stato fabbricato e controllato conformemente alle disposizioni della sua AIC, ai principi e alle linee guida delle GMP della UE o alle GMP di un Paese terzo riconosciute come equivalenti nel quadro di un accordo di mutuo riconoscimento e a ogni altra pertinente prescrizione giuridica prima della sua immissione sul mercato;
b) nel caso in cui sia necessario indagare su un difetto o richiamare un lotto, garantire che la Persona qualificata che ha certificato il lotto e la corrispondente documentazione siano prontamente individuabili.

Prima di certificare un lotto in vista del suo rilascio, la Persona qualificata deve assicurarsi che siano soddisfatte come minimo le seguenti condizioni:

a) il lotto e la sua fabbricazione siano conformi alle disposizioni dell'AIC (inclusa l'autorizzazione necessaria per l'eventuale importazione);
b) la fabbricazione sia stata effettuata in conformità alle GMP;
c) i principali processi di fabbricazione e di controllo siano stati convalidati e si sia tenuto conto delle effettive condizioni di produzione e dei registri di fabbricazione;
d) qualsiasi deviazione nella produzione o nel controllo della qualità o qualsiasi cambiamento pianificato di questi siano stati autorizzati dalla persona responsabile in conformità a un sistema definito e ogni modifica che necessiti di un cambiamento dell'autorizzazione alla produzione o dell'AIC sia stata richiesta alla competente autorità e da questa autorizzata;
e) tutti i necessari controlli ed esami siano stati effettuati, compresi i test e campionamenti aggiuntivi o controlli avviati in conseguenza di differenze o modifiche pianificate;
f) tutta la necessaria documentazione di produzione e del controllo qualità sia stata completata e sottoscritta dal personale all'uopo autorizzato;
g) tutti i controlli siano stati effettuati come prescritto dal sistema di assicurazione di qualità.

La Persona qualificata deve inoltre tener conto di qualsiasi altro fattore di cui è a conoscenza in relazione alla qualità del lotto.

La Persona qualificata deve mantenere aggiornate le proprie conoscenze e competenze alla luce dei progressi scientifici e tecnici e dei cambiamenti nella gestione della qualità con riguardo ai prodotti che è chiamata a certificare.

17.2.8 Fabbricazione e analisi affidate a terzi

È consentito affidare a terzi sia la fabbricazione sia le analisi, tuttavia esse dovranno essere definite, concordate e controllate in modo corretto per evitare malintesi che potrebbero tradursi in un prodotto o in una prestazione di qualità insoddisfacente.

Tra il committente e il fornitore dovrà esistere un capitolato tecnico (contratto scritto), controfirmato da persone competenti, che definisca chiaramente le rispettive responsabilità in merito alla fabbricazione, al controllo e al rilascio dei medicinali.

Al committente spetta la responsabilità di valutare se il fornitore abbia la competenza necessaria per svolgere le attività richieste.

Il fornitore deve disporre di locali e attrezzature adeguate nonché di personale competente per svolgere in modo soddisfacente le attività commissionategli dal committente.

Il contratto deve stabilire chiaramente il modo in cui la Persona qualificata che approva la commercializzazione del singolo lotto di prodotto adempie pienamente ai compiti di cui è responsabile e deve consentire al committente di visitare gli impianti del fornitore.

17.2.9 Reclami e ritiro del prodotto

Il fabbricante deve istituire e applicare un sistema di registrazione e di esame dei reclami, nonché un sistema per ritirare immediatamente e in qualsiasi momento un medicinale difettoso immesso nel circuito di distribuzione.

Tutti i reclami relativi a difetti devono essere registrati ed esaminati regolarmente e in modo esauriente dal fabbricante. Il responsabile del controllo di qualità deve di norma partecipare allo studio dei reclami e, se necessario, si devono esaminare anche altri lotti.

Il fabbricante deve informare l'autorità competente di eventuali difetti che possono comportare anche il ritiro del prodotto già immesso sul mercato. Per quanto possibile, devono essere indicati anche i paesi di destinazione. I prodotti ritirati dal mercato devono essere identificati e immagazzinati separatamente in un'area sicura.

L'efficacia delle disposizioni, prese in merito al ritiro di un lotto, dovrà essere valutata periodicamente.

17.2.10 Autoispezione

L'autoispezione fa parte del sistema di assicurazione della qualità e deve essere reiterata al fine di controllare l'applicazione e il rispetto delle GMP e, se del caso, proporre le necessarie misure correttive. Devono essere conservate le relazioni delle autoispezioni e delle misure correttive successivamente adottate.

L'autoispezione deve riguardare tutti gli aspetti dell'officina – personale, locali, attrezzature, documentazione, produzione, controllo di qualità, distribuzione dei medicinali, ecc. – e seguire un programma prestabilito.

Le autoispezioni devono essere compiute in modo indipendente e particolareggiato da personale competente dell'azienda o da esperti esterni appositamente designati.

17.2.11 Fabbricazione di medicinali sterili (Annex 1)

La fabbricazione di prodotti sterili richiede speciali tecniche per minimizzare il rischio di contaminazione da agenti microbici, pirogeni o particelle; molto dipende dalle capacità, dalla preparazione e dal comportamento del personale coinvolto. Particolare importanza riveste la garanzia di qualità, e in questo tipo di fabbricazione occorre attenersi rigorosamente a procedure e metodi di preparazione accuratamente definiti e convalidati. Non è sufficiente fare affidamento su un processo finale qualsiasi o su un test di valutazione del prodotto finito per garantire la sterilità o altri aspetti della qualità del prodotto.

Nella fabbricazione di prodotti medicinali sterili si distinguono in generale 4 classi di ambienti puliti.

Classe A Zona locale per operazioni ad alto rischio, per esempio, per le fasi di riempimento e di sigillatura, per le fasi in cui ampolle e fiale sono aperte, per le fasi in cui si effettuano collegamenti asettici. Di norma tali condizioni si verificano in una stazione di lavoro con circolazione d'aria a flusso laminare. I sistemi di flusso laminare devono garantire una velocità omogenea dell'aria nell'intervallo di 0,36-0,54 m/s (valore guida) nella postazione di lavoro. Il mantenimento della laminarità del flusso d'aria deve essere dimostrato e convalidato.

Classe B Per preparazioni asettiche e operazioni di riempimento; la classe B costituisce l'ambiente circostante la zona locale di classe A.

Classe C e D Ambienti puliti per fasi meno critiche di fabbricazione di prodotti sterili.

La classificazione delle quattro classi avviene sulla base della contaminazione particellare e microbiologica.

Tutti i processi di sterilizzazione devono essere convalidati. La convalida dei processi in asepsi deve prevedere la simulazione del processo stesso utilizzando un terreno di coltura (Media Fill), la cui selezione dipende dalla forma farmaceutica del prodotto e dalle caratteristiche del terreno di coltura.

La sola filtrazione non è ritenuta sufficiente qualora sia possibile una sterilizzazione nel contenitore finale. Tra tutti i metodi attualmente disponibili è preferibile utilizzare la sterilizzazione a vapore. Qualora il prodotto non possa essere sterilizzato nel suo contenitore finale, le soluzioni o i liquidi possono essere filtrati utilizzando un filtro sterile con pori di dimensioni nominali pari o inferiori a 0,22 micron o con caratteristiche di ritenzione dei microrganismi almeno equivalenti per essere poi convogliati in un contenitore precedentemente sterilizzato.

I suddetti tipi di filtri possono rimuovere quasi tutti i batteri e le muffe, ma non tutti i virus o micoplasmi. Occorre pertanto valutare l'opportunità di integrare il processo di filtrazione con un parziale trattamento termico.

Considerando i potenziali ulteriori rischi che comporta il metodo di filtrazione rispetto ad altri processi di sterilizzazione, potrebbe risultare opportuna una seconda filtrazione con un altro filtro sterile a ritenzione di microorganismi, immediatamente prima della fase di riempimento. La filtrazione sterile definitiva deve essere effettuata quanto più vicino possibile al punto di riempimento.

Il test di sterilità effettuato sul prodotto finito deve essere considerato solamente come l'ultima di una serie di misure di controllo per garantire la sterilità del prodotto. Questo test deve essere convalidato per ogni singolo tipo di prodotto.

17.2.12 Produzione di radiofarmaci (Annex 3)

L'attuale versione dell'Annex 3 è entrata in vigore nel 2009 ed è stata revisionata alla luce dei nuovi adeguamenti previsti per i principi attivi impiegati come *starting material* e aggiornata per aspetti rilevanti relativi alle GMP per i radiofarmaci.

Di seguito viene fornita una panoramica dei principi più importanti espressi dall'Annex 3 delle GMP a cui, comunque, si rimanda per una lettura integrale.

Principio La produzione dei radiofarmaci deve avvenire in conformità ai principi delle GMP parte I e II (Annex 18). L'allegato si applica anche ai radiofarmaci usati nelle sperimentazioni cliniche.

Il trasporto dei radiofarmaci è regolamentato dall'IAEA (International Atomic Energy Agency) e dai requisiti radioprotezionistici.

Introduzione A causa della breve emivita dei radionuclidi, alcuni radiofarmaci possono essere rilasciati prima di aver completato tutti i controlli di qualità. In questi casi è essenziale una descrizione dettagliata della procedura di rilascio, che includa le responsabilità del personale coinvolto.

L'allegato è applicabile alle seguenti tipologie di prodotti:

- radiofarmaci;
- radiofarmaci per la PET;
- precursori radioattivi;
- generatori di radionuclidi.

In Tabella 17.1 è riportato lo schema che indica, per ogni tipologia di prodotto, il punto a partire dal quale si devono applicare le GMP alla produzione dei radiofarmaci. Il produttore del radiofarmaco finale deve descrivere e giustificare gli step di produzione della sostanza attiva e del prodotto finito e deve indicare quale parte (I o II) delle GMP si applica a ogni step produttivo.

I radiofarmaci per uso parenterale devono essere conformi ai requisiti di sterilità previsti per i medicinali per uso parenterale e alle condizioni di lavoro in asepsi previsti dall'Annex 1 delle GMP.

I radiofarmaci per uso sperimentale devono, inoltre, essere prodotti in accordo con i principi elencati nell'Annex 13 delle GMP.

Assicurazione di qualità L'assicurazione di qualità è estremamente importante nella produzione dei radiofarmaci a causa delle loro particolari caratteristiche, dei piccoli volumi e della necessità, in alcuni casi, di somministrare il medicinale prima che tutti i controlli siano terminati.

I dati raccolti durante il monitoraggio dei locali e dei processi devono essere rigorosamente registrati e valutati come parte del processo di rilascio dei lotti.

Tabella 17.1 Applicazione delle GMP alla produzione di radiofarmaci

Type of manufacture	Non GMP*	GMP part II & I (Increasing): including relevant annexes			
Radiopharmaceuticals PET Radiopharmaceuticals Radioactive Precursors	Reactor/Cyclotron production	Chemical synthesis	Purification steps	Processing, formulation and dispensing	Aseptic or final sterilization
Radionuclide Generators	Reactor/Cyclotron production	Processing			

* Target and transfer system from cyclotron to synthesis rig may be considered as the first step of active substance manufacture.

Personale Il personale coinvolto nella produzione, nei controlli analitici e nel rilascio dei radiofarmaci deve essere opportunamente formato su aspetti specifici del sistema di gestione qualità e deve ricevere una formazione specifica sulle procedure e sui prodotti.

Dove gli impianti produttivi sono in comune con istituti di ricerca, il personale della ricerca deve essere adeguatamente formato sulle GMP e bisogna garantire che le attività di ricerca non mettano a rischio la produzione dei radiofarmaci.

Locali e attrezzature I prodotti radioattivi devono essere prodotti in aree controllate e tutti gli step di fabbricazione devono aver luogo in impianti indipendenti dedicati ai radiofarmaci.

Le postazioni di lavoro e l'ambiente circostante devono essere monitorati per la radioattività, le particelle e la qualità microbiologica, sulla base delle condizioni stabilite durante la qualifica della prestazione (PQ), e occorre adottare le necessarie precauzioni al fine di evitare la contaminazione radioattiva all'interno degli impianti.

Le attrezzature devono avere superfici che non reagiscono con il prodotto in modo da non alterare la qualità dei radiofarmaci e va evitato il ricircolo dell'aria estratta dai locali nei quali vengono manipolati i prodotti radioattivi.

Per contenere la particelle radioattive, può essere necessario che gli ambienti dove il prodotto è esposto, siano in depressione rispetto all'ambiente circostante, ma è anche necessario proteggere il prodotto dalla contaminazione ambientale.

I prodotti radiofarmaceutici sterili possono essere suddivisi tra quelli che sono prodotti in asepsi e quelli che sono sterilizzati terminalmente: in questi casi, le zone di lavoro dove i prodotti sono esposti e il livello di pulizia richiesto devono essere conformi a quanto richiesto dall'Annex 1 delle GMP sui prodotti sterili.

Nel caso vengano utilizzati sistemi chiusi e automatizzati (per sintesi chimica, purificazione, filtrazione sterile on-line), un ambiente di classe C può essere considerato idoneo.

L'assemblaggio di attrezzature sterili e di consumabili (come tubazioni, filtri sterilizzati ecc.) deve essere effettuato in condizioni di asepsi che richiede un'area di classe A.

Documentazione Nei documenti relativi alla fabbricazione devono essere indicati i criteri di accettazione per i radiofarmaci, comprese le specifiche per il rilascio (come identità chimica dell'isotopo, concentrazione radioattiva, attività specifica ecc.).

I registri delle principali attrezzature devono riportare il nome del prodotto e il numero di lotto, oltre alla data, l'ora e la firma delle persone coinvolte nelle attività.

I registri devono essere conservati per almeno tre anni, a meno che gli obblighi nazionale non prevedano tempi diversi.

Produzione Va evitata la produzione contemporanea di diversi prodotti radioattivi nella stessa area di lavoro (per esempio, cappa a flusso laminare), al fine di minimizzare il rischio di contaminazione crociata radioattiva o di confusione.

Particolare importanza ha la convalida dei sistemi computerizzati che devono operare in conformità all'Annex 11 delle GMP.

I parametri critici devono essere normalmente identificati prima o durante la convalida e vanno definiti gli intervalli necessari per le operazioni riproducibili.

Il test di integrità del filtro della membrana deve essere effettuato per i prodotti riempiti in asepsi, tenendo conto della necessità della radioprotezione e del mantenimento della sterilità del filtro.

Controllo di qualità Alcuni radiofarmaci possono essere distribuiti sulla base di una valutazione della documentazione del batch, prima che tutti i test chimici e microbiologici siano stati completati.

Per i radiofarmaci che vanno utilizzati entro breve tempo, il periodo di validità deve essere chiaramente stabilito, mentre i radiofarmaci che hanno lunga emivita devono essere controllati prima del rilascio da parte della QP, per verificare che le specifiche siano rispettate.

Prima di essere controllati, i campioni possono essere conservati per permettere un sufficiente decadimento della radioattività. In ogni caso tutti i test, incluso quello di sterilità, devono essere effettuati il prima possibile.

I prodotti che non soddisfano i criteri di accettazione, devono essere respinti e i prodotti restituiti devono essere stoccati come rifiuti radioattivi.

Deve esistere una procedura che descriva le misure che la QP deve adottare quando i test rivelano dei fuori specifica dopo l'invio e prima della scadenza. In tali casi occorre effettuare e documentare un'indagine e determinare idonee azioni correttive e preventive.

Occorre altresì prevedere, coerentemente con il concetto di tracciabilità, un'adeguato flusso di informazioni ai destinatari del prodotto.

Campioni di riferimento (*Reference and Retention samples*) Campioni sufficienti di ogni batch di prodotto formulato in bulk vanno conservati per almeno sei mesi dopo la scadenza del prodotto finito, mentre i campioni di prodotto di partenza (*starting material*) vanno conservati per almeno due anni dopo il rilascio del prodotto: condizioni diverse possono essere concordate con le autorità competenti.

Distribuzione Per i radiofarmaci è accettabile la distribuzione del prodotto finito, in condizioni controllate, prima che tutti i test siano disponibili, purché il prodotto non venga somministrato dall'istituto ricevente fino a quando non siano pervenuti risultati soddisfacenti dei test.

Bibliografia

Tutti documenti illustrati in questo capitolo sono reperibili in:

EudraLex - The rules governing medicinal products in the European Union. Volume 4 - EU Guidelines for good manufacturing practices (GMP) for medicinal products for human and veterinary use http://ec.europa.eu/health/documents/eudralex/vol-4/index_en.htm

Produzione industriale di generatori e kit

18

R. Pasqualini, A. Bugatti, E. Raspanti

Indice dei contenuti

A partire dal giugno 1991, con il recepimento in Italia della Direttiva europea 89/343/CEE [1], il campo di applicazione della normativa in materia di specialità medicinali è stato esteso anche ai radiofarmaci, ai generatori, ai kit e ai precursori radioattivi (radionuclidi utilizzati per la preparazione di sostanze radiomarcate prima della somministrazione). In precedenza tali prodotti erano sottoposti a normative diverse da paese a paese. Attualmente l'immissione in commercio dei prodotti radiofarmaceutici è regolata dalla Direttiva 2001/83/CE [2] (recepita in Italia con il DLgs 219/2006 [3]), che si applica a: radiofarmaci per diagnostica o terapia pronti per l'uso; precursori per la marcatura di sostanze prima della loro somministrazione; generatori di radionuclidi; kit per la preparazione estemporanea di radiofarmaci previa ricostituzione del kit con un radionuclide, in genere ottenuto dall'eluato di un generatore.

A eccezione dei kit freddi, i radiofarmaci sono caratterizzati dalla presenza di radioattività, che impone, per la loro produzione, il loro trasporto e il loro utilizzo, regole particolarmente severe, che si aggiungono alle norme in materia di qualità dei medicinali.

18.1 Radioattività e regolamentazione nucleare

Diverse istituzioni – internazionali (IAEA), europee (EURATOM) e nazionali – sono all'origine delle direttive che regolano o controllano la fabbricazione, il trasporto e l'impiego dei radiofarmaci. Saranno qui brevemente discusse le regole che hanno un'incidenza particolare sull'organizzazione industriale della produzione di radiofarmaci e, quindi, sui loro costi di produzione.

I siti nei quali si producono radiofarmaci (compreso [^{18}F]FDG) o i precursori radioattivi, come ^{99}Mo, progenitore di ^{99m}Tc, sono classificati dalle autorità competenti in base al loro rischio potenziale sull'ambiente e la popolazione. Mentre un centro di produzione PET è considerato un'installazione a minor rischio, alcuni siti di fabbricazione dei prodotti radioattivi (radiofarmaci o materie prime come ^{99}Mo) sono considerati come un rischio potenziale per la popolazione analogo a quello connesso a un impianto nucleare. I rischi nucleari sono valutati in funzione della presenza di grandi quantità di radionuclidi, specialmente quelli considerati radiobiologicamente tossici e molto contaminanti (per esempio ^{131}I) e quelli a emivita molto lunga (per esempio ^{90}Sr). Questi siti sono sottoposti a controlli regolari ed estremamente severi da parte delle autorità nazionali responsabili della sicurezza nucleare, che forniscono l'autorizzazione alla manipolazione di sostanze radioattive. Il responsabile della sicurezza nucleare del sito deve segnalare ogni incidente – sia esso classificato di basso o di alto livello di gravità – avvenuto nel corso di operazioni condotte con materiale radioattivo. Il ripetersi di incidenti anche non gravi, per i quali non sia stata intrapresa alcuna misura correttiva può condurre alla sospensione temporanea dell'attività dell'unità di produzione da parte delle autorità di sorveglianza. Il personale impiegato nella sicurezza nucleare rappresenta una frazione importante del personale totale coinvolto nel processo produttivo e incide in modo significativo sul costo finale del prodotto.

Nelle unità di produzione, il materiale radioattivo è fisicamente isolato dall'ambiente esterno. Le manipolazioni sono effettuate in celle ermeticamente chiuse, mantenute in costante depressione per evitare la contaminazione radioattiva dell'ambiente circostante di lavoro. Le celle sono circondate da uno spessore di piombo di diverse decine di centimetri per limitare l'irradiazione al personale. La necessità di rispettare la normativa radioprotezionistica e, in particolare, la presenza di una pressione negativa all'interno della cella di manipolazione dei radiofarmaci, costituiscono requisiti antitetici rispetto alle esigenze farmaceutiche descritte nelle Good Manufacturing Practice (GMP), che impongono l'utilizzo di una pressione positiva per evitare ogni eventuale contaminazione batterica del farmaco proveniente dall'ambiente esterno. Il rispetto simultaneo di queste due esigenze opposte richiede l'impiego di soluzioni tecnologiche illustrate in altri capitoli del volume.

18.2
Radiofarmaci e legislazione farmaceutica

La produzione di radiofarmaci è disciplinata dalle stesse regole in vigore per i medicinali convenzionali. Tuttavia, due documenti – gli Annex 1 e 3 delle GMP europee [4, 5] – appaiono particolarmente importanti nel definire le regole per il mantenimento della qualità durante la fabbricazione dei radiofarmaci.

I documenti citati stabiliscono che la produzione dei radiofarmaci deve essere effettuata in conformità ai principi delle GMP dei prodotti medicinali, riservando tuttavia una particolare attenzione agli aspetti specifici legati alla natura radioattiva dei radiofarmaci, quali la radioprotezione, la contaminazione crociata, l'eliminazione dei rifiuti, le dimensioni ridotte dei lotti, il breve tempo di dimezzamento e il rilascio prima del completamento di

alcune analisi di controllo di qualità. Particolare rilievo viene attribuito al controllo continuo della validità del sistema di assicurazione di qualità quando si applica a:
- radiofarmaci, radiofarmaci PET; precursori radioattivi per produzioni radiofarmaceutiche; generatori di radionuclidi;
- prodotti impiegati nelle sperimentazioni cliniche.

Per soddisfare tali requisiti i produttori di radiofarmaci hanno creato strutture di assicurazione di qualità, responsabili dell'applicazione corretta delle GMP nelle seguenti attività:
- convalida dei *metodi* (documentazione accessibile e aggiornata);
- formazione e qualifica del *personale*;
- qualificazione e convalida dei *materiali*;
- qualificazione e controllo degli *ambienti*;
- gestione delle *materie prime* (conformità con le specifiche, scadenze ecc.)

18.3 Generatori di radionuclidi

I generatori di radionuclidi forniscono una soluzione efficace per superare le difficoltà logistiche connesse con la produzione e l'uso di radionuclidi a breve emivita. Dal punto di vista nucleare, un generatore è costituito da un radionuclide "progenitore" di emivita lunga che decade a un radionuclide "figlio" di emivita più breve. La transizione nucleare deve avvenire in maniera tale da generare un radionuclide "figlio" chimicamente diverso dal radionuclide "progenitore" dal quale potrà, di conseguenza, essere isolato facilmente. Per questa ragione, è possibile costruire un generatore solo se il radionuclide "progenitore" subisce un decadimento β^-, β^+, CE e α, che determina necessariamente un cambiamento del numero atomico.

Essenzialmente, un generatore è costituito da un supporto solido capace di legare fortemente il radionuclide "progenitore" senza ritenere il radionuclide "figlio", che può così essere recuperato per successiva eluizione del supporto con una soluzione eluente fisiologicamente compatibile (per esempio una soluzione di NaCl 0,9%).

18.3.1 Generatore molibdeno-99/tecnezio-99m

18.3.1.1 Principio

Il generatore ^{99}Mo/^{99m}Tc rappresenta il generatore più venduto nel mondo e il radionuclide ^{99m}Tc è, senza alcun dubbio, quello impiegato nel maggior numero di esami diagnostici effettuati in medicina nucleare.

Le caratteristiche chimiche e nucleari del generatore ^{99}Mo/^{99m}Tc sono schematicamente le seguenti:

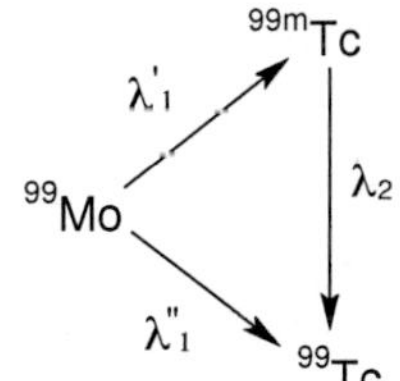

^{99}Mo $\lambda_1 = \lambda'_1 + \lambda''_1 = 0{,}0105$ ore^{-1} $T_{1/2} = 66$ ore
^{99m}Tc $\lambda_2 = 0{,}1149$ ore^{-1} $T_{1/2} = 6{,}02$ ore
$p = \lambda'_1/\lambda = 0{,}876$

Decadimento di ^{99m}Tc:	IT γ = 140 keV + IC (10%)
Produzione di ^{99}Mo:	^{235}U (*n*, fission) alta attività specifica (~180 GBq/mg)
Metodo di separazione:	cromatografia liquida/solido
Adsorbente:	allumina acida
Forma chimica di ^{99}Mo:	$(Mo_7O_{24})^{6-} + Al^{3+} \rightarrow Al(Mo_6O_{24})^{9-}$
Forma chimica di ^{99m}Tc:	$^{99m}TcO_4^-$
Eluente:	Soluzione 0,9% NaCl + scavenger (O_2)

La Fig. 18.1 mostra uno schema semplificato del decadimento di ^{99}Mo e ^{99m}Tc. Va osservato che, sebbene sia riportata una probabilità del 98,6% di transizione interna gamma di 140,5 keV, non tutte le transizioni emettono fotoni gamma. Un processo, chiamato conversione interna, è sempre in competizione con l'emissione gamma. Tale processo implica il trasferimento dell'energia di transizione a un elettrone (generalmente K, L o M) dell'atomo. Per ^{99m}Tc la frazione relativa di transizione interna e conversione interna è:

– fotoni gamma 87,9%
– conversione interna K: 9,13%
– conversione interna L: 1,18%
– conversione interna M: 1,18%.

È quindi scorretto affermare che ^{99m}Tc è un emettitore gamma puro.

Brevemente, un generatore ^{99}Mo/^{99m}Tc è costituito di una colonna cromatografica riempita di allumina sulla quale è fissato ^{99}Mo e dalla quale viene eluito ^{99m}Tc con una soluzione di cloruro di sodio allo 0,9% (p/p). I generatori di ^{99}Mo/^{99m}Tc attualmente in commercio adottano o la tecnologia detta "a secco" o quella detta "a umido" (Fig. 18.2). Nei generatori del primo tipo al momento della eluizione viene applicato un flacone contenente soluzione fisiologica (NaCl 0,9%) utilizzata come eluente; in quelli del secondo tipo la colonnina di ^{99}Mo è invece costantemente a contatto con la soluzione fisiologica.

18.3.1.2 Dall'uranio-235 al tecnezio-99m

Il "progenitore" di ^{99m}Tc è ^{99}Mo. Questo radionuclide, che dal punto di vista farmaceutico rappresenta, assieme al ^{99m}Tc, la "sostanza attiva" del generatore, è prodotto a partire dalla fissione dell'uranio (^{235}U) secondo la seguente successione cronologica.

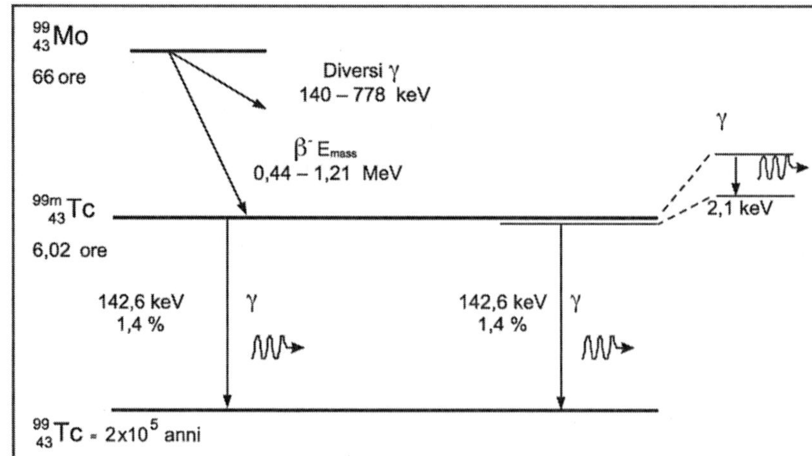

Fig. 18.1 Schema semplificato del decadimento di ^{99m}Tc

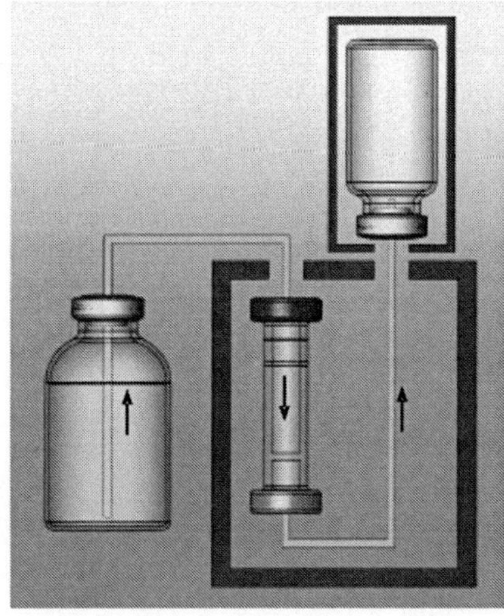
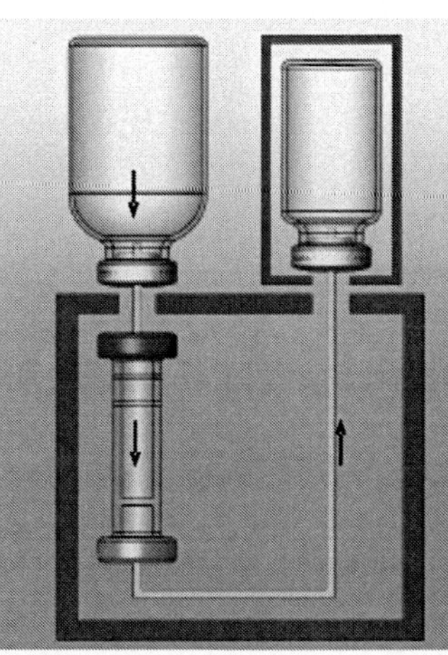

Fig. 18.2 Schema di generatori $^{99m}Mo/^{99m}Tc$: a sinistra tecnologia "a secco", a destra tecnologia "a umido"

1. Il bersaglio, che contiene ^{235}U altamente arricchito, è irradiato per circa 6-7 giorni in un reattore di fissione capace di fornire un flusso di $1\text{-}2 \times 10^{14}$ neutroni $cm^{-2}\ s^{-1}$. Poiché la manipolazione di ^{235}U arricchito è sottoposta alle stesse regole che governano il controllo della proliferazione delle armi nucleari, il trasferimento dei prodotti di fissione può essere effettuato solamente attraverso un trasporto stradale.
2. La fissione dell'uranio produce circa 300 isotopi diversi, molti dei quali sono radioattivi (come ^{131}I e ^{133}Xe, entrambi recuperati durante il processo di purificazione di ^{99}Mo). L'isotopo ^{99}Mo viene completamente separato dai prodotti di fissione fino a ottenere una preparazione di qualità farmaceutica (la preparazione deve soddisfare i requisiti di qualità riportati dalla European Pharmacopoeia [6]). Il processo di purificazione è lungo, chimicamente assai complesso e reso complicato dalla necessità di assicurare un'efficiente protezione biologica del personale durante tutto il processo di produzione.
3. Le soluzioni di ^{99}Mo purificato sono, successivamente, distribuite alle varie società industriali in grado di fabbricare il generatore $^{99}Mo/^{99m}Tc$ di qualità farmaceutica. Le soluzioni di ^{99}Mo (che possono contenere fino a centinaia di curie) possono essere trasportate sia su strada sia per via aerea.

La produzione mondiale di ^{99}Mo, e quindi di generatori, dipende da un numero estremamente ridotto di reattori nucleari, per lo più vetusti, che richiedono cicli di manutenzione (programmati) e riparazione (non programmati) sempre più lunghi. Per esempio il reattore canadese NRU, che fornisce circa il 40% del fabbisogno mondiale di ^{99}Mo, ha dovuto sospendere la sua attività di produzione dal maggio 2009 per effettuare riparazioni al sistema di raffreddamento di acqua deuterata. Tale intervento si è protratto per oltre un anno, con ovvie conseguenze sull'approvvigionamento di ^{99}Mo per i produttori di generatori (si consideri, che ogni settimana si fabbricano circa 3000 generatori per il mercato europeo).

18.3.1.3 Produzione

La produzione di un generatore di tecnezio costituisce un'operazione farmaceutica assai atipica poiché richiede l'esecuzione di manipolazioni sia chimiche sia fisiche all'interno della stessa unità di produzione. L'esempio riportato di seguito illustra questo concetto, descrivendo schematicamente la fabbricazione del generatore detto "a umido", nel quale cioè il supporto di allumina resta costantemente a contatto con la soluzione eluente anche nel periodo che intercorre tra due eluizioni successive. Le operazioni di fabbricazione dell'altro tipo di generatore, detto "a secco", nel quale cioè viene fatta passare aria attraverso il supporto di allumina subito dopo l'eluizione, sono comunque abbastanza simili.

È opportuno ricordare che la produzione di generatori di radionuclidi va effettuata, come per gli altri radiofarmaci, in accordo con i principi delle GMP dei prodotti medicinali. I passaggi principali della procedura di fabbricazione sono i seguenti.

1. Le colonne poste sotto un flusso laminare sono riempite con allumina, trattata in precedenza con acido nitrico diluito per eliminare le particelle di piccole dimensioni. Le colonne sono, quindi, sigillate alle due estremità e collegate con gli aghi e i tubi di entrata e uscita dell'eluente (ovviamente questa fase non presenta rischi di radioesposizione).
2. In una cella per radiochimica, il ^{99}Mo di fissione, disciolto in una soluzione di idrossido di sodio, è trattato inizialmente con acqua ossigenata, che è successivamente eliminata per ebollizione. La soluzione risultante è portata a pH acido per permettere la formazione delle specie chimiche polimolibdate costituite da ioni a elevata carica negativa.
3. All'interno di una seconda cella, la soluzione acida di ^{99}Mo è fatta passare sulla colonna di allumina. La quantità di ^{99}Mo depositata sulla colonna viene calcolata in modo da ottenere un generatore la cui attività eluita di ^{99m}Tc sia compresa tra il 90 e il 110% dell'attività nominale del generatore. La frazione di ^{99}Mo eventualmente non adsorbita sull'allumina è eliminata per semplice lavaggio. Le colonne (complete di aghi d'entrata e uscita) vengono quindi sterilizzate all'interno di un'autoclave.
4. Nella cella seguente, la colonna viene dotata del sistema di connessione per consentire l'eluizione e poi inserita nel contenitore munito di adeguata protezione di piombo.
5. Nell'ultima cella di lavorazione, ogni generatore è eluito per controllare l'integrità del sistema di eluizione e misurare la quantità di attività ottenuta. Questi dati serviranno per determinare l'accettazione o il rifiuto del generatore finale così prodotto.

18.3.1.4 Controlli di qualità

La qualità dell'eluato del generatore è controllata secondo i metodi descritti nella European Pharmacopoeia [6], che fornisce anche i metodi per il controllo di ^{99}Mo, considerato la sostanza attiva nella produzione del generatore. Nel caso di ^{99}Mo tutte le analisi, salvo la caratterizzazione radionuclidica, sono effettuate dal produttore del radionuclide.

I controlli di qualità non si limitano a quanto descritto nelle monografie del ^{99}Mo e dell'eluato di ^{99m}Tc-pertecnetato, ma si applicano anche a tutte le sostanze impiegate nella fabbricazione del generatore (allumina, acidi, basi, acqua ossigenata, soluzione eluente, batteriostatico) e ai materiali usati nella fabbricazione di aghi e tubi e ai flaconi sotto vuoto usati per l'eluizione. Questi componenti del generatore sono controllati in conformità alla relativa monografia europea, quando esiste (per esempio, per NaOH, HCl, tappi, flaconi), o seguendo procedure specifiche elaborate all'interno dell'azienda produttrice e i cui metodi sono stati convalidati nel rispetto dei principi dettati dalle linee guida ICH [7].

18.4 Kit per la preparazione di radiofarmaci

I kit per la preparazione di radiofarmaci (principalmente marcati con ^{99m}Tc) sono stati sviluppati per superare il problema della breve emivita del ^{99m}Tc (circa 6 ore) e per consentire la preparazione del radiofarmaco direttamente nel luogo d'impiego, ovvero all'interno dell'unità di Medicina Nucleare.

18.4.1 Caratteristiche generali di un kit di marcatura

La preparazione di un radiofarmaco di ^{99m}Tc può essere rappresentata come segue:

$$^{99m}TcO_4^- + \text{riducente} + \text{legante} + \text{co-legante/stabilizzante} \rightarrow [^{99m}TcL]$$

La reazione di riduzione, seguita da quella di coordinazione del legante, deve condurre alla formazione del prodotto finale con resa quantitativa (>95%) in modo da non richiedere alcuna operazione di purificazione successiva.

Un kit per la marcatura con ^{99m}Tc è quindi essenzialmente costituito da una miscela di reagenti sterili e apirogeni, quasi sempre in forma liofilizzata, confezionata in uno o più flaconi sterili il cui numero dipende dalle caratteristiche chimiche degli ingredienti. Dopo la ricostituzione del kit con l'aggiunta di una soluzione di sodio pertecnetato eluito dal generatore, i componenti del kit danno origine a una reazione chimica in grado di formare il radiofarmaco finale in tempi brevi e con una resa pari o superiore al 95%.

18.4.2 Preparazione industriale di kit

La tecnologia in uso per la preparazione industriale di kit è del tutto simile a quella utilizzata per la preparazione di medicinali classici a uso parenterale. Tuttavia, la presenza di stagno(II), la specie più largamente utilizzata per la riduzione del ^{99m}Tc pertecnetato, e di leganti spesso termolabili, impedisce l'impiego del calore per la sterilizzazione terminale del kit. Il contenuto dei kit è perciò sterilizzato per mezzo del passaggio attraverso membrane filtranti monouso provviste di pori del diametro dichiarato di 0,22 μ. La distribuzione in flaconi e la successiva liofilizzazione avviene in locali la cui atmosfera può contenere al massimo 3500 particelle per metro cubo di dimensione compresa tra 0,5 e 5,0 μm con non più di 20 particelle di dimensioni superiori a 5,0 μm (ambiente di classe A).

Ovviamente l'efficienza del mantenimento delle condizioni asettiche durante il processo di produzione deve essere sempre tenuta sotto controllo. Per questo, la qualità del personale e del materiale utilizzato nella fabbricazione dei kit deve essere periodicamente sottoposta a verifica con la tecnica Media Fill. In questa procedura, la soluzione degli ingredienti che compongono il kit è sostituta da un terreno di coltura (Media Fill) che sarà utilizzato per la fabbricazione di un kit fittizio seguendo esattamente le stesse procedure utilizzate nel processo produttivo.

Dopo l'esecuzione del controllo Media Fill, il personale coinvolto e il materiale impiegato possono essere considerati convalidati quando risultano soddisfatte le condizioni seguenti:

- se il lotto contiene meno di 5000 flaconi, nessun flacone deve risultare contaminato;
- se il lotto contiene tra 5000 e 10 000 flaconi, la presenza di un flacone contaminato impone la messa in atto di un processo di verifica che può avere come conseguenza finale la necessità di ripetere il test Media Fill. La presenza di due flaconi contaminati richiede la riconvalida completa del processo;
- se il lotto contiene più di 10 000 flaconi, la presenza di un flacone contaminato impone la messa in atto di un processo di verifica. La presenza di due flaconi contaminati richiede la completa riconvalida del processo.

La presenza di stagno (II), una specie chimica facilmente ossidabile, richiede l'impiego di soluzioni acquose a basso contenuto di ossigeno e un costante apporto di gas inerte (azoto o argon di qualità farmaceutica), per evitare la contaminazione atmosferica ambientale.

18.4.3 Controllo di qualità dei costituenti e dei kit

Come per il generatore di ^{99m}Tc, il controllo di qualità dei costituenti di un kit (compresi flaconi, tappi e capsule) viene effettuato sia applicando le monografie esistenti sia utilizzando monografie interne. Un'attenzione particolare va riservata alla caratterizzazione del principio attivo, che deve essere analizzato non solo per stabilire la sua forma chimica intrinseca, ma anche per la presenza di impurezze come i solventi residui, i prodotti di contaminazione provenienti dalla sintesi chimica, i prodotti di degradazione, i contaminanti metallici ecc. Tutti i metodi analitici che non sono già descritti in una Farmacopea devono essere convalidati secondo quanto riportato nelle linee guida ICH Q2 [8] e autorizzati nel dossier di registrazione dall'Autorità competente.

Le monografie disponibili sui radiofarmaci descrivono solamente i metodi relativi al controllo della purezza radionuclidica e radiochimica, del pH e della sterilità del preparato radiofarmaceutico finale. Alcune monografie generali sono utilizzate per il controllo delle caratteristiche più semplici del kit, quali aspetto fisico della preparazione, quantità di acqua presente nel liofilizzato, presenza di endotossine, contaminazione da particelle esterne.

È importante, tuttavia, porre in evidenza che le analisi riguardanti il controllo della quantità di principio attivo e dei vari eccipienti presenti nel kit, compresa la quantità di stagno (II) e di stagno totale, non sono generalmente descritte nelle monografie ufficiali. Per questo, ogni produttore ha sviluppato monografie interne per ogni kit che, come già detto in precedenza, devono essere regolarmente convalidate e autorizzate nel dossier di registrazione. Infine, è importante sottolineare che la qualità finale di un kit dipende dall'applicazione rigorosa di procedure di fabbricazione che tengano conto delle regole stabilite dalle GMP.

Bibliografia

1. Direttiva 89/343/CEE del Consiglio del 3 maggio 1989 che estende il campo di applicazione delle direttive 65/65/CEE e 75/319/CEE e che prevede norme aggiuntive per i radiofarmaci (successivamente abrogata e sostituita)
2. Direttiva 2001/83/CE del Parlamento europeo e del Consiglio, del 6 novembre 2001, recante un codice comunitario relativo ai medicinali per uso umano
3. Decreto Legislativo 24 aprile 2006, n.219 Attuazione della direttiva 2001/83/CE (e successive direttive di modifica) relativa ad un codice comunitario concernente i medicinali per uso umano, nonché della direttiva 2003/94/CE
4. EudraLex - The rules governing medicinal products in the European Union. Volume 4 - EU Guidelines for good manufacturing practices (GMP) for medicinal products for human and veterinary use Annex 1: Manufacture of sterile medicinal products (revision November 2008) http://ec.europa.eu/health/files/eudralex/vol-4/2008_11_25_gmp-an1_en.pdf
5. EudraLex - The rules governing medicinal products in the European Union. Volume 4 - EU Guidelines for good manufacturing practices (GMP) for medicinal products for human and veterinary use Annex 3: Manufacture of radiopharmaceuticals http://ec.europa.eu/health/files/eudralex/vol-4/pdfs-en/anx02en200408_en.pdf
6. European Pharmacopoeia, 7th edn.
7. International Conference on Harmonisation of Technical Requirements for Registration of Pharmaceuticals for Human Use (2005) ICH Harmonised Tripartite Guideline "Validation of Analytical Procedures: Text and Methodology", Q2(R1), Step 4

Tecniche di produzione industriale di radiofarmaci da ciclotrone

19

P. Colombo, G. Tesoriere

Indice dei contenuti

19.1
Il processo produttivo industriale del radiofarmaco

La produzione industriale di radiofarmaci avviene secondo una metodologia descritta nel dossier di registrazione del farmaco, necessaria all'ottenimento di un'autorizzazione all'immissione in commercio (AIC), oppure secondo le indicazioni raccolte nel Product Specification File (PSF), nel caso dei radiofarmaci impiegati nell'ambito di sperimentazioni cliniche [1, 2].

Nel modulo 3 del dossier di registrazione di un medicinale sono riportate le caratteristiche o "specifiche del prodotto" necessarie per garantirne la qualità, anche mediante la definizione rigorosa dei processi produttivi e delle metodologie di controllo di qualità. Ogni singola fase della produzione industriale di un radiofarmaco viene testata in sede di convalida iniziale e ritestata durante l'esecuzione di riconvalide periodiche con lo scopo di verificare che le specifiche definite durante la fase di sviluppo siano costantemente rispettate [3].

Una delle principali caratteristiche che distingue i diversi prodotti industriali rispetto ai preparati "estemporanei ospedalieri" è la dichiarazione della concentrazione (attività su volume) all'ora di calibrazione del prodotto. Questa specifica è contenuta nel dossier di registrazione del farmaco ed è una caratteristica fondamentale del prodotto sulla base della quale si eseguono anche le prove di stabilità. Tale caratteristica può essere equiparata alla concentrazione del principio attivo di un farmaco classico e non deve essere confusa con l'attività all'ora di taratura del radiofarmaco poiché quest'ultima, definendo l'attività necessaria a una data ora all'utilizzatore finale è invece una richiesta commerciale. La concentrazione è una delle specifiche fondamentali per la definizione del periodo di validità del radiofarmaco, che viene autorizzato dall'Autorità competente sulla base dei dati di stabilità forniti dall'Azienda nel dossier di registrazione. Sebbene una minore concentrazione ottenuta mediante una maggiore diluizione del prodotto ne riduca gli effetti di degradazione radiolitica (garantendo una più lunga scadenza del radiofarmaco), è anche vero che un prodotto troppo diluito può risultare non iniettabile. In linea di massima la concentrazione ottimale deve garantire una stabilità del radiofarmaco di circa 10 ore: deve cioè garantire il rispetto di tutte le specifiche e una concentrazione di almeno 1 mCi per mL alla decima ora. La scadenza di un radiofarmaco viene periodicamente riverificata con l'esecuzione di un protocollo di stabilità; viene inoltre testata almeno una volta all'anno con un protocollo detto di *on-going stability*, eseguito allo scopo di controllare che le variazioni non critiche del processo produttivo, che possono normalmente verificarsi negli anni, non abbiano inciso su quelle caratteristiche dei prodotti che non vengono verificate di routine con i controlli di qualità necessari per il rilascio del prodotto stesso.

19.2
Gli step di produzione: dalla processazione delle materie prime al condizionamento secondario

Secondo la normativa internazionale, i prodotti radiofarmaceutici da ciclotrone sono definiti in due categorie:

- Prodotti sterili - Preparati in asepsi - Liquidi di piccolo volume con requisiti speciali.
- Prodotti sterili - Preparati con sterilizzazione finale - Liquidi di piccolo volume con requisiti speciali.

Il requisito speciale, in ambedue i casi, è la natura radioattiva della preparazione. Le due definizioni esprimono con chiarezza che i prodotti radiofarmaceutici possono essere preparati secondo due approcci diversi, entrambi intesi a garantire l'assenza di contaminazione microbica: rispettivamente, l'asepsi o la sterilizzazione finale.

La modalità produttiva scelta può determinare enormi differenze nella struttura dell'area produttiva dello stabilimento, come pure nella gestione delle macchine di produzione.

L'adozione di tecniche di produzione asettiche è finalizzata alla *prevenzione della contaminazione microbica* e richiede una serie di accorgimenti, che comprendono il monitoraggio rigoroso dei locali (devono essere eseguiti quotidianamente controlli microbiologici con piastre da aerocontaminazione e da contatto in tutti i locali della clean room), il controllo frequente (e talora continuo, durante le fasi critiche) degli isolatori di distribuzione in classe A (tramite conteggio particellare e Media Fill test), particolari procedure di igiene e vestizione per la lavorazione in sala bianca.

L'adozione di tecniche di produzione con sterilizzazione finale si basa invece sulla *rimozione dell'eventuale contaminazione microbica* e implica quindi una maggiore attenzione al controllo e alla gestione delle fasi di sterilizzazione. In questo caso, gli elementi critici sono rappresentati dal controllo e dal monitoraggio continuo delle autoclavi utilizzate e dei test atti a determinare la carica microbica da abbattere con il processo di sterilizzazione finale (*bioburden test*).

Indipendentemente dal tipo di tecnica produttiva adottata, un elemento fondamentale nel processo di fabbricazione industriale dei radiofarmaci è la tracciabilità ossia la *possibilità di ricostruire dettagliatamente il percorso seguito dal lotto di radiofarmaco prodotto, attraverso la registrazione di tutte le componenti utilizzate nei processi e di tutte le fasi della produzione, del controllo e della distribuzione.* La tracciabilità parte dalle materie prime utilizzate.

19.2.1 Gestione e tracciabilità delle materie prime

Le materie prime utilizzate per la fabbricazione dei radiofarmaci devono seguire un preciso flusso di verifica e accettazione.

Generalmente, all'arrivo nell'officina ogni singola materia prima viene registrata in un apposito logbook e deve essere etichettata con l'assegnazione di un numero di lotto interno univoco.

Il numero di lotto interno deve riportare al numero di lotto del produttore, ma è fondamentalmente diverso da esso poiché contiene anche i dati relativi alla data di consegna nonché alle condizioni di trasporto. Quest'ultimo elemento può influire sulla qualità della materia prima, soprattutto se questa deve essere conservata a temperatura controllata (per esempio, mannosio triflato utilizzato nella produzione di FDG); in questo caso, infatti, la qualità di campioni di materia prima dello stesso lotto del produttore può variare in funzione delle condizioni di trasporto, se queste non sono state mantenute costanti durante tutte le fasi di spedizione da parte del fornitore. Per tale motivo, dopo l'assegnazione del numero di lotto interno, ogni materia prima deve essere messa in quarantena. Dalla quarantena, deve quindi essere prelevato un campione della materia prima, affinché il dipartimento controllo di qualità ne certifichi – mediante una serie di analisi prestabilite – la conformità alle specifiche.

Normalmente la verifica della conformità di una materia prima (come acqua arricchita o mannosio triflato) viene garantita mediante l'esecuzione di *special run*, ossia di vere e proprie produzioni di prodotto finito (non utilizzabili per scopi commerciali) sulle quali vengono effettuati tutti i controlli di qualità indicati nel dossier di AIC. Solo se la materia prima viene certificata come conforme dal dipartimento controllo qualità, essa può essere utilizzata per la produzione di radiofarmaci.

Un campione di ogni lotto di materia prima accettato deve essere conservato nell'officina farmaceutica, in un apposito armadio.

19.2.2 Processo produttivo e tracciabilità delle operazioni

Generalmente, la produzione di un radiofarmaco viene eseguita in *batch*, la cui taglia è stabilita di volta in volta sulla base delle effettive richieste.

La produzione può essere divisa in più fasi, ciascuna delle quali deve essere eseguita da personale qualificato (la formazione continua di ogni operatore deve essere programmata di anno in anno e registrata) e abilitato all'esecuzione della fase specifica (per esempio, ogni operatore addetto al condizionamento primario deve eseguire almeno un Media Fill test ogni 6 mesi).

L'esecuzione di tutte le operazioni deve essere registrata con apposite check list.

Le fasi di fabbricazione sono essenzialmente le seguenti:
1. produzione della soluzione madre;
2. produzione della soluzione di radiofarmaco;
3. condizionamento primario;
4. condizionamento secondario.

Nella descrizione che segue queste fasi sono esemplificate (Fig. 19.1) in riferimento alle modalità di produzione di uno dei radiofarmaci più diffusi: [^{18}F]FDG

19.2.2.1 Produzione della soluzione madre

La soluzione madre è il prodotto della fluorurazione del precursore del radiofarmaco. Essa inizia con la produzione di ^{18}F tramite ciclotrone e termina con la raccolta del prodotto radiofarmaceutico concentrato nell'isolatore di distribuzione. La produzione della soluzione madre avviene secondo una pianificazione prestabilita, approvata dal responsabile di produzione. In essa sono indicati tutti i parametri della produzione che deve essere effettuata e che includono: corrente di irradiazione con il ciclotrone; ora di inizio dell'irradiazione; ora di inizio e di fine della sintesi.

Al termine delle operazioni di produzione i report del ciclotrone e del modulo di sintesi devono rispecchiare nei valori ottenuti quelli previsti dalla pianificazione. Essi sono parte integrante del batch record, che dimostra che il farmaco è stato prodotto come descritto nel dossier di registrazione (AIC) e che raccoglie tutti i documenti relativi al lotto compilati durante la produzione, atti a garantire la tracciabilità delle diverse fasi di produzione del medicinale. Il batch record deve essere verificato e approvato dalla Persona qualificata, responsabile del rilascio del lotto di farmaco.

19.2.2.2 Produzione della soluzione di radiofarmaco

La produzione di una soluzione omogenea del radiofarmaco viene eseguita a partire dalla soluzione madre (ottenuta dopo la sintesi) per mezzo di una diluizione (normalmente eseguita con soluzione fisiologica). Questa operazione è propedeutica alla dispensazione in flaconi del prodotto e ha essenzialmente lo scopo di produrre una formulazione finale del prodotto con la giusta concentrazione.

Anche in questo caso i report degli strumenti utilizzati per l'esecuzione delle operazioni devono essere stampati e verificati, per entrare a far parte del batch record.

19.2.2.3 Condizionamento primario

Il condizionamento primario, ossia la dispensazione in flaconi del prodotto radiofarmaceutico, è un'operazione critica che deve essere eseguita attraverso un sistema di riempimento qualificato e tramite l'ausilio di bilance e/o calibratori di dose certificati periodicamente da un ente riconosciuto a livello nazionale o sovranazionale. Il condizionamento primario è la fase del processo di fabbricazione in cui la soluzione del prodotto può essere a contatto con l'atmosfera esterna e deve quindi essere eseguito in isolatori di classe A (monitorati dal punto di vista microbiologico e particellare nel caso di produzione in asepsi). L'output del processo sono i flaconi (mono o multidose) che saranno poi distribuiti agli ospedali, nonché i flaconi che devono essere utilizzati per il controllo di qualità e i controcampioni che devono essere conservati presso il sito di produzione.

Oltre a quelli destinati alla vendita, devono essere prodotti almeno altri 4 flaconcini: uno deve essere utilizzato per la verifica delle caratteristiche chimico fisiche del lotto, uno per il test di apirogenicità e uno (ma spesso più di uno) per il test di sterilità; un quarto

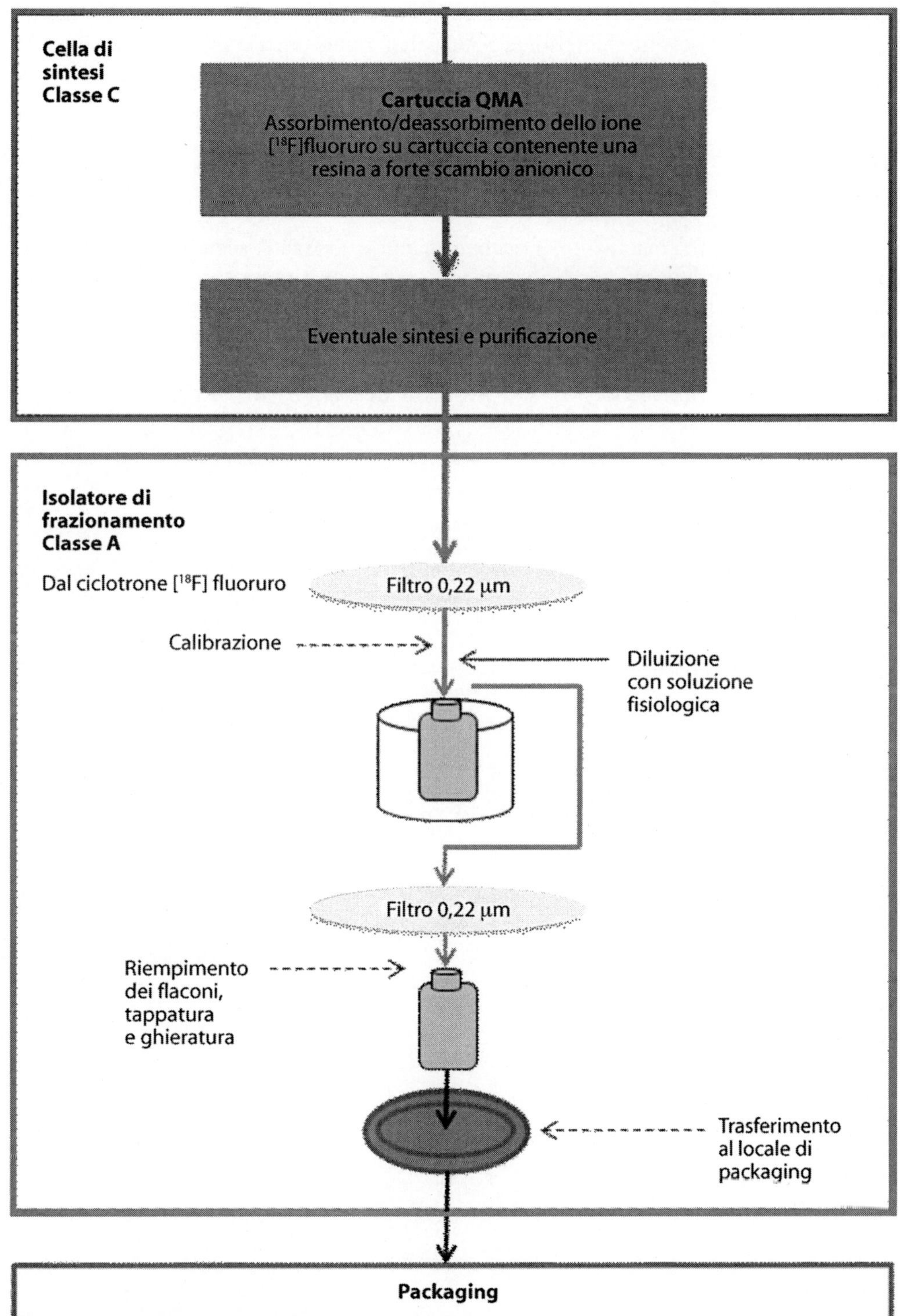

Fig. 19.1 Esempio di flusso produttivo di un radiofarmaco

flacone (o meglio più di uno) deve essere conservato come controcampione del lotto. Il controcampione può essere richiesto dall'Autorità farmaceutica competente per l'esecuzione di verifiche della qualità, o utilizzato dal controllo di qualità della stessa officina nel caso di risultati fuori specifica ottenuti con durante il primo controllo di qualità.

19.2.2.4 Condizionamento secondario

Il condizionamento secondario dei flaconi di prodotto consiste nell'inserimento del farmaco nei contenitori per il trasporto.

Dall'isolatore di frazionamento, il flacone ghierato viene fatto scendere attraverso una doppia valvola interbloccata per essere inserito in un contenitore secondario di piombo che viene estratto dalla zona sottostante l'isolatore direttamente nel locale di *packaging*. Qui si completano le operazioni di confezionamento secondario, che consistono nell'etichettatura esterna del contenitore in piombo e nell'inserimento di questo in un contenitore esterno di materiale plastico idoneo per il trasporto radioattivo (imballo Tipo A) anch'esso chiaramente etichettato.

Bibliografia

1. Decreto legislativo 24 aprile 2006, n. 219 (Attuazione della direttiva 2001/83/CE (e successive direttive di modifica) relativa ad un codice comunitario concernente i medicinali per uso umano, nonché della direttiva 2003/94/CE)
2. Decreto legislativo 6 novembre 2007, n. 200 (Attuazione della direttiva 2005/28/CE recante principi e linee guida dettagliate per la buona pratica clinica relativa ai medicinali in fase di sperimentazione a uso umano, nonché requisiti per l'autorizzazione alla fabbricazione o importazione di tali medicinali)
3. EudraLex - The rules governing medicinal products in the European Union. Volume 4 - EU Guidelines for good manufacturing practices (GMP) for medicinal products for human and veterinary use http://ec.europa.eu/health/documents/eudralex/vol-4/index_en.htm

Radioprotezione nel laboratorio di produzione dei radiofarmaci 20

A. Brusa, G. Mannino, M. Brambilla, G. Pedroli

Indice dei contenuti

20.1 Introduzione

Lo scopo principale della radioprotezione negli ambienti di lavoro è il raggiungimento e il successivo mantenimento di un livello di sicurezza accettabile e di condizioni lavorative soddisfacenti.

In radiofarmacia, al rischio di irradiazione dovuto alla presenza di sorgenti di radiazioni ionizzanti si associa, a causa dell'impiego di sorgenti radioattive non sigillate, il rischio di contaminazione, sia ambientale sia personale.

La prevenzione del rischio radiologico viene attuata fondamentalmente mediante un'adeguata progettazione della aree calde, una specifica formazione del personale, un efficace programma di monitoraggio ambientale e una sorveglianza fisica e medica dei lavoratori.

In merito alla progettazione delle aree calde, la pubblicazione 57 dell'ICRP [1], le norme UNI 10491 [2], il manuale tecnico AIRP [3] forniscono indicazioni dettagliate ai fini della radioprotezione degli operatori e della popolazione.

Tali indicazioni, ormai acquisite da anni per le aree calde delle unità di Medicina Nucleare, devono oggi essere integrate con quanto stabilito dalle Norme di Buona Preparazione dei Radiofarmaci in Medicina Nucleare (NBP-MN) [4].

Nelle pagine seguenti sono descritti, ai fini della radioprotezione e del rispetto delle NBP-MN, i requisiti minimi e le regole generali di progetto per una radiofarmacia, nell'intento di consentire una maggiore uniformità sul territorio nazionale, per quanto riguarda sia i dispositivi necessari per radiofarmacie di nuova realizzazione sia gli interventi strutturali e impiantistici da mettere in atto per l'adeguamento di laboratori caldi già in essere, considerando anche il contenimento, dove possibile, dei relativi costi economici.

20.2
Aree di lavoro e finiture

Il livello di radioprotezione da prevedere per una radiofarmacia viene convenzionalmente individuato in base a tre variabili fondamentali: attività manipolata nel laboratorio, tossicità dei radionuclidi manipolati, tipologia delle manipolazioni. In particolare, la pubblicazione ICRP 57 [1] definisce il grado di rischio di un'area calda in base a una grandezza denominata *attività pesata*, A_p, che è correlata alle variabili sopra citate secondo la seguente relazione:

$$A_p = A \times f_1 \times f_2$$

dove

A = attività massima di un preparato radioattivo presente nell'area di lavoro

f_1 = fattore peso dipendente dal tipo di radionuclide impiegato

f_2 = fattore peso dipendente dal tipo di manipolazione effettuata sul preparato radioattivo

Le classi di rischio in funzione dell'attività pesata sono riportate nella Tabella 20.1 mentre nelle Tabelle 20.2 e 20.3 sono riportati rispettivamente i fattori f_1 e f_2 utilizzati per valutare l'attività pesata.

Le caratteristiche strutturali generali da prevedere per l'area calda, in relazione alle classi di rischio, sono schematizzate in Tabella 20.4.

Le radiofarmacie, in considerazione delle attività svolte, generalmente rientrano nella categoria di attività a medio rischio. In alcuni casi, soprattutto se collegate a impianti di

Tabella 20.1 Classi di rischio

Classe di rischio	Attività pesata A_p
Basso	<50 MBq
Medio	Tra 50 MBq e 50 GBq
Alto	>50 GBq

Tabella 20.2 Fattori f_1 in funzione del radionuclide

Radionuclide	Fattore f_1
^{75}Se ^{89}Sr ^{125}I ^{131}I	100
^{11}C ^{13}N ^{15}O ^{18}F ^{51}Cr ^{67}Ga ^{99m}Tc ^{111}In ^{113m}In ^{123}I ^{201}Tl	1
^{3}H ^{14}C ^{81}Kr ^{127}Xe ^{133}Xe	0,01

Tabella 20.3 Fattori f_2 in funzione del tipo di manipolazione

Tipo di manipolazione	Fattore f_2
Deposito	0,01
Manipolazione rifiuti, operazioni molto semplici (eluizione, diluizione)	0,1
Preparazioni radiochimiche semplici, somministrazione, indagini scintigrafiche	1
Preparazioni radiochimiche complesse	10

Tabella 20.4 Requisiti strutturali di radioprotezione in funzione della classe di rischio

Classe di rischio	Pavimenti	Superfici	Cappe	Ventilazione locali	Scarichi	Dispositivi di primo intervento
Basso	Lavabili	Lavabili	No	Normale	Standard	Lavaggio
Medio	Non permeabili e facilmente decontaminabili	Lavabili	Sì	Buona	Standard	Lavaggio e decontaminazione
Alto	Fogli senza soluzione di continuità saldati sui muri	Lavabili	Sì	Forzata	Scarichi controllati	Lavaggio e decontaminazione

produzione di radioisotopi (come i ciclotroni), è possibile che le radiofarmacie rientrino nella categoria di attività ad alto rischio. In entrambi i casi devono essere progettate partendo dai requisiti di massima riportati in Tabella 20.4.

L'accesso alla radiofarmacia deve essere controllato e consentito esclusivamente al personale autorizzato. A tal fine è utile un sistema a codice per l'accesso al laboratorio o un sistema identificativo con badge personale.

In prossimità della radiofarmacia, in zona fredda, deve essere disponibile uno spogliatoio per il personale ove sia possibile indossare gli indumenti di lavoro. L'accesso alla radiofarmacia deve avvenire attraverso appositi locali filtro, che consentano di garantire sia le condizioni di sicurezza relative alla radioprotezione sia quelle relative alla buona preparazione dei radiofarmaci.

In uscita dalla radiofarmacia deve essere previsto un circuito di decontaminazione con lavandino e doccia passante. L'acqua del circuito deve poter essere azionata senza l'uso delle mani e gli scarichi devono essere controllati. In prossimità del circuito di decontaminazione deve inoltre essere presente un monitor mani-piedi-vesti per la rilevazione della contaminazione personale. Questo ultimo, costituito da rilevatori a elevata sensibilità, deve essere posizionato possibilmente in un'area a basso fondo ambientale (per esempio non in prossimità di tubi di scarichi caldi) al fine di consentire misure affidabili.

Le aree di lavoro devono essere sufficientemente ampie, onde garantire idonei spazi per gli operatori e i materiali utilizzati devono essere resistenti alla corrosione chimica, al calore e al fuoco.

I pavimenti devono essere facilmente decontaminabili: la copertura deve essere realizzata con materiale non poroso, antisdrucciolo, resistente alle abrasioni e con resistenza chimica ai prodotti che verranno utilizzati per pulizia e disinfezione, nonché ai fluidi di processo che accidentalmente dovessero spargersi sul pavimento. Gli angoli devono essere smussati e tutte le giunzioni devono essere saldate al fine di evitare soluzioni di continuità.

I soffitti devono essere sigillati in modo da prevenire l'ingresso di particelle aerotrasportate o altri contaminanti dal vano superiore.

Le superfici di lavoro devono essere non porose, lavabili e facilmente decontaminabili e devono essere tali da sopportare l'eventuale carico di materiale schermante.

I percorsi per l'eventuale trasporto di sorgenti radioattive devono essere "minimi": a tal fine il laboratorio deve essere possibilmente confinante con la sala somministrazione e il passaggio dei radiofarmaci tra le due aree, là dove confinanti, deve essere realizzato mediante un passa-medicinali. Quest'ultimo deve avere ante schermate e interbloccate e deve essere ventilato. Alcune ditte fornitrici di cappe per radiochimica propongono soluzioni con passaggio diretto tra la cella di manipolazione e la sala somministrazione mediante sportelli interbloccati.

L'ingresso dei kit di preparazione e del materiale radioattivo alla radiofarmacia può avvenire anch'esso tramite passa-medicinali, sempre ventilato, con ante schermate e interbloccate: in tal caso è in genere da prevedere un vano di dimensioni maggiori rispetto a quello previsto tra la radiofarmacia e la sala somministrazione onde consentire il passaggio dei generatori o di imballaggi di maggiori dimensioni .

In prossimità del laboratorio deve essere predisposta un'area per il deposito temporaneo dei rifiuti radioattivi solidi.

Generalmente i rifiuti prodotti nelle attività di radiofarmacia sono contaminati con radionuclidi con tempi di dimezzamento ($T_{1/2}$) inferiori a 75 giorni e hanno volume, peso e radioattività contenuti: possono pertanto essere temporaneamente confinati all'interno di un'apposita area fino al raggiungimento di una concentrazione inferiore a 1 Bq/g, condizione che consente lo smaltimento dei rifiuti in esenzione secondo i disposti dell'art. 154 del DLgs 17 marzo 1995, n. 230 e s.m.i. In alternativa, i rifiuti radioattivi prodotti possono essere conferiti a ditte esterne autorizzate, previa attenta valutazione degli oneri economici associati che, come è noto, risultano piuttosto elevati.

Anche per quanto riguarda i rifiuti radioattivi con tempi di dimezzamento superiori a 75 giorni eventualmente presenti devono essere condotte specifiche valutazioni, mediante le quali è possibile decidere se immagazzinare anche questi rifiuti fino al raggiungimento di una concentrazione inferiore a 1 Bq/g oppure conferirli a ditte autorizzate. Nel caso in cui si decidesse di immagazzinare tali rifiuti fino a decadimento questa opzione dovrà essere ricompresa nell'atto autorizzativo.

Un discorso particolare va fatto per i generatori $^{99}Mo/^{99m}Tc$, dato il loro vasto impiego nelle attività delle radiofarmacie. In questo caso, considerato che le colonne del generatore contengono ^{99}Tc, caratterizzato da $T_{1/2}$ superiore a 75 giorni, lo smaltimento può avvenire secondo le seguenti due modalità operative.

- *Smontaggio delle colonne e relativo smaltimento tra i rifiuti ospedalieri trattati* Questa modalità implica specifiche valutazioni che, come già ricordato, devono essere ricomprese nell'atto autorizzativo. Si ritiene tuttavia che tale scelta debba essere sconsigliata, in considerazione dei rischi che la manipolazione delle colonne esauste comporta per gli operatori.
- *Consegna dei generatori esausti allo stesso fornitore dei generatori* Questa modalità deve essere esplicitata nei capitolati di fornitura dei radiofarmaci ed è preferibile alla precedente. Previo accordo con il fornitore, generalmente gran parte del costo può es-

sere fatto rientrare nel costo di fornitura e senza rischi per gli operatori legati alla manipolazione delle colonne esauste.

I requisiti strutturali da prevedere per il deposito temporaneo dei rifiuti radioattivi sono i seguenti:

- dimensioni del locale adeguate in relazione alla volumetria dei rifiuti prodotti e ai tempi di stazionamento necessari per il decadimento;
- opportune schermature al fine di limitare i livelli di irradiazione nelle aree adiacenti;
- area confinata, segnalata e ad accesso controllato;
- superfici lavabili e facilmente decontaminabili;
- impianto di ventilazione idoneo e con espulsione dell'aria lontano da punti di ripresa di altri impianti di ventilazione;
- presenza di sistemi di refrigerazione per eventuali rifiuti radioattivi contenenti residui biologici, sistemi che devono essere dedicati esclusivamente ai rifiuti radioattivi;
- assenza di pluviali, condotte d'acqua ecc.; in caso contrario presenza di adeguati dispositivi di contenimento al fine di prevenire il verificarsi di allagamenti;
- pavimento in contropendenza rispetto alla zona di ingresso/uscita o altro sistema atto a impedire l'eventuale dispersione di liquidi contaminati verso l'esterno;
- eventuale piletta di raccolta dei liquidi monitorata;
- conformità alle norme antincendio;
- disponibilità di materiale per la decontaminazione.

Naturalmente, al fine della gestione dei rifiuti radioattivi e del corretto smaltimento in ambiente, i contenitori utilizzati per la raccolta devono essere adeguati al tipo di rifiuto confinato e al tempo di permanenza nel deposito e devono essere sempre univocamente e chiaramente identificati.

20.3 Barriere

Il calcolo delle barriere dovrebbe essere eseguito in conformità a vincoli dosimetrici ricavati dall'applicazione del principio di ottimizzazione. Per quanto riguarda gli obiettivi di progetto, possono essere indicati i seguenti valori di dose.

- *0,3 mSv/anno* per le aree occupate da individui della popolazione, così come indicato nel documento CE "Radiation Protection 97" [5]. L'occupazione di tali aree all'interno delle strutture sanitarie, da parte di individui della popolazione (pazienti e loro accompagnatori o altri frequentatori della struttura), è in ogni caso così bassa in termini temporali da non essere sicuramente il fattore limitante per il calcolo delle schermature.
- *0,5 mSv/anno* per le aree occupate da lavoratori non esposti, in altre parole il 50% del limite di dose per tali lavoratori (aree non facenti parte dell'unità di Medicina Nucleare).
- *1 mSv/anno* per le aree occupate da lavoratori esposti, in particolare per le sale comando. La dose di 1 mSv/anno è tale da non aumentare in modo eccessivo un carico dosimetrico generalmente già abbastanza elevato per altri fattori (preparazione e somministrazione dei radiofarmaci, posizionamento dei pazienti ecc.).

Le barriere devono essere progettate in modo che i campi di radiazione dovuti alla somma dei termini sorgente nel punto di interesse siano ridotti al di sotto dei limiti di dose stabiliti come obiettivo di progetto.

La trasmissione B della radiazione dovuta a una sorgente radioattiva oltre una barriera può essere valutata utilizzando il metodo dei TVL (Tenth Value Layers) ovvero mediante la seguente relazione:

$$B = 10^{-\frac{S}{TVL}}$$

dove S è lo spessore della barriera presa in considerazione e TVL, dipendente dall'energia della radiazione e dal materiale considerato, è lo spessore della barriera che riduce a 1/10 l'intensità della radiazione.

La dose oraria H (mSv/h) oltre la barriera viene valutata mediante la relazione:

$$H = \sum_j \frac{D_j \cdot T \cdot B_j}{d_j^2}$$

dove:
D_j è la dose oraria a 1 metro dovuta alla sorgente j (mSv h^{-1} m^2)
T è il fattore di occupazione del locale considerato
B_j è il fattore di trasmissione relativo alla sorgente j oltre la barriera
d_j è la distanza tra la sorgente j e il punto di interesse (m).

I parametri da utilizzare per il calcolo delle barriere per i radionuclidi più comunemente impiegati nelle radiofarmacie sono riportati in varie pubblicazioni [6-9].

Le strutture di protezione da prevedere per la radiofarmacia vanno naturalmente valutate caso per caso, soprattutto in funzione della tipologia dei radiofarmaci impiegati e della dislocazione del laboratorio all'interno dell'unità di Medicina Nucleare.

Considerando che le sorgenti radioattive si trovano per lo più all'interno di cappe o di contenitori schermati, le barriere da prevedere per le radiofarmacie "non-PET" hanno generalmente i seguenti ordini di grandezza:
- 1-2 mm piombo;
- 8-12 cm mattone pieno;
- 6-10 cm calcestruzzo.

Per le radiofarmacie "PET" gli spessori generalmente richiesti sono i seguenti:
- 5-10 mm piombo;
- 18-24 cm mattone pieno;
- 12-20 cm calcestruzzo.

Per quanto riguarda i vetri piombiferi normalmente impiegati per le visive delle celle di manipolazione, può essere considerata dal punto di vista progettuale l'equivalenza in piombo dichiarata dal costruttore, anche se generalmente specificata per raggi X prodotti a una tensione di 110 kV [8, 9].

20.4
Attrezzature e dispositivi di radioprotezione

Nel laboratorio deve essere collocato esclusivamente quanto necessario alla preparazione dei radiofarmaci, considerando anche il numero e la natura delle preparazioni che abitualmente vengono eseguite.

Le manipolazioni delle sorgenti radioattive devono avvenire all'interno di apposite cappe, che devono contemporaneamente garantire la radioprotezione del personale, la radioprotezione dell'ambiente e la preparazione del radiofarmaco secondo le norme di buona tecnica.

Per quanto riguarda la radioprotezione degli operatori, le cappe di manipolazione devono essere in depressione rispetto al laboratorio e devono essere schermate in tutte le direzioni con 2-3 cm di piombo nel caso di manipolazioni di isotopi a bassa energia (^{99m}Tc), con 4-5 cm nel caso di isotopi a media/alta energia (^{131}I) e almeno con 5-7 cm per isotopi PET. In corrispondenza della postazione dell'operatore devono essere disponibili visive anti-X di spessore equivalente analogo a quanto indicato sopra per le diverse tipologie di radionuclidi.

Eventuali malfunzionamenti del sistema di ventilazione delle cappe (blocco della ventilazione, mancanza di depressione in cappa), devono essere segnalati mediante opportuni allarmi visivi e/o sonori.

I generatori e i calibratori di dose devono essere collocati all'interno delle cappe e devono essere opportunamente schermati. Le schermature dei generatori devono essere tali da non creare difficoltà alla procedura di eluizione e devono ridurre al minimo il rischio di perdita o rovesciamento dell'eluato.

Le sorgenti radioattive devono di norma trovarsi all'interno di contenitori schermati o dietro barriere appositamente predisposte.

Particolare attenzione deve essere posta per quanto riguarda l'irradiazione dei preparati PET: le siringhe o i contenitori all'interno dei quali si trova il radiofarmaco devono sempre essere racchiusi entro idonee schermature e gli eventuali trasferimenti dei preparati radioattivi in sala somministrazione devono avvenire mediante contenitori di trasporto ed eventualmente mediante piccoli carrelli. Sistemi di frazionamento automatici, oggi più affidabili e precisi rispetto al passato, consentono di ridurre in maniera rilevante l'esposizione delle estremità degli operatori [10].

Per quanto concerne le manipolazioni dei radiofarmaci, particolari precauzioni devono essere messe in atto con isotopi emettitori beta di alta energia, il cui impiego si sta diffondendo nelle medicine nucleari con unità di terapia radiometabolica. Ci si riferisce in particolare alle preparazioni di farmaci marcati con ^{90}Y e ^{177}Lu, che prevedono metodiche di marcatura delle molecole prevalentemente manuali e con scarse possibilità di automazione. Là dove non vengano messi in atto dispositivi ad hoc per la riduzione dei livelli di esposizione nelle fasi di marcatura, le dosi alla cute dell'operatore possono infatti raggiungere le decine di mSv per singola preparazione [11]. Per la manipolazione di questi isotopi regole fondamentali sono l'impiego di idonee schermature per flaconi o siringhe, l'utilizzo ove possibile di pinze per aumentare la distanza tra la sorgente e le estremità ed eventualmente l'impiego di più guanti sovrapposti al fine di ridurre quanto più possibile la dose alla cute durante le manipolazioni.

Nel caso in cui le preparazioni dei radiofarmaci avvengano all'interno di una glovebox, si segnala l'elevata probabilità di contaminazione a livello dei guanti della glovebox per effetto delle normali attività svolte nella cella nonché la perdita di impermeabilità dei guanti stessi nel tempo. È pertanto opportuno rivestire sempre i guanti della glovebox con guanti monouso e provvedere a una loro sostituzione periodica.

Tutte le cappe di manipolazione devono essere facili da pulire, resistenti ai prodotti utilizzati per la pulizia e l'eventuale decontaminazione e devono essere soggette a uno specifico programma periodico di verifica e manutenzione.

In merito alla protezione dell'ambiente, le cappe devono normalmente essere dotate di filtri assoluti in ingresso e a carboni attivi in uscita al fine di trattenere eventuali contaminazioni aeriformi e, là dove possibile, devono essere dotate di un sistema di sicurezza che blocchi la ventilazione in caso di fuga di gas contaminati.

È utile, inoltre, la presenza nella radiofarmacia di un dispositivo che rilevi in continuo i livelli di esposizione ambientale, con soglia di allarme prefissata, al fine di individuare eventuali sorgenti radioattive non correttamente schermate.

20.5 Ventilazione

Con l'entrata in vigore delle NBP-MN, l'impianto di ventilazione deve essere progettato in modo tale da prevenire sia la contaminazione degli operatori e/o dell'ambiente da parte dei radiofarmaci sia la contaminazione dei radiofarmaci stessi da parte dell'operatore o dell'ambiente. Tuttavia, le NBP-MN non forniscono indicazioni chiare su come conciliare questi due aspetti che sono, evidentemente, in contrasto tra loro.

Per quanto riguarda la prevenzione della contaminazione radioattiva dell'operatore e/o dell'ambiente, l'impianto di condizionamento delle radiofarmacie deve essere progettato in modo da assicurare un appropriato contenimento di eventuali contaminazioni verso le aree esterne a libero accesso. L'aria dell'impianto deve essere condizionata e filtrata in ingresso al fine di ridurre il carico di polvere e limitare così la risospensione di eventuali radiocontaminanti. L'aria in uscita dalla radiofarmacia deve essere immessa all'esterno attraverso filtri a elevata efficienza, appropriati alla natura e alla quantità dell'effluente e il condotto di esalazione deve essere separato rispetto al normale condotto di esalazione dell'edificio. Il motore del ventilatore deve essere posizionato all'esterno del condotto in modo da consentire interventi di manutenzione sullo stesso senza rischi di contaminazione per gli operatori. Il flusso dell'aria di ventilazione deve essere sempre diretto dalle zone a minore contaminazione potenziale verso le zone a maggiore contaminazione potenziale, mantenendo queste ultime in depressione rispetto alle prime. La presa esterna deve essere ubicata in modo da evitare il ricircolo dell'aria di scarico.

Per quanto riguarda le NBP-MN, il radiofarmaco deve essere prodotto in un ambiente controllato e con metodiche che ne garantiscano la sterilità.

Naturalmente il livello di sicurezza richiesto dipende dal tipo di preparazione svolta all'interno della singola unità di Medicina Nucleare.

Dovendo, comunque, conciliare i requisiti previsti per la radioprotezione con quelli dettati dalle NBP-MN, le indicazioni di massima per l'impianto di ventilazione e condizionamento sono le seguenti:

- tra la radiofarmacia e l'area confinante deve essere presente un locale "air-lock" in depressione rispetto all'area confinante;
- le depressioni dei locali all'interno della radiofarmacia devono rispettare le prescrizioni delle GMP europee [12] (ovvero delle NBP-MN [4]), con l'unico vincolo che nessun locale deve essere in pressione positiva rispetto alle aree esterne a libero accesso;
- i ricambi d'aria dei locali della radiofarmacia devono sempre rispettare le norme GMP (o le NBP-MN dei radiofarmaci) a condizione che il numero di ricambi d'aria sia indicativamente pari ad almeno 8 ricambi d'aria/ora;

- eventuali passa-medicinali tra la radiofarmacia e la sala somministrazione devono essere opportunamente ventilati;
- l'impianto di ventilazione deve essere dotato di allarmi visivi e/o sonori che consentano di rilevare eventuali malfunzionamenti del sistema.

20.6 Protezione antincendio

La camera calda deve essere dotata di sistema di rilevazione incendio e il carico di incendio deve essere ridotto al minimo, anche in considerazione della quantità di radionuclidi detenuti. Eventuali sistemi aggiuntivi, quali impianti di spegnimento automatici o particolari compartimentazioni REI, vengono talvolta richiesti dai Vigili del fuoco in base alla quantità di attività massima detenuta istantaneamente nel laboratorio.

Bibliografia

1. International Commission on Radiological Protection (1989) Radiological Protection of the Worker in Medicine and Dentistry (ICRP Publication 57). Ann ICRP 20(3):1-83
2. UNI - Ente Nazionale Italiano di Unificazione (1995) Norma UNI 10491:1995 - Criteri per la costruzione di installazioni adibite alla manipolazione di sorgenti radioattive non sigillate
3. Associazione Italiana di Radioprotezione (1995) La radioprotezione nell'impiego medico in vivo di sostanze radioattive non sigillate. AIRP, Roma
4. Farmacopea Ufficiale della Repubblica Italiana, XII ed. Norme di Buona Preparazione dei Radiofarmaci per Medicina Nucleare
5. European Commission - Directorate-General Environment, Nuclear Safety and Civil Protection (1998) Radiation Protection 97. Radiation protection following Iodine-131 therapy (exposures due to outpatients or discharged inpatients)
6. Delacroix D, Guerre JP, Leblanc P, Hickman C (2002) Radionuclide and Radiation Protection Data Handbook, 2nd ed. Nuclear Technology Publishing, Ashford, Kent, GB
7. International Atomic Energy Agency (2000) Generic procedures for assessment and response during a radiological emergency (IAEA-TECDOC-1162). IAEA, Vienna
8. Madsen MT, Anderson JA, Halama JR et al (2006) AAPM Task Group 108: PET and PET/CT Shielding Requirements. Med Phys 33:4-15.
9. Fog LS, Cormack J. Mathematical modeling of the radiation dose received from photons passing over and through shielding walls in PET/CT suite. Health Phys 2010; 99:769-779.
10. Montgomery A, Anstee DE, Martin CJ, Hildtich TE (1999) Reduction in finger dose for radiopharmaceutical dispensing afforded by a syringe shield and an automatic dose dispenser. Nucl Med Commun 20:189-194.
11. Cremonesi M, Ferrari M, Paganelli G et al (2006) Radiation protection in radionuclide therapies with 90Y-conjugates: risks and safety. Eur J Nucl Med Mol Imaging 33:1321-1327
12. EudraLex - The rules governing medicinal products in the European Union. Volume 4 - EU Guidelines for good manufacturing practices (GMP) for medicinal products for human and veterinary use Annex 1: Manufacture of sterile medicinal products (revision November 2008) http://cc.europa.eu/health/files/eudralex/vol-4/2008_11_25_gmp-an1_en.pdf